Vegane Vitalkost

Britta Diana Petri

Jungbrunnen und Lebenselixier

Vegane und rohköstliche Ernährung aus ganzheitlicher Sicht

Schirner Verlag

Die Ratschläge in diesem Buch sind sorgfältig erwogen und geprüft. Sie bieten jedoch keinen Ersatz für kompetenten medizinischen Rat, sondern dienen der Begleitung und der Anregung der Selbstheilungskräfte. Alle Angaben in diesem Buch erfolgen daher ohne Gewährleistung oder Garantie seitens der Autorin oder des Verlages. Eine Haftung der Autorin bzw. des Verlages und seiner Beauftragten für Personen-, Sach- und Vermögensschäden ist daher ausgeschlossen.

ISBN 978-3-8434-1140-0

Britta Diana Petri:
Vegane Vitalkost
Jungbrunnen und Lebenselixier
Vegane und rohköstliche Ernährung
aus ganzheitlicher Sicht

Umschlag: Simone Leikauf, Schirner,
unter Verwendung von # 110637527
(Diana Taliun), www.shutterstock.com
Satz: Simone Leikauf, Schirner
Redaktion: Katja Hiller & Janina Vogel, Schirner
Printed by: ren medien, Filderstadt, Germany

www.schirner.com

1. Auflage Juli 2014

INHALT

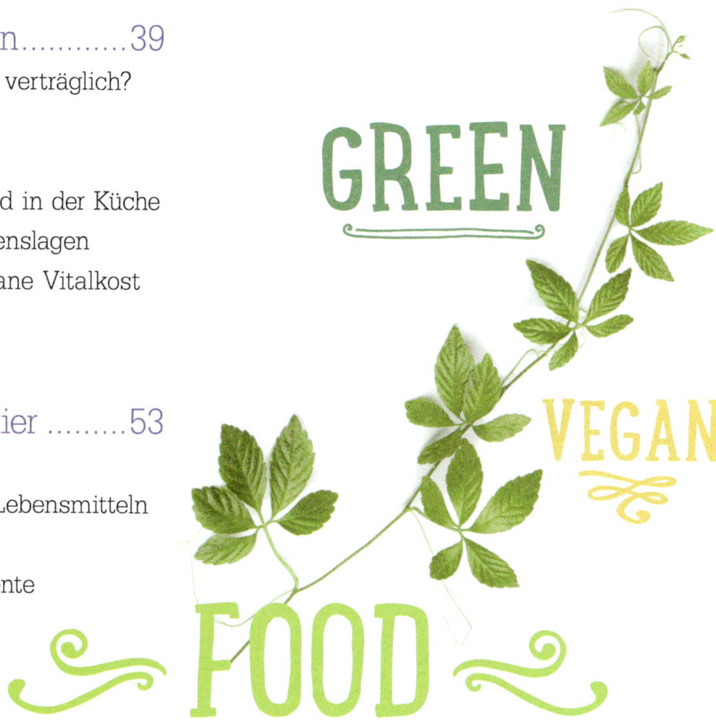

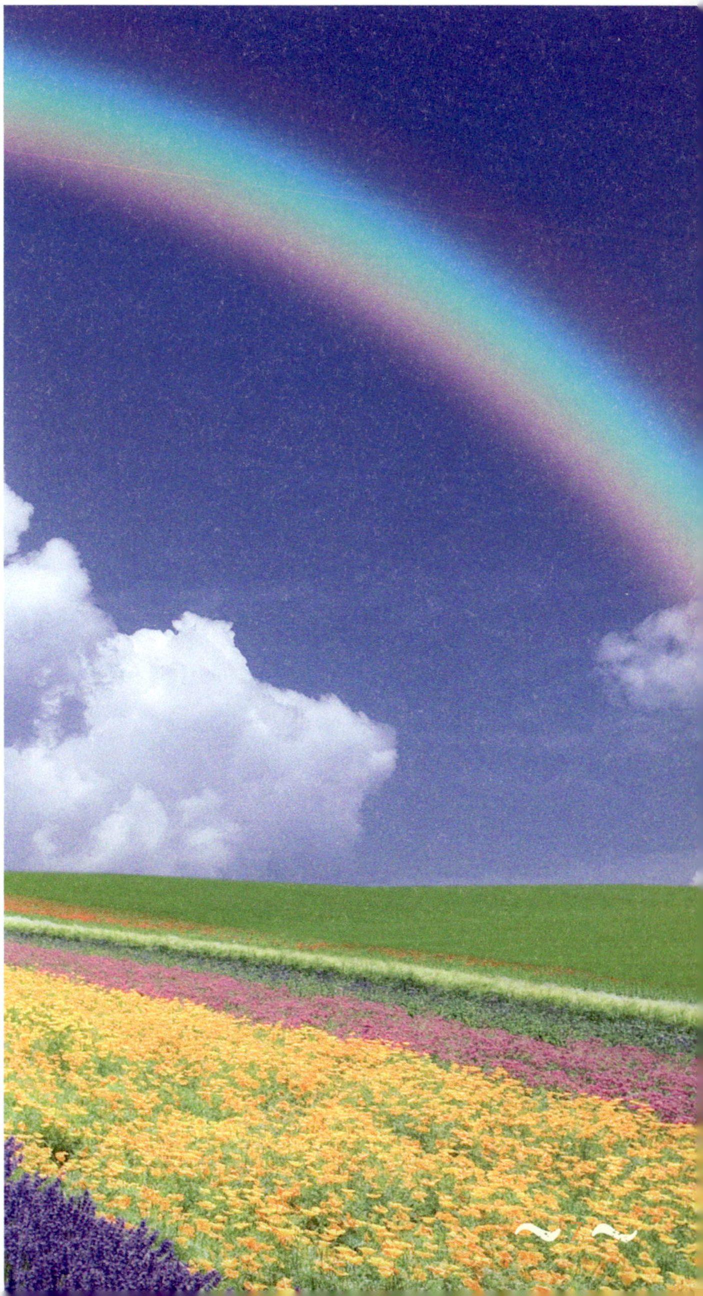

VORWORT von Ruediger Dahlke

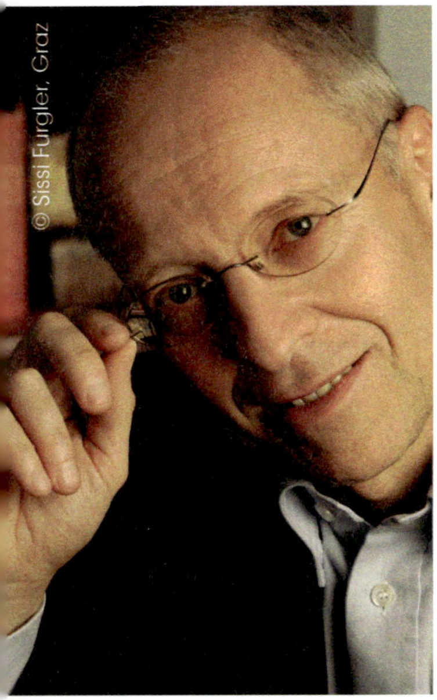

Diesem Buch gegenüber bin ich voreingenommen, denn ich habe es sozusagen schon vorgekostet, bevor es überhaupt geschrieben war. Als Referent auf einer Messe rechnete ich als »Peace Food«-Fan mit wenig Genießbarem, da brachte mir unbekannterweise und gänzlich unerwartet Britta Diana Petri ein Potpourri ihrer veganen Vitalkost-Schätze, und ich genoss diese zwischen meinen Vorträgen sehr.
Nun hat sie ein Buch über vegane Vitalkost geschrieben – und nicht nur das, sondern auch die Fülle der Ernährungsstile dargestellt und analysiert und vor allem die Fülle wertvoller Essensbestandteile, die heute immer mehr in den Mittelpunkt des Interesses rücken. All das hätte mich aber nicht annähernd so überzeugen können, hätte ich es nicht in der Wiederzusammensetzung als angewandte Vitalkost schon gekostet und für kostbar befunden. Essen ist natürlich so viel mehr als seine Bestand- und Einzelteile, mögen sie auch noch so wirk- und heilsam sein. Ich erinnere noch aus den Anfängen unserer Vollwertzeit in den ersten Kommunen, aus was für guten Komponenten was für ein Pampf entstand. Guter Wille reicht bei Weitem nicht, Wissen ist notwendig, aber eben auch nicht ausreichend.
Nirgends wird wohl die Regel, dass das Ganze mehr ist als die Summe seiner Teile, deutlicher als bei der Ernährung – Essenszubereitung ist wirklich eine Kunst, und bis Lebensmittel ein Gesamtkunstwerk ergeben, braucht es viel von dem, was hier vermittelt wird. Man merkt Kapitel für Kapitel, wie konsequent sich die Autorin mit Ernährung auseinandergesetzt hat.
Mich freut von Herzen, wie viel Wissen jetzt aufblüht und plötzlich hervorbricht, seit die vegane Welle losgebrochen ist. Persönlich habe ich über 40 Jahre lang vegetarisch und möglichst vollwertig gelebt, um dann vor fünf Jahren auf »Peace Food« umzusteigen. Am

schwierigsten war vor Jahrzehnten der ursprüngliche Wechsel auf vegetarisch, da es damals noch so gar kein Verständnis für den Verzicht auf Fleisch gab, der bei mir auch ursprünglich weitgehend tierfreundlich und weniger gesundheitlich begründet war. Ich erinnere noch, wie eine bayrische Wirtin auf meinen Widerspruch bezüglich ihrer fleischlastigen Karte, sagte: »Dann mach i dir halt a Lamm.« Fisch galt sowieso nicht als Fleisch, und zum Schluss wurde meist eine größere Menge der immer gleichen Erbsen und Möhren serviert, der typischen deutschen Beilagenstrafe. Diese war in ihrer ununterbietbaren Minderwertigkeit schon als Beilage eine Zumutung, als Hauptspeise aber einfach indiskutabel. Bei mir kam erschwerend hinzu, dass ich seit dem späten Abstillen keine Milch mehr getrunken habe, Eier bis heute eklig finde und damals sozusagen schon eine geschmacksgesteuerte Vorstufe zu vegan versuchte, wenn ich auch verarbeitete Milch und Ei aß.

Verglichen damit war der Umstieg auf vegan vor gut fünf Jahren schon ein Kinderspiel und jedenfalls viel leichter. Aus mehreren vegetarischen Gerichten in Restaurants ließe sich selbst noch etwas Veganes basteln. Aber vegan ist nicht zwingend gesund, wie mich verschiedene vegane Restaurants lehrten. Weißmehl und -zucker, Whiskey und Wodka sind offensichtlich vegan und keineswegs gesund. Es kommt entschieden auf Vollwertigkeit an. Britta Diana Petri geht dann noch weiter bis zu roher Vitalkost, was ich in den warmen Jahreszeiten und vom Wert der Frische her persönlich gut nachvollziehen kann. Sie breitet ihr großes Ernährungswissen vor uns Lesern aus, was mich daran erinnert, wie wenig wir im Medizinstudium dazu gelernt haben. Rückwirkend ist das fast ein Glück, denn was wir lernten stellt sich nun fast komplett als falsch heraus. Schon während meiner Jahre in der ärztlichen Praxis hätte man daran verzweifeln können, hätte es nicht in Gießen Prof. Claus Leitzmann gegeben, der unseren vegetarischen Weg in gesundheitlicher Hinsicht sogar mit Studien absicherte.

»Es kommt entschieden auf Vollwertigkeit an«

Mein Weg zu »Peace Food« begann eigentlich auch mit Studien, der »China-Study« nämlich, und animiert durch sie eine Fülle anderer überzeugender Forschungsergebnisse, die, kaum beachtet, schon längst belegten, wie überlegen vegane Kost in gesundheitlicher Hinsicht ist. Dass vegan aus humanitären, ökologischen und tierethischen Gründen alternativlos war, hatte uns schon lange gedämmert. Allerdings hatte ich mit diesen Argumenten bei meinen Zuhörern nicht viel erreichen können. Mit den neuen Studien aber, das wusste und spürte ich, würde sich viel bewegen lassen. So entstand 2009/10 mein Buch »Peace Food – Wie der Verzicht auf Fleisch und Milch Körper und Seele heilt«. Und mithilfe der darin erläuterten Studien und Hintergrundinformationen, die schwerste Gesundheitsprobleme durch Mischkost offenbarten, gelang es, eine Welle loszutreten, die rasch wuchs und die wundervolle Mitstreiter zu einem breiten Trend machten – vor allem durch ihre himmlischen Rezepte. Auch meine Lieblingsköche konnte ich animieren, für »Peace Food – Das vegane Kochbuch« ihre Geheimnisse zu lüften und ihre Kochschätze auszubreiten. So wurde vielen klar, dass Verzicht das falsche Wort war. Es ging um gesünderen Genuss und das bessere und ungleich fittere Leben, regt doch pflanzlich-vollwertige Kost – wissenschaftlich nachweisbar – die Bewegungslust an und fördert so noch ganz praktisch die Lust auf einen fitten Körper und das individuelle Idealgewicht.

»Es ging um gesünderen Genuss …«

Heute sind wir schon so viel weiter. Ließ der Ausdruck »vegan« vor vier Jahren noch jede Menge Fragen auftauchen, ist er heute vertraut und hat sein Feld. Man ist (schon) dafür oder (noch) dagegen, aber man weiß Bescheid. Solch ein Feld ist schon viel wert. Es auszubauen, habe ich mir vorgenommen, und daher freue ich mich über jedes neue Buch zu diesem Thema und besonders über dieses von Britta Diana Petri, das Wissbegierigen so viel Wissen vermitteln kann.

Der nächste mir am Herzen liegende Schritt ist dabei gar nicht, weiterzustürmen zu Rohkost oder gar noch Früchtenahrung, sondern aus dem schon breiten Trend einen neuen, besseren und gesünderen Lebensstil zu machen. Mit dieser Haltung habe ich ein Büchlein wie »Vegan für Einsteiger« geschrieben. Es ermöglicht etwa, einen Partner einen Monat lang vegan zu ernähren, ohne dass ihm etwas Gewohntes fehlt. Das ist inzwischen möglich, weil es heute alles schon als Ersatz und eigentlich Aufwertung gibt. Milch- und Fleisch(produkte) muss man ja nicht nur ersetzen, sondern höherwertige Lebensmittel an ihre Stelle setzen. Auch dafür ist es wichtig, sich mit Ernährung wirklich auszukennen, um an die richten Produkte zu kommen und ihre Zusammensetzung auch verstehen zu lernen. »Vegane Vitalkost« von Britta Diana Petri kann den neuen veganen Lebensstil mit Fakten unterfüttern, mit Wissen fördern und mit Rezepten beflügeln, wofür ich ihr dankbar bin. Persönlich habe ich diesem neuen Lebensgefühl mit »Peace Food – Vegano Italiano« mein Bekenntnis zu einem neuen veganen Selbstverständnis auf den Leib geschrieben. Statt auf Nichtveganern herumzuhacken, wie es einige schwarze Veganschafe scheinbar nicht lassen können, ginge es doch vielmehr darum, ein anmachendes Feld zu bauen, das Neueinsteigern goldene oder eher kostbare Brücken baut. Waren wir doch alle – vielleicht vor gar nicht so langer Zeit – noch Mischköstler und könnten uns erinnern und Mitgefühl entwickeln. Mir erscheint der lockere, leichte Lebensstil der Italiener ein ideales Vorbild – mit jeder Mahlzeit Urlaub machen und die Sonne ins Leben und vorher schon ins Essen lassen. Wir Deutschsprachigen haben schon sehr vom italienischen Lebensgefühl profitiert, und wenn wir das auf pflanzliches Vollwertessen übertragen, könnte dieser Lebensstil unsere und die ganze Welt erobern. Meine italienischen Lieblingsköche – tatsächlich durfte ich die letzten 25 Jahre über jeweils fast ein Vierteljahr in Italien Seminare geben – haben jedenfalls Freude gehabt, bei »Vegano Italiano« mitzumachen. Und ich hoffe, wir können den Verzicht streichen und die Freude zum Essen einladen und verbreiten. Dann wird dieser Lebensstil nicht aufzuhalten sein. Britta Diana Petri danke ich, dass sie ihn nicht nur mit ihrem Ernährungswissen untermauert, sondern mit ihren farbenfrohen, gesunden und leckeren Kreationen auch erfahrbar macht und die Neugier darauf weckt.

»… mit jeder Mahlzeit Urlaub machen und die Sonne ins Leben und vorher schon ins Essen lassen.«

Ruediger Dahlke
TamanGa, im Mai 2014
www.dahlke.at

DANKE

An dieser Stelle möchte ich mich bei allen bedanken, die mir durch ihre Rücksichtnahme, Geduld und Mithilfe meine Arbeit an diesem Buch ermöglicht und erleichtert und die mich unterstützt haben. Ich danke meiner Mutter Beate für ihre Geduld und ihr Verständnis. Danke, Mam, dass du mir den Rücken freigehalten hast, sodass ich mich auf meine Arbeit konzentrieren konnte. Ich danke meinem Sohn Merlin für seine technische, künstlerische und wissenschaftliche Unterstützung in allen Bereichen wie auch am PC und bei den Fotoshootings. Danke, Merlin, dass ich immer auf dich zählen kann und dass du dein Wissen und dein Können mit mir teilst. Ich danke meinem derzeitigen Assistententeam Stefan Rüger, Benjamin Rüger, Andrea Elisabeth Kusanc und Münir Kusanc für ihre Herzlichkeit, ihre Loyalität, ihren Fleiß, ihre Kreativität und das licht- und liebevolle Zusammenwirken. Danke, Stefan, für deine hervorragenden Arbeiten im Bereich der Raw-Food-Fotografie. Danke allen meinen Schülern und Absolventen, die im Rahmen ihrer Ausbildung beim Kreieren verschiedener Rezepte mitgewirkt haben. Ich habe einige der besten Rezepte aus unseren Prüfungsbuffets für dieses Buch ausgesucht. Ein großes Dankeschön an Heidi und Markus Schirner, an meine Lektorin Katja Hiller, an Janina Vogel, Simone Leikauf und dem ganzen Team des Schirner Verlages, das an diesem Buch mitgewirkt hat. Danke, Herr Dr. Dahlke, für das ausführliche Vorwort. Und ich danke auch allen Kooperationspartnern, Händlern und Kollegen, die mich immer wieder inspirieren und mit den hochwertigsten Produkten versorgen, was erheblich zur Qualität und zum Gelingen meiner Rezepte beiträgt. Danke der Schöpfung und Mutter Erde für das Licht, die Elemente, das Leben selbst und für ihre wundervollen Schätze, die unser Leben erhalten und eine hohe Lebensqualität ermöglichen.

EINFÜHRUNG

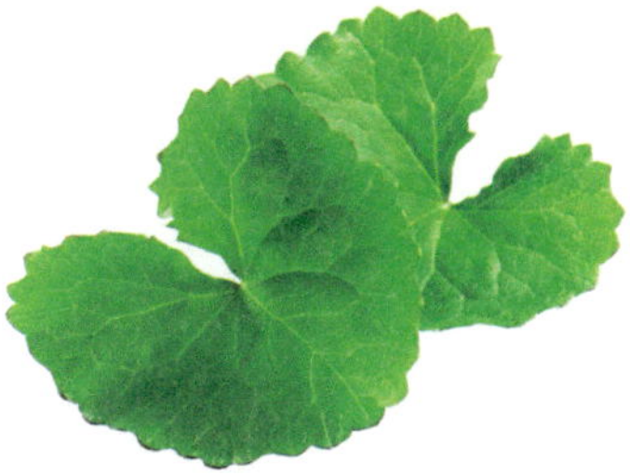

Es hat ein allgemeines Umdenken eingesetzt und mittlerweile sind die vegane Ernährung und eine entsprechende Lebensweise fast in aller Munde. Trendige junge Köche zelebrieren die Zubereitung von veganen Gerichten kompetent, kreativ und humorvoll und inspirieren viele Menschen dazu, auf Tierprodukte zu verzichten und sich ernsthafte Gedanken über ihre Ernährung zu machen. Was Veganismus für Mensch, Tier und Umwelt bedeutet, können Sie in hervorragenden Büchern wie z. B. »Peace Food« von Dr. Ruediger Dahlke, »China Study: Die wissenschaftliche Begründung für eine vegane Ernährungsweise« der Autoren von T. Colin Campbell und Thomas M. Campbell oder John Robbins »Ernährung für ein neues Jahrtausend« und »Food Revolution« nachlesen.

Parallel zum Vegan-Trend wächst auch die Anhängerschaft der Rohkost-Ernährung. Ich bin davon überzeugt, dass beide Ernährungsrichtungen gleich wichtig sind für eine gesunde, liebevolle, friedvolle und ganzheitliche Entwicklung von Mensch und Erde. Die von mir selbst favorisierte Ernährungs- und Lebensweise ist ganzheitlich orientiert. Ich esse rohe, vegane und glutenfreie Kost und achte zudem auf das Säure-Basen-Gleichgewicht meines Körpers. Oft werde ich gefragt, wie ich dazu kam, mich für diese Ernährungs- und Lebensweise zu entscheiden.

Dazu möchte ich Ihnen ein paar kleine Einblicke in meine Lebensgeschichte geben. Als Kind der 1960er-Jahre, der Flower-Power-Zeit und der Friedensbewegung lag mir schon immer das Wohl unserer Erde, der Natur, der Tiere und der Menschen am Herzen. Nach meiner Schulzeit machte ich eine Ausbildung im schulmedizinischen Bereich und absolvierte eine Lehre zur

Arzthelferin. In der Arztpraxis wurde auch Frischzellentherapie angeboten, und so wurde ich früh mit einem Umgang mit Tieren konfrontiert, der für mich ethisch nicht tolerierbar war. Ich war schon immer ein großer Pflanzen- und Tierfreund und habe auch heute noch den größten Respekt vor der Schöpfung und allem Leben.
Für die Frischzellentherapie wurden Mutterschafe geschlachtet, um aus verschiedenen Organen der ungeborenen Lämmer eine intramuskulär injizierbare Lösung herzustellen. Diese wurde dann den Patienten in den Po gespritzt. Tiermord, um die eigene Jugend zurückzugewinnen! Das ging für mich gar nicht. Wie sehr lobe ich mir dagegen die vegane Vitalkost als Jungbrunnen und Lebenselixier!
Ich war von diesem Geschehen so traumatisiert, dass ich meinen Chef darum bat, nur noch in der Unfallchirurgie mitarbeiten zu dürfen. Notaufnahme, gipsen, röntgen und im OP assistieren, das war für mich in Ordnung. Menschen wurden repariert, danach ging es ihnen besser – und ich hatte mit Mord an unschuldigen Tieren nichts zu tun.

Schon als Kind hatte ich eine Abneigung gegen Fleisch, und nach dem grausamen Erlebnis in der Praxis war die Entscheidung getroffen, ich wurde Vegetarierin. Zum Jahreswechsel 1988/1989, nach Jahren der Sinnsuche und vieler intensiver Lebensphasen, die man in seiner Jugend und im Übergang ins Erwachsenenalter so durchmacht, zeigte mir mein Körper die Grenzen seiner Belastbarkeit. Ich war untergewichtig, ausgemergelt, hatte chronische Bronchitis seit meinem 16. Lebensjahr, und das endete in einer Lungenentzündung, was noch durch mein sehr schwaches Immunsystem verstärkt wurde. So war es an der Zeit, zur Ruhe zu kommen, in die Balance zurückzufinden und zu regenerieren. Mit 28 Jahren, genau zum Ende meines vierten 7-Jahre-Zyklus, ergab sich mit dieser Erkrankung der perfekte Anlass für einen vollkommenen Wandel in meinem

Leben. Die Zeit des Erwachens, der Selbstfindung und der damit einhergehenden Selbstverwirklichung war gekommen. Ich erlebte die Natur, die Schöpfung und die unendliche Kreativität und Schaffenskraft, die der Natur zu eigen war. In dieser Zeit begann die Kunst, genauer die Malerei, wie ein loderndes Feuer durch mich zu wirken. Ich war fasziniert von Farben und Formen, von den Elementen, Naturkräften und kosmischen Energien, die auf mich und alles, was ich dachte, fühlte und tat, einströmten. Während dieser Zeit aß ich intuitiv Rohkost, vorwiegend rosa Florida-Grapefruits, andere Früchte und eine Menge Grünzeug. Ich glaube, dass genau diese Mischung von Rohkost und kreativem Schaffen bei mir zur Selbstheilung geführt hat. So erlebte ich tiefe körperliche, emotionale und spirituelle Zustände und ein Gefühl großer geistiger Klarheit, grenzenloser Gesundheit und nie zuvor gefühlter Leistungsfähigkeit.

All das inspirierte und motivierte mich, und ich erlag einem unbändigen Wissensdurst. Tag und Nacht gab ich mich künstlerischen Tätigkeiten hin, malte, schrieb und handwerkelte. Ich gärtnerte nach Sternenständen, befasste mich mit den Schriften von Rudolf Steiner, mit Indianern, Schamanen, dem Buddhismus und Taoismus und ganz besonders mit der Theosophie. Auch Rupert Sheldrake beeindruckte mich zutiefst mit seinem »schöpferischen Universum«, und ich fand viele Parallelen zu allem, was ich in meiner Zeit der Wandlung erlebt hatte. Ich befasste mich mit den Lehren von Paramahansa Yogananda, und was die Religionen betrifft, so schaute ich überall hinein, aber fühlte mich frei und unabhängig. In allem erkannte ich etwas Wahres, aber die universelle Wahrheit fühlte sich viel größer, grenzenloser an. In dieser Zeit löste sich jede Form von Begrenzung in meinem Leben auf. Ich erweiterte mich ins Unendliche und fühlte mich gut dabei ... allein und von Menschen unverstanden, aber gut und vor allem wirklich lebendig. So entwickelte ich mich in aller Stille und Einsamkeit zu einem neuen, extrem gesunden Men-

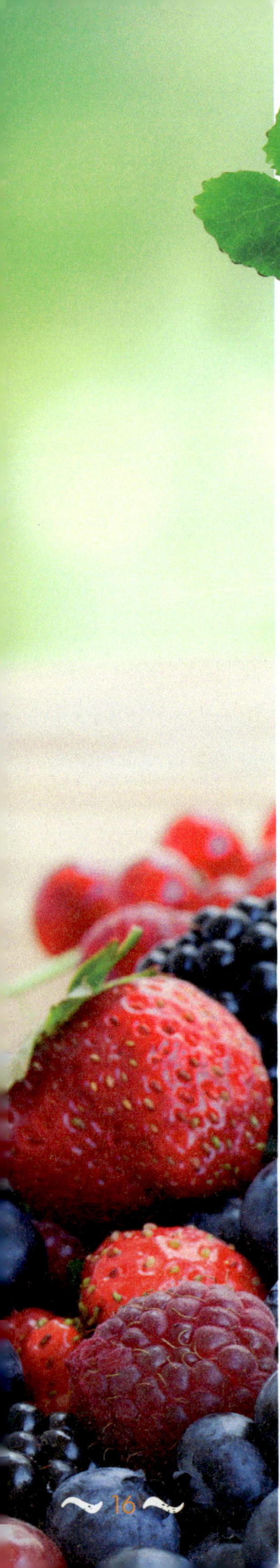

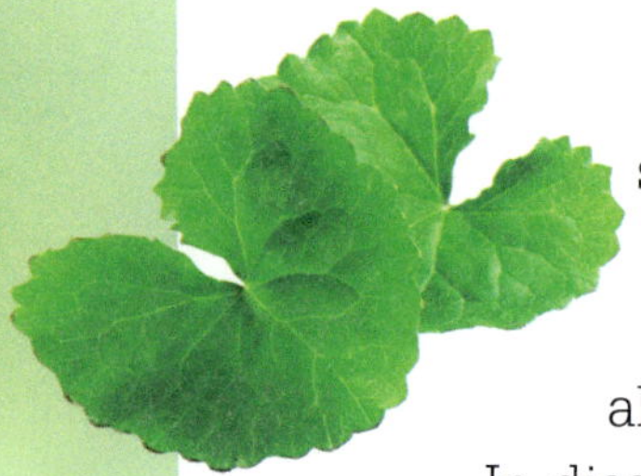

schen, dem plötzlich eine unendlich faszinierende Welt offenstand, die erforscht und erfahren werden wollte. Im Grunde war es die gleiche Welt, in der ich immer lebte, aber ich hatte eine neue Sicht gewonnen.

In dieser Zeit forschte und arbeitete ich sehr viel und war extrem produktiv, was Gärtnerei und Kunst betraf. Die Natur und die Pflanzen waren mir so nah und so vertraut wie nie zuvor. Ich erfuhr die natürliche Nahrung auf eine ganz neue, sehr lebendige Weise. Nebenbei beschäftigte ich mich immer ausführlicher mit der Ernährung und mit natürlicher Gesundheitsvorsorge. Bis dahin war ich aber noch Raucher, konnte sogar auf dem Fahrrad Zigaretten drehen. Dann wurde ich schwanger, hörte mit dem Rauchen auf, und mit der Geburt meines Sohnes bekam alles wieder etwas mehr Erdung. Ich musste besser mit meinen Kräften haushalten und lernen, mit der Verantwortung für ein so winziges neues Leben umzugehen. Dieses kleine Wesen lehrte mich vieles und trug erheblich zu dem bei, was ich heute bin und tue.

Bald begegnete ich der natürlichen Gesundheitslehre, in Amerika als »Natural Hygiene« bekannt, ließ mich in ihren Bann ziehen und lebte sie in all ihren Facetten. Auch westliche, östliche und universelle Lehren zur Steigerung von Gesundheit und Lebenskraft begeisterten mich sehr. 1998 schloss ich die Ausbildung mit Prüfung und Diplom zum »GesundheitsPraktiker FFL« ab. Das alles hatte mich tief beeindruckt und mächtig inspiriert. Ein Jahr später eröffnete ich meine erste kleine Beratungspraxis – zu einer Zeit, als die Rohkosternährung noch in den Kinderschuhen steckte. Und ich begann zu forschen, begann Selbstexperimente mit verschiedenen Fastenformen, absolvierte einige Ausbildungen in den Bereichen Energiearbeit, blieb aber mit Leib und Seele bei meinem Hauptthema »Ernährung und ganzheitliche Lebenskunst«. Ich besuchte über drei Jahre lang eine Heilpraktikerschule, um mein medizinisches und naturheilkundliches Wissen aufzufrischen, zu festigen und zu erweitern. Bald bat mich die Leitung dieser Schule, eine Ernährungsberater-Ausbildung zu entwickeln und als Dozentin mitzuwirken. Dies tat ich von 2006 bis 2007. Dann war es an der Zeit, meiner Berufung nachzugehen und ein Lebenswerk aufzubauen, das dem Wohl des Einzelnen und auch dem Wohl des Ganzen dienen sollte. Ich gründete meine eigene Akademie. Nur so konnte ich authentisch leben und arbeiten, und nur so fühlte es sich richtig an. Seit 2007 bilde ich nun jedes Jahr eine neue Klasse »Holistische Gesundheits-, Vitalkost- und Lebensberater« und inzwischen auch »Holistische Vegan-Vitalkost-Zubereiter« und »Vegan-Vitalkost-Kreativ-Chefs« aus und besuche jedes Jahr mehrere Messen, auf denen mein Team und ich Vorträge halten und die neuesten veganen Vitalkost-Kreationen in Zubereitungsshows und am Messestand vorstellen. Auf einer dieser Messen begegnete ich Heidi und Markus Schirner, die an unserem Messestand erstmals meinen neuen Mandelmus-Kreationen begegneten. Mein erstes Buch durfte so das Licht der Welt erblicken.

Wer meine kleinen Rezeptbücher aus dem Schirner Verlag kennt, ist mit meiner Art der roh-veganen, glutenfreien Zubereitung schon ein wenig vertraut. Vegane Vitalkost aus ganzheitlicher Sicht ist nun Thema dieses umfangreichen Buches. Gern komme ich dem Wunsch vieler Leser und Messestandbesucher nach und veröffentliche endlich auch die Rezepte unserer beliebtesten Kreationen. Lassen Sie sich inspirieren. Frische, bunte, ansprechende und naturgesunde Speisen müssen nicht kompliziert zubereitet werden – im Gegenteil. Und das geht ganz ohne Produkte von toten oder lebenden Tieren und ohne zu kochen. Erweitern Sie Ihren Speiseplan nach Lust und Laune, und erhöhen Sie den Anteil an veganer Vitalkost Schritt für Schritt. Sie werden Ihre helle Freude an dieser besonderen Ernährungsweise haben.

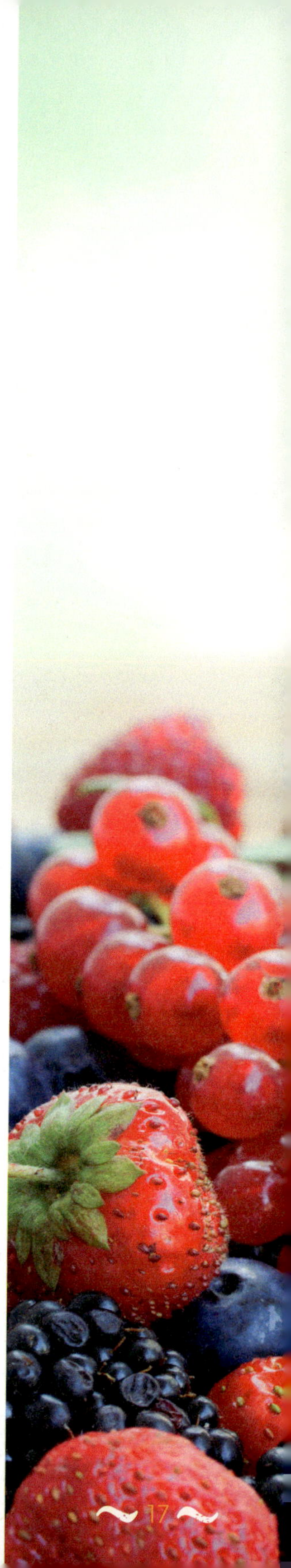

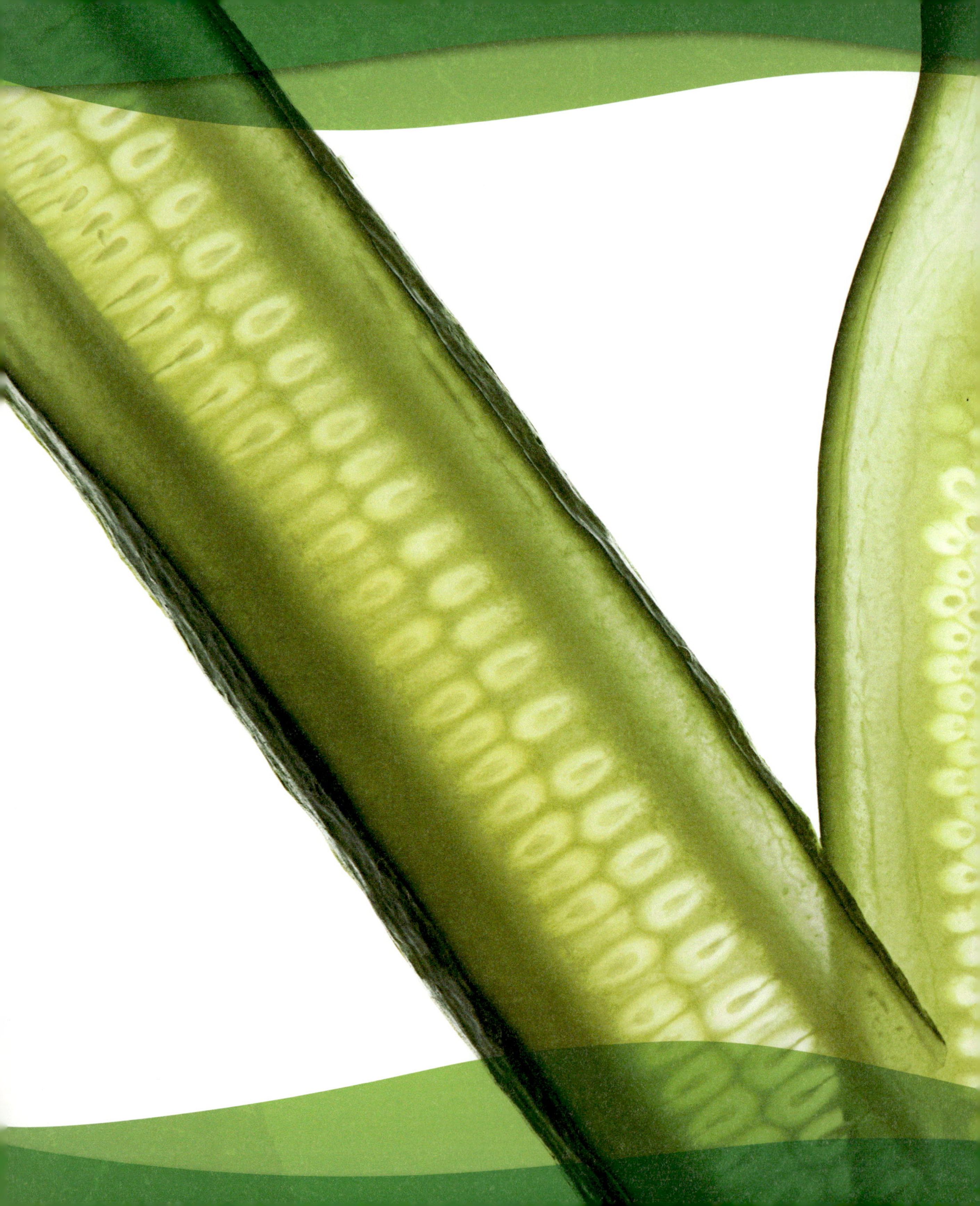

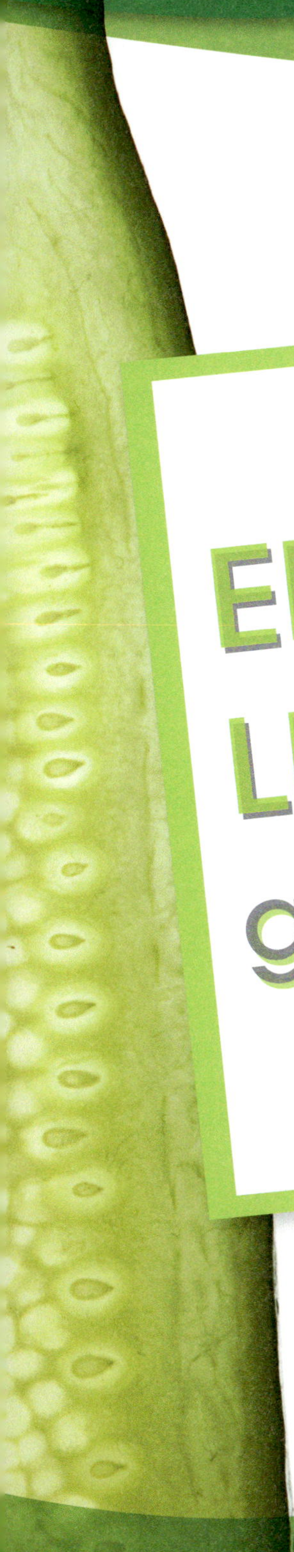

ERNÄHRUNG und LEBENSKUNST aus ganzheitlicher Sicht

Die holistische (ganzheitliche) Lebenskunst ist niemals dogmatisch. Sie ist immer individuell passend, wandelbar wie das Leben selbst und wurzelt in den allgemein bekannten Natur- und Lebensgesetzen. Es gibt so viele Sichtweisen und Überzeugungen, wie es Menschen gibt, und jeder muss seine individuelle Sicht der Wahrheit so leben, wie es für ihn stimmig ist. Was wir jedoch oftmals vergessen, ist, unsere Entscheidungen aus ganzheitlicher Sicht zu treffen. So, dass sie nicht nur dem Wohl des Einzelnen, sondern auch dem Wohl des Ganzen dienen. Eine ganzheitliche Sicht, einhergehend mit einer ganzheitlichen Denk-, Lebens- und Ernährungsweise, kann maßgeblich dazu beitragen, dass unser Leben und Sein auf allen Ebenen wieder ins Gleichgewicht kommt, im Innen und im Außen!

Natur- und Lebensgesetze

Sie sind zuverlässige, allgegenwärtige Ordnungsprinzipien, die im gesamten Universum wie auch im menschlichen Leben Gültigkeit haben. Wir erkennen sie in jeder erdenklichen Ausdrucksweise der Natur, in den Elementen des Lebens wie Luft, Licht, Wasser und Erde, in den Auswirkungen von Sonne, Mond und Sternenkonstellationen, in der Biologie, der Mikrobiologie, der Biochemie, der Chemie, der Physik und der Mathematik. Diese sich auf alles auswirkenden und alles ordnenden, organisierenden, allumfassenden Naturgesetze wirken unabhängig vom Einfluss des Menschen in allem und durch alles, was ist. Sie steuern und beeinflussen sowohl das innere als auch das äußere Universum des Menschen. Unsere Anatomie, Physiologie, Psychologie und Pathologie entsprechen diesen Gesetzmäßigkeiten ebenso wie das Entstehen, Wachsen und Vergehen aller Pflanzen, die uns zur Nahrung gegeben sind, und aller Lebewesen. Ein bekanntes Lebensgesetz ist z. B. das Gesetz von Ursache und Wirkung. Auf unser Leben und Sein übertragen kann man es so beschreiben: Alles, was wir in diesem Moment denken, fühlen, tun, erschaffen, entscheiden, beginnen, beenden, auch, was wir essen und trinken, wirkt sich auf irgendeine Art und Weise aus. Wir erzeugen eine Ursache, und eine Wirkung tritt ein. Ist uns das bewusst, können wir auch gesunde und lebensfördernde Ursachen erschaffen, die eine entsprechende Wirkung erzeugen.

In unserer modernen Welt braucht niemand mehr Dogmatismus, auch nicht in den vielen Gesundheits-, Ernährungs- oder Lebenslehren. Nur so lange, wie das Leben im Fluss bleibt, wir über uns hinauswachsen und im Hier und Jetzt leben und das Beste aus dem machen, was wir haben, ist ein gesundes Wachstum möglich, jeden Tag aufs Neue. Jede Art von starrer Struktur behindert den freien Energiefluss und die Entwicklung des individuellen Potenzials. Es gibt genügend Ressourcen, Energien und Möglichkeiten, alle Menschen und andere Wesen auf der Erde zu nähren, sie zu vernetzen zu einem großen, funktionierenden Ganzen, einem lebendigen, blühenden Organismus, der in optimaler Weise mit allem, was ist, in Symbiose lebt. Es ist an der Zeit, unsere Welt ganzheitlich wahrzunehmen, in ihrem gesamten Spektrum, mit allen Farben und Facetten, allen Wesen, Pflanzen, Tieren und Wesenheiten und mit allem, was ist und was sich noch zu entwickeln vermag.

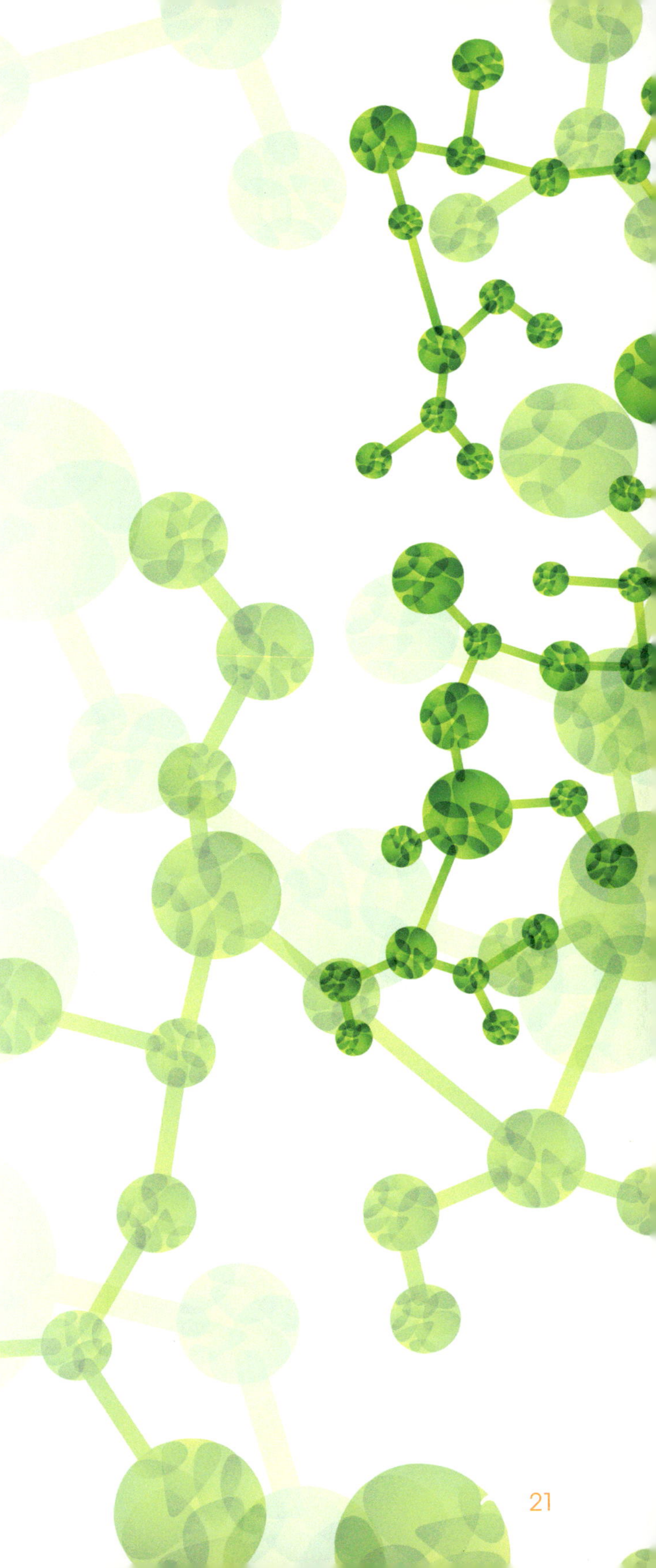

Gesundes Leben auf einer gesunden Erde

Wenn ich die herrliche Lebensvielfalt auf unserem Planeten betrachte, erscheint mir unsere Erde wie ein Sammelpunkt der wundervollsten Lebensformen, die sich aus dem unendlichen Universum hier eingefunden haben, um sich gemeinsam zu entwickeln und in harmonischer Symbiose zu leben. Vielleicht kamen wir und all die vielgestaltigen Geschöpfe, die wir heute kennen, einst als Mikroorganismen auf Meteoriten auf der Erde an und konnten durch den Einfluss des Lichts und aller Elemente des Lebens zu dem werden, was wir heute sind. Wenn wir uns die Vielfalt des Lebens im Mineralreich, Pflanzenreich und Tierreich anschauen, auf der Erde, unter der Erde, im Wasser und in der Luft, und dazu noch die spirituelle Dimension dieses unendlichen Ganzen erfühlen, können wir nur respektvoll innehalten und dankbar sein, dass wir ein Teil davon sein dürfen. Nichts sollte uns mehr bedeuten, als dieses Ganze durch unser Sein zu unterstützen und zu schützen. Mensch sein zu dürfen, auf dieser schönen Erde, ist eine Ehre, ein Wunder, ein Geschenk und gleichermaßen eine liebenswerte Verantwortung. Dieser sollten wir auf allen Ebenen gerecht werden.
Wir alle sind Geschöpfe des Lichts, der Elemente des Lebens, der Schöpfung und der Erdenmutter. Wir leben von Licht, nehmen Licht auf und geben Licht ab, solange wir lebendig sind. Dieses Licht ist eine nicht stoffliche Form von Nahrung, und es nährt alles Leben und Sein im Universum. Auch die Pflanzen, deren Blätter, Blüten und Früchte uns als Nahrung dienen, sind voller gespeichertem Licht. Sie bergen in sich kosmische und irdische Informationen. Ernähren wir uns von diesen Pflanzen, wird das gespeicherte Licht in unseren Körpern wieder freigesetzt und erfüllt uns mit Ordnungsinformationen, Nähr- und Vitalstoffen und Lebenskraft.

Was bedeutet Gesundheit?

Gesundheit ist die vollkommene Balance all unserer Körperfunktionen und die Harmonie auf physischer, psychischer und emotionaler Ebene. Unsere Zellen, Körpersäfte, Organe, Drüsen und Gewebe sind rein und voll funktionsfähig, und unsere Vitalstoff- und Mineralstoffdepots sind reich gefüllt. Die Lebensenergie fließt frei in unserem Körper und auf allen Ebenen. Es herrscht vollkommene Homöostase.

Gesundheit beinhaltet, dass alle Zellen über ein hohes stoffliches und energetisches Potenzial verfügen, sodass sie gesundheitsfeindliche Einflüsse abwehren können. Gesundheit ist unser natürliches Gut, das wir sorgsam hüten und fördern müssen, damit es ein langes, gesundes und glückliches Leben lang hält. Sollte uns, aus welchen Gründen auch immer, die Gesundheit einmal verloren gehen, können wir durch eine natürliche und ganzheitliche Denk-, Lebens- und Ernährungsweise alle Voraussetzungen dafür schaffen, dass sie wieder zu uns zurückkehren kann!

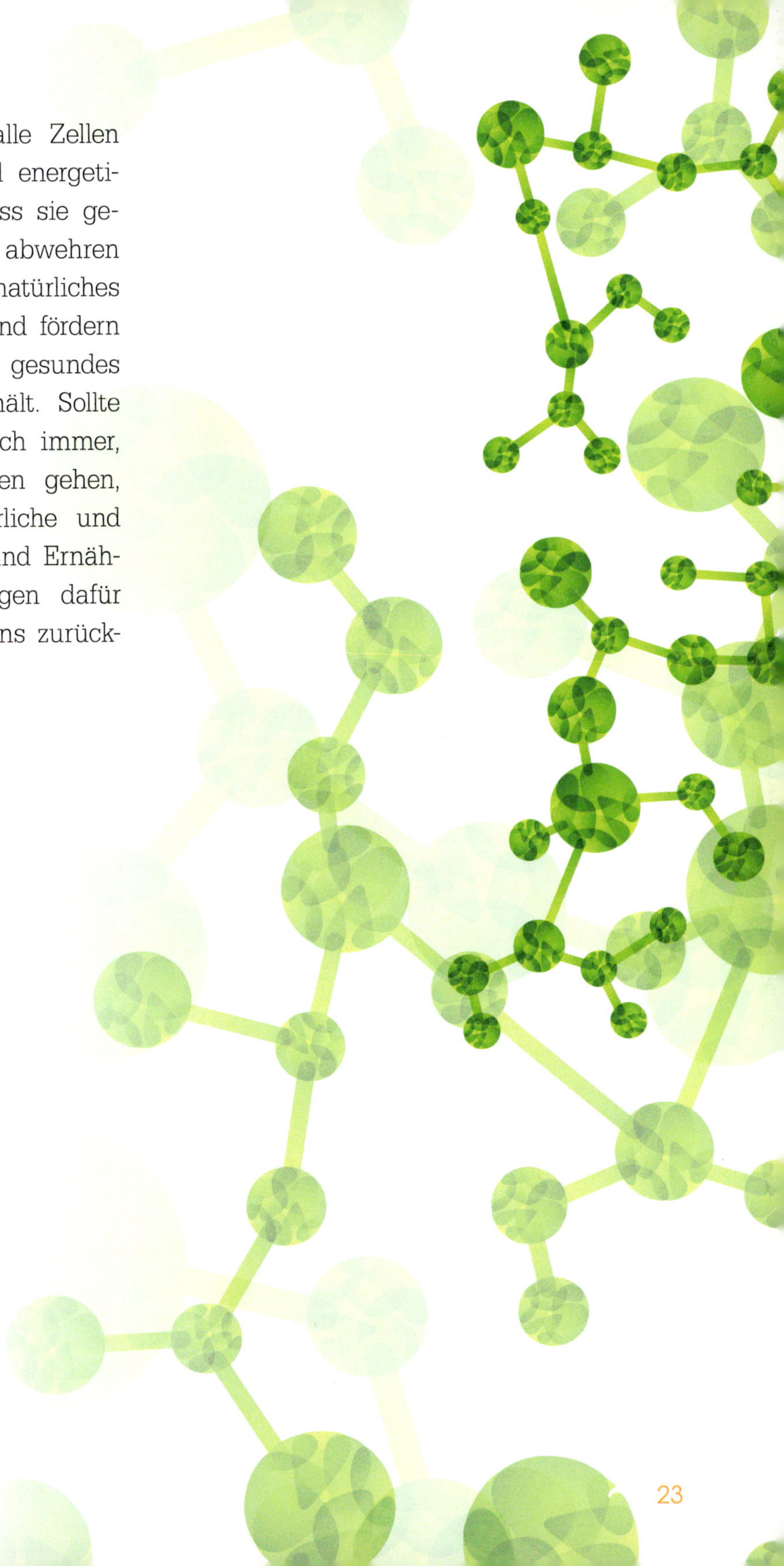

Das Säure-Basen-Gleichgewicht

Um das Säure-Basen-Gleichgewicht zu erläutern, möchte ich das Aquarium-Beispiel von Robert O. Young heranziehen, dem Vater der »New Biology« und Autor vieler Bücher, unter anderem »Die pH-Formel für das Säure-Basen-Gleichgewicht«. Ich selbst habe viele Jahre nach Dr. Youngs »New Biology« gelebt und gearbeitet und beeindruckende Erfahrungen damit machen dürfen. Stellen wir uns vor, unser Körper wäre ein Aquarium. Dann ist es offensichtlich, welche Bedeutung die Balance und die Reinheit der Körperflüssigkeiten für uns hat. Die »Fische« in diesem Aquarium sind unsere Zellen und Organsysteme, sie sind vom Lebenswasser umgeben und von seiner Reinheit und Balance abhängig. Dieses Wasser transportiert Nährstoffe und Abfallstoffe. Wenn wir mit Schadstoffen belastete Luft in das Aquarium leiten, reichert sich das Wasser mit schädlichen Substanzen an, die unweigerlich seinen pH-Wert senken und ein saures Milieu erschaffen, das die Gesundheit der Fische – bzw. unserer Zellen und Organe – bedroht. Geben wir dann noch zu viel oder ungeeignetes Futter dazu, sind die »Fische« nicht in der Lage, es aufzunehmen. Das Futter beginnt, sich zu zersetzen, wobei giftige Säureabfallprodukte entstehen. Genau das geschieht auch in unserem Körper. Was also tun, wenn die »Fische« krank sind? Medikamente geben, noch mehr »gutes« Essen oder es mit natürlichen Heilweisen versuchen? All das würde nichts nützen. Nur ein Wasserwechsel hilft. Wenn unser Körper erkrankt, sollten wir auch für sauberes Wasser und saubere Nahrung sorgen, damit sich unsere Körpersäfte, Zellen und Gewebe und unser gesamtes System von Grund auf reinigen und erholen können. Alles, was wir in unser Energiefeld hineinlassen, kann unseren Schwingungszustand direkt beeinflussen. Bestimmte Nahrungsmittel steigern unsere Energie und unsere Schwingung, während andere sie beeinträchtigen oder reduzieren. Die moderne Lebensweise, unsere belastete Umwelt und auch eine unbewusste Art der Ernährung senken unsere Schwingungsenergie, lassen uns aus dem Gleichgewicht geraten und unsere Zellen übersäuern. Dies zeigt sich z. B. in übermäßiger Angst, in Missmut, Freudlosigkeit, Antriebsschwäche, Müdigkeit, Essstörungen, Suchtverhalten, Aggressionen, Depressionen, Phobien, Neid, Gier, Unwohlsein, Unruhe, Verhaltens- und Aufmerksamkeitsstörungen bis hin zu unterschiedlichsten körperlichen

Erkrankungen. Übersäuerte Zellen sind natürlich bei einem sterbenden Organismus, jedoch nicht bei einem gesunden, lebendigen. Sie sind ein Signal für die Mikroorganismen (wie z. B. Viren, Bakterien und Pilze), ihre natürliche Aufgabe im Universum zu erfüllen und das anscheinend sterbende Gewebe zu zersetzen, um es der Erde zurückzuführen. Unser Körper wehrt sich natürlich dagegen, versucht, die Gifte und Schlacken auszuscheiden, und unser Immunsystem kämpft dann darum, den Säure-Basen-Haushalt wieder in Balance zu bringen. Dabei können z. B. Unwohlsein, Fieber, Schmerzen bis hin zu ernsthaften Krankheitsbildern auftreten.

DER PH-WERT

ist das Maß der Konzentration an Wasserstoffionen in einem Liter Lösung. Sind sehr viele Wasserstoffionen in einer Lösung vorhanden, ist diese sauer. Sind nur wenige Wasserstoffionen in einer Lösung, so ist diese basisch bzw. alkalisch. Der pH-Wert wird auf einer Skala von 0 bis 14 gemessen. Jeder Wert über 7 gilt als alkalisch und jeder Wert unter 7 als sauer. Einen pH-Wert von 7, wie ihn z. B. reines Wasser hat, bezeichnet man als neutral. Der normale pH-Wert für Gewebe und Flüssigkeiten im Körper ist vorwiegend alkalisch, nur im Magen herrscht eine saure Umgebung vor. Die pH-Werte der Verdauungssekrete der Leber und des in der Leber produzierten Gallensaftes liegen zwischen 7,1 und 8,5. Der in der Gallenblase eingedickte Gallensaft hat einen pH-Wert zwischen 5,0 und 7,7. Wenn einer dieser pH-Werte von der Norm abweicht, können die Stoffwechselenzyme in diesen Organen nicht optimal funktionieren. Die Gesundheit leidet darunter. Unser Blut muss ständig basisch bleiben (optimal ist 7,365), sonst sterben wir. Wir Menschen entwickeln uns 9 Monate lang in einem basischen Fruchtwasser mit einem pH-Wert von 8,0–8,5. Daher sollten Heilmittel, Nahrung und Körperpflegeprodukte unseren wahren Bedürfnissen entsprechen.

Jede Nahrung wird vom Stoffwechsel verarbeitet und hinterlässt im Körper eine Art Asche. Diese ist entweder sauer oder basisch, je nachdem, was wir essen. Ist sie basisch, kann sie vom Körper mit wenig Energieaufwand ausgeschieden werden. Sind die Abfallprodukte jedoch sauer, lassen sie sich von der Lymphe und dem Blutkreislauf nur schwer beseitigen. Sie lagern sich in unseren Geweben als kristalline Strukturen von geringer Schwingungsfrequenz ab, verursachen Blockaden und stören den Energiefluss in unseren Zellen erheblich. Je mehr Abfallstoffe sich ablagern, desto mehr schadet dies dem betroffenen Gewebe. Entweder befinden wir Menschen uns in einem basischen, hochenergetischen Zustand oder in einem sauren, energiearmen. Den Zustand unseres Körpers verursachen wir stets selbst durch unsere Denk-, Lebens- und Ernährungsweise. Mit veganer Vitalkost im basischen Bereich unterstützen wir das Säure-Basen-Gleichgewicht und erhöhen unsere Energie und unseren Schwingungszustand.

Die Hauptursachen für die Körperübersäuerung:

- Säuren bildende Nahrung
- Ungeeignete Getränke und zu wenig reines, basisches Wasser
- Mangel an Bewegung und frischer Luft
- Überanstrengung und Stress
- Zu wenig Schlaf und zu wenig Zeit für Regeneration

Säuren, die unseren Körper schädigen:

Harnsäure (Fleisch, Zellabbau), Milchsäure (Überanstrengung, Muskelkater), Salzsäure (Stress, Ängste, Wut), Essigsäure (Süßigkeiten und Fette), Oxalsäure (Sauerampfer, Spinat, Rhabarber), Gerbsäure (schwarzer Tee), Schwefelsäure (Blähungen), Acetylsalizylsäure (Schmerzmittel), Kohlendioxid, Kohlenmonoxid und Schwefelsäure (Zigarettenrauch)

Im Organismus müssen Säuren und Gifte umgehend neutralisiert werden, da sie sonst beträchtliche Schäden anrichten können. Dazu nimmt der Körper basische Mineralien wie Magnesium, Kalzium, Kalium, Natrium aus gesundem Körpergewebe, wie z. B. Haut, Haaren, Zähnen, Nägeln, Knochen, Gefäßen oder Blut. Sie sind unsere Mineralstoffdepots. Säuren und basische Mineralien bilden zusammen Salze, die Schlacken, die sich in Gefäßen, Organen, Bindegewebe, Muskulatur, Gelenken und Lymphknoten ablagern.

Natürlich wirken noch viele andere Faktoren auf unser Leben ein. Auch schwierige Lebensumstände und -situationen, erbliche Belastungen, Umweltgifte, Stress, Unfälle und unerfüllte essenzielle Lebensbedürfnisse beeinflussen unsere Gesundheit und unsere Lebensqualität. Doch in uns steckt auch die Möglichkeit, einen positiven Einfluss auszuüben. Dies tun wir, wenn wir selbstverantwortlich handeln!

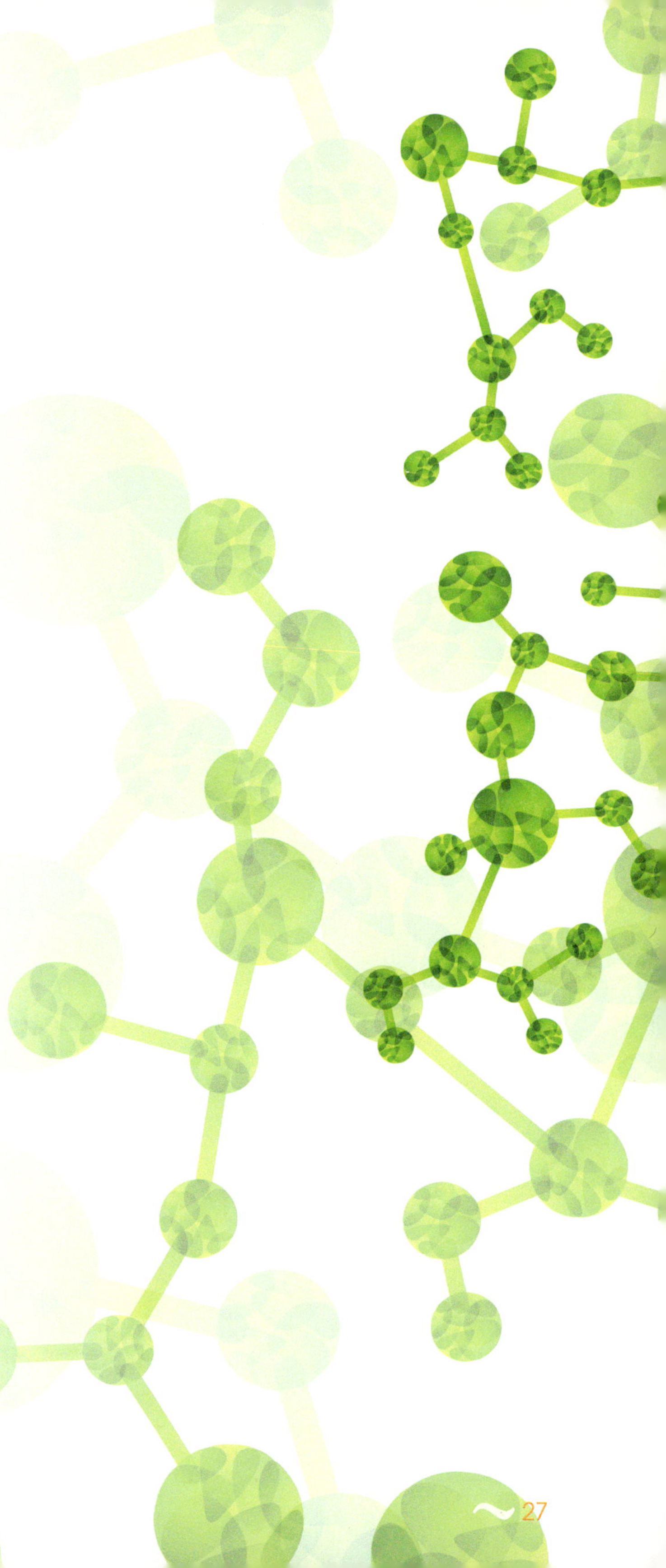

Der Zitronentest

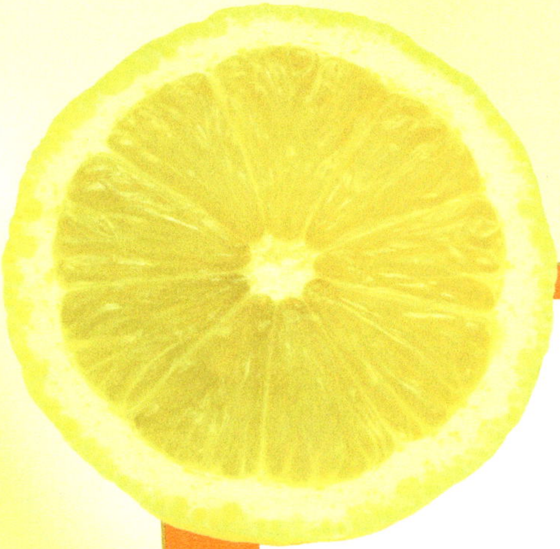

Um zu erfahren, ob Ihre Mineralstofflager gut gefüllt sind, bietet sich für den Hausgebrauch der Zitronentest an, den Sie selbst in wenigen Minuten durchführen können. Sie sollten allerdings mindestens zwei Stunden nichts gegessen haben. Besorgen Sie sich in der Apotheke ph-Wert-Teststreifen. Speicheln Sie einen Teststreifen gut ein – gehen Sie dabei nach der Gebrauchsanweisung vor –, und lesen Sie dann anhand der Skala Ihren Wert ab. Anschließend pressen Sie den Saft einer halben Zitrone in etwa 50 ml Wasser. Nehmen Sie einen Schluck davon, und spülen Sie ihn im Mund hin und her. Eine Minute danach speicheln Sie wieder einen Teststreifen ein und lesen den Wert ab. Wiederholen Sie das dann (ohne erneutes Spülen) jede weitere Minute, insgesamt 6 Minuten lang. Notieren Sie jede Minute den Wert.

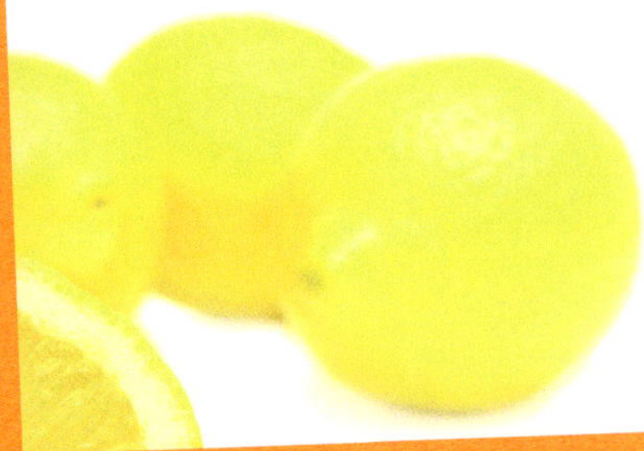

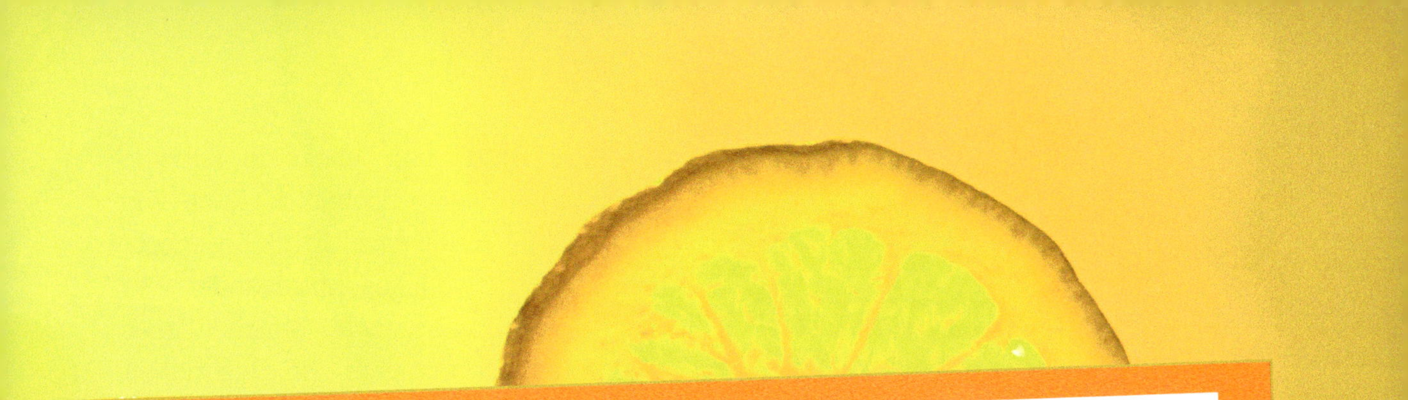

Auswertung

Die Basenreserven sind gut, wenn der erste pH-Wert nach der Zitronenspülung über 8 steigt und die Werte auch in den folgenden Minuten bei jeder weiteren Messung nur wenig absinken.

Die Reserven sind mäßig, wenn der erste pH-Wert nach der Zitronenspülung etwa zwischen 7 und 8 liegt und nur langsam, aber nicht unter 7 absinkt. Hier wäre eine basenreiche Ernährung und Lebensweise angesagt, um die Ressourcen aufzufüllen und einem Mangel vorzubeugen.

Die Reserven sind ungenügend, und es besteht schon ein Mangel, wenn der pH-Wert nach dem Zitronentest nicht ansteigt oder nicht über 7 kommt und die Kurve schnell wieder abfällt.

Dieser Test, mit dem Sie selbst feststellen können, ob Sie über ausreichende Basenreserven verfügen, ist fürs Erste eine gute Orientierung. Mit medizinischen Labortests kann dieser Test aber nicht mithalten.

Um die Basenreserven aufzufüllen, ist es wichtig, auf säurebildende Nahrungsmittel und Getränke zu verzichten, Stress auszugleichen, für frische Luft zu sorgen, mindestens 7 Stunden zu schlafen, basische Nahrungsergänzungen zuzuführen sowie basenreiche Lebensmittel und Getränke zu sich zu nehmen.

Jede Ernährungsform hat ihre Zeit

Die ursprüngliche, natürliche, pflanzliche Nahrung dient allen Geschöpfen auf unserer Erde schon immer zur Lebenserhaltung. Unser hochkomplizierter Organismus und auch unser Zellstoffwechsel sind daher an pflanzliche Nahrungsmittel angepasst. Deren Nährstoffe versorgen unseren Körper mit bestem Baumaterial und Lebensenergie. Wenn wir unsere Essgewohnheiten anpassen, Nahrungsmittel harmonisch kombinieren und sie schonend zubereiten, wird die Nahrung von unserem Enzym- und Verdauungssystem erkannt, leicht aufgeschlossen und optimal verwertet werden.

Heutzutage sind wir jedoch weit von einer ursprünglichen und artgerechten Ernährung entfernt. Was wir als »normale Ernährung« oder »konventionelle Kost« kennen, ist phylogenetisch betrachtet noch gar nicht so alt, und unser Organismus muss harte Arbeit leisten, um Gesundheit, Wachstum und Regeneration zu gewährleisten. Für Entwicklung auf hohem Niveau und Fortschritte in allen Bereichen des Lebens braucht es optimale Voraussetzungen und auch lebendige Lebensmittel, die unsere höchsten Güter wie Gesundheit, Intelligenz, Ethik, Menschlichkeit, ein friedliches Miteinander und individuelles wie auch ganzheitliches Wachstum begünstigen. Die Gesundheit der Menschen kann aber nur so gut sein wie das, was der Mensch bereit ist, in seine Gesundheit zu investieren.

Konventionelle Ernährung

Konventionelle Ernährung ist die allgemein gängige Ernährungsform, die in unserer Gesellschaft von der breiten Masse praktiziert wird. Es geht dabei meist um in irgendeiner Weise behandelte, vorgefertigte (also gekochte, gebratene, gebackene, frittierte oder mikrowellenerhitzte) Nahrungsmittel aus den unterschiedlichsten Produktgruppen. Wenn frische Nahrungsmittel verarbeitet werden, stammen sie meist aus konventionellem Anbau und tragen daher die üblichen Belastungen, z. B. Herbizide, Fungizide, Pestizide, Geschmacksverstärker u. v. a. m., in sich. Hinter konventionellen Nahrungsmitteln stehen vorwiegend kommerzielle Absichten, und sie dienen dazu, allerlei Ernährungsgewohnheiten und Genusssüchte zu fördern und zu befriedigen, damit die Wirtschaft boomt. Dabei wird wenig Rücksicht auf Natur, Mensch, Tier und die Ressourcen des Lebens genommen.

Hausmannskost

Hausmannskost ist eine deftige, nahrhafte und traditionelle Ernährungsweise mit einfachen Gerichten, die aus regionalen und saisonalen Produkten hergestellt werden. Schon seit Jahrhunderten kommt Hausmannskost bei Bauern, Familien und naturverbundenen Leuten wie auch in traditionellen Gasthäusern auf den Tisch. Man verwendet, was die Natur zur Verfügung stellt. Diese Art der Zubereitung bildet einen Kompromiss zwischen Nahrungsqualität und Zubereitungsaufwand. Es handelt sich hierbei um eine relativ naturverbundene Form der Kochkost, die auch Tierprodukte beinhaltet.

Konventionelles Fast Food / Junkfood

Bei Fast Food geht es um »schnelle Mahlzeiten«, die fertig erworben werden. Durch Rehydrieren und/oder Erhitzen, selbst in Sekundenschnelle, wird Fast Food zubereitet. Funktionalität und Rationalität stehen bei dieser Ernährungsweise im Vordergrund. Wir kennen Fastfood aus Schnellrestaurants, vom Lieferservice oder vom Straßenverkauf. Weil es mit viel Fett, Stärke, Zucker und Tierprodukten aus der konventionellen Großindustrie so billig wie möglich produziert wird und der ernährungsphysiologische Wert erheblich unter der Zubereitung leidet, werden Schnellgerichte auch als Junkfood, also »Ramsch-Essen« bezeichnet. Die Herstellung geht hier auf Kosten der Natur, der Erzeuger und der Qualität der Produkte.

Es ist wichtig, stets das Gehirn einzuschalten, bevor wir etwas in unseren Mund stecken. Fragen Sie sich immer, woher das Essen kommt, ob Leid mit der Herstellung Ihrer Mahlzeit verbunden ist und ob wirklich hochwertige Stoffe mit hohem Nährwert verwendet wurden. Essen ist kein Zeitvertreib und sollte auch nicht als Ersatzbefriedigung dienen oder um ein Suchtverhalten auszuleben. Der Trend, alles so billig wie möglich zu bekommen, zerstört die Gesundheit, die Lebensqualität und das Gleichgewicht – in allen Lebensbereichen!

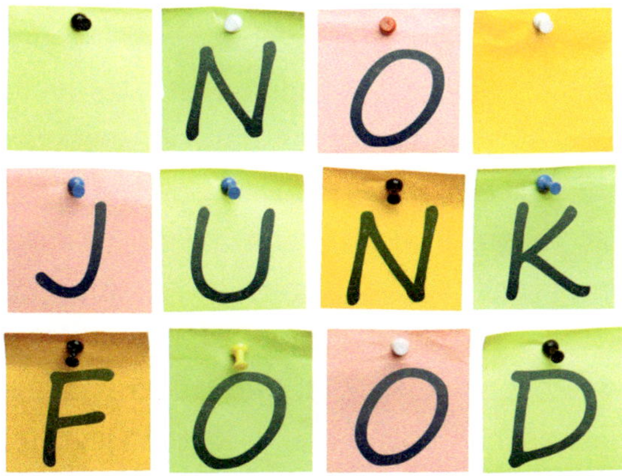

Natürliches Fast Food

Es gibt auch natürliches Fast Food im Vitalkostbereich. Man kann jede Frucht, jedes Gemüse, jede Nuss und alles, was die Natur »verzehrfertig« hervorbringt, als natürliches Fast Food bezeichnen. Das gesündeste Fast Food, das uns die meisten Nährstoffe, Vitalstoffe und die meiste Lebensenergie bringt, ist auf jeden Fall die vegane Vitalkost! Vegane Vitalkost ist in der Regel in ein paar Minuten zubereitet und kann aus einfachen Komponenten bestehen, wie z. B. Fingerfood mit Dips, Salaten und Soßen. Aber dazu später mehr.

Biologische Vollwertkost

Ich kann mich gut daran erinnern, dass es mich bereits in meiner frühesten Jugend in die Bioläden zog. Die moderne Naturkostbewegung erlebte ihren ersten Aufschwung in der Hippie-Zeit. Das erste Müsli war schon etwas ganz Besonderes und galt unter uns jungen Leuten damals fast schon als Hauptnahrungsmittel. Wir waren sehr kreativ, was die Kombinationen der Zutaten betraf. Biologische Vollwertkost zeichnet sich dadurch aus, dass biologisch angebaute Nahrungsmittel in ihrer vollwertigsten Form verwendet werden. Entweder baut man die Zutaten selbst an oder kauft sie im Bioladen, beim Biobauern, am Biostand auf dem Wochenmarkt, in Reformhäusern oder mittlerweile auch in der Bioabteilung im gut sortierten Supermarkt. Auch Internetbestellungen und Direktlieferungen nach Hause sind heutzutage möglich. Es gibt auch viele Produkte, die nicht über eine Bio-Zertifizierung verfügen und trotzdem gesund angebaut wurden, z. B. weil sie aus Wildwuchs stammen. Am authentischsten, kreativsten und ursprünglichsten ist es jedoch, selbst einen Garten anzulegen oder einen Fensterbank- oder Balkongarten. Wenn ich einkaufe, bevorzuge ich die fleißigen Obst- und Gemüsebauern auf dem Wochenmarkt. Hier liegt die Ware nicht lange herum, und die Verkäufer freuen sich über jeden neuen Kunden, der dazu beiträgt, dass auch die kleinen Erzeuger von ihrer wertvollen Arbeit leben können.

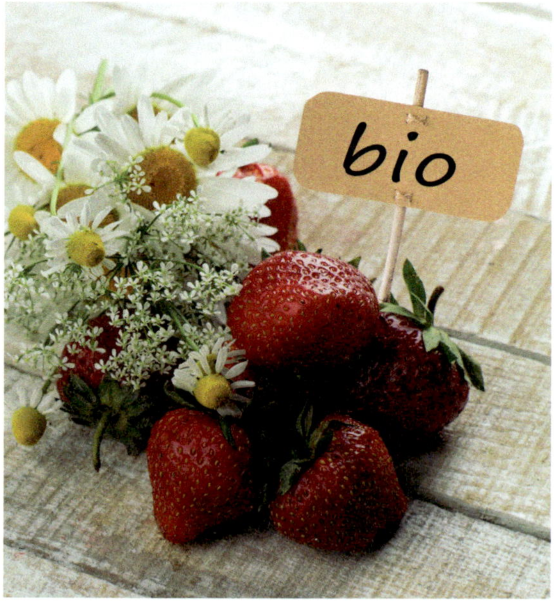

Vegetarische Ernährung

Die vegetarische Ernährung ist der erste Schritt aus der konventionellen Ernährung des Alles-Essens heraus und auch ein bedeutender Schritt in Richtung Selbst-, Tier- und Umweltschutz. Ich bin diesen Schritt schon relativ früh in meinem Leben gegangen. Vegetarismus ist eine Ernährungs- und Lebensweise, die auf Produkte von toten Tieren verzichtet. Es gibt jedoch viele Ausprägungen des Vegetarismus, in denen noch Eier, Milch und Honig verzehrt werden. Beim Vegetarismus geht es meist um ethische Ideale, jedoch auch um ein Streben nach besserer Gesundheit und Lebensqualität. Wenn Sie sich bisher konventionell ernährt haben, ist die vegetarische Lebensweise ein sehr guter Anfang. Auch hier können Sie Ihren vegetarischen Speiseplan mit veganen Vitalkost-Rezepten erweitern und ein bisschen aufpeppen!

Vegane Ernährung

Bei der veganen Ernährung, der Steigerung der vegetarischen Ernährungsweise, wird komplett auf Tierprodukte verzichtet, sowohl von toten als auch von lebenden Tieren. Es geht vorwiegend um die Ethik und darum, Tiere vor Ausbeutung und Leid zu schützen. Das ist auch der Hauptgrund, aus dem ich diesen Weg gewählt habe. Ethisch motivierte Veganer verzichten auf tierische Kleidung, aber auch auf Kosmetik und sonstige Produkte, für die Tiere ausgebeutet oder gequält werden oder sogar ihr Leben lassen müssen. Vegane Ernährung ist die humanste, friedvollste, liebevollste, respektvollste und ethischste Ernährungsform, die ich kenne, und sie entspricht durchaus den Anforderungen unserer Zeit. In den letzten Jahren gab es enorme Entwicklungen, und diese Lebens- und Ernährungsweise findet immer mehr Befürworter und Anhänger. Diese Entwicklung zeigt deutlich, dass wir Menschen genauer hinschauen und wieder mehr Verantwortung übernehmen, nicht nur für uns selbst, sondern auch für alle anderen Wesen auf unserem Planeten und für die Welt, in der wir leben. Wollen wir in einer naturgesunden, friedvollen Welt leben, in der unsere Kinder gesund und glücklich aufwachsen können und in der alle Menschen gut versorgt sind, müssen wir die Ärmel hochkrempeln und uns solch eine Welt erschaffen!

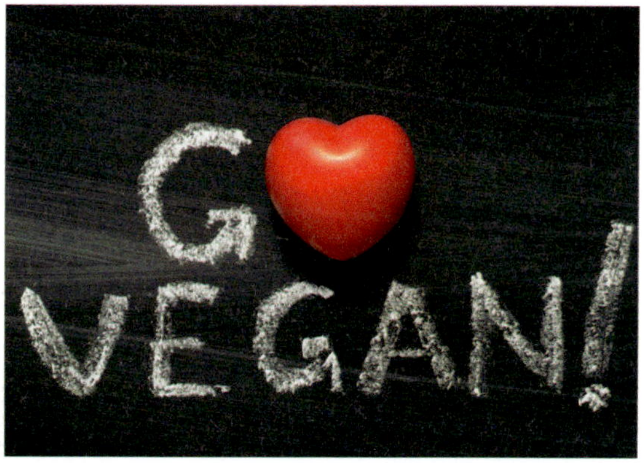

Vegane »konventionelle« Kost

Vegane Ernährung allein trägt schon viel zum Tier- und Umweltschutz bei und auch ein bisschen zur Gesundheit. Aber in den meisten Fällen ist das Essen immer noch konventionell, besteht aus Auszugsprodukten, Industrienahrungsmitteln oder einem großen Anteil von Kochkost, Getreideprodukten, Gebratenem und Gebackenem. Als Fleischersatz werden Weizenfleisch- oder Sojaprodukte verwendet, die jedoch keine lebendige Nahrung sind und auch keine natürlichen Ordnungsinformationen in unseren Körper einbringen. Für die Zeit der Umstellung sind diese Produkte jedoch eine akzeptable Alternative zu den Tierprodukten und ein guter Anfang. Konventionelles Essen ohne Tierprodukte ist im Grunde genauso leer und energielos wie konventionelles Essen mit Tierprodukten. Wen wundert es da, wenn viele Ärzte und Ernährungswissenschaftler davon überzeugt sind, dass vegane Ernährung zu Mangelerscheinungen führt. Es kommt jedoch auch bei einer nicht veganen, konventionellen Ernährungsweise oftmals zu Nährstoffdefiziten und Mangelerscheinungen. Die meisten Menschen, auch Vollwertköstler, Vegetarier und Veganer, leiden oftmals an einer Übersäuerung, Verdauungs- und Stoffwechselproblemen, weil sie zu viele säurebildende Lebensmittel verzehren, z. B. gekochte, gebratene und gebackene Produkte aus raffiniertem Getreide oder Vollkorn, Zucker, Fruchtzucker und Zuckerersatzprodukte, Margarine und Industrienahrung, die zwar keine Tierprodukte enthält, aber eben auch keinerlei natürliche Vitalstoffe. Man kann sagen, die Menschen verhungern an vollen Töpfen und sind innerlich ausgemergelt, trotz manchmal beachtlicher Leibesfülle. Wer seine konventionelle vegane Ernährung mit mindestens 30 % Rohkost-Salaten, frischem Gemüse, frisch gepressten Säften und grünen Smoothies ergänzt, kann schon maßgeblich zum Erhalt der Gesundheit beitragen.

Vegane Vollwertkost

Mit Vollwertkost verhält es sich nur wenig anders. Auch hier wird gebraten, gebacken und gekocht. Es wird Vollrohrzucker verwendet, Vollkorngetreide, Brot, Kuchen und Nudeln in Mischungen, die – aus Sicht der Trennkost – Verdauungsprobleme verursachen können. Frisches gedünstetes Gemüse oder schonend gegarte Kartoffeln, Reis, Quinoa, Buchweizen, Hirse und Amarant sind auf jeden Fall gesünder als die vielen Getreideprodukte und vor allem nicht so säurebildend oder gar glutenhaltig. Weniger bis gar keine Getreideprodukte sind empfehlenswert, und wenn, dann nur aus gekeimtem Getreide. Auch Weizenfleisch besteht zu einem großen

Prozentsatz aus purem Gluten. Menschen mit einer Glutenintoleranz sollten beim Kauf von Fleisch-/Wurstersatzprodukten auf die Inhaltsstoffe achten. Der Schritt über die vegane Vollwertkost ist ein guter Weg, aber auch hier sind das Säure-Basen-Gleichgewicht und die Kombinationen und Inhalte der Nahrungsmittel zu beachten. Eiweiß und Stärke in einer Mahlzeit beispielsweise können zu Verdauungsproblemen führen. Vegane Vollwertkost mit viel frischem Gemüse und nur wenigen Fertigprodukten, schonend zubereitet, mit hohem Rohkostanteil und sinnvoll kombiniert, ist ein großer Schritt in Richtung Gesundheit und Lebensqualität.

Lebendige Nahrung – Rohköstliche Ernährung

Lebendige Nahrung ist alles Natürliche, was essbar ist und was nicht über 42° Celsius erhitzt wurde. Über dieser Temperatur können Enzyme, Vitalstoffe und das Leben der Pflanzen Schaden nehmen, noch tolerierbar wäre aber auch eine Grenze von 47° Celsius. Wenn unsere Nahrungsmittel lange genug höheren Temperaturen ausgesetzt sind, wird das Leben in ihnen ausgelöscht. Legen wir lebendige Früchte und/oder Samen in die Erde, wachsen neue Pflanzen daraus. Tun wir dies mit gekochten Früchten und/oder Samen, entsteht kein neues Leben. Der Lebensfunke und die Ordnungsinformationen sind erloschen, und die natürlichen Strukturen der Früchte und Samen sind zerstört. Lebendige Nahrung wird im Allgemeinen als Rohkost oder Vitalkost bezeichnet. Rohkost befindet sich noch in ihrem natürlichen Zustand, sofern sie möglichst regional und organisch angebaut wurde. Mit Rohkost nehmen wir die natürlichen Inhaltsstoffe zu uns, die bei Kochkost durch starke Hitzeeinwirkung verändert oder zerstört werden. Es gibt, wie bei allen Ernährungslehren, auch in der Rohkost-Ernährung verschiedene Ansätze und Richtungen – und natürlich auch die unterschiedlichsten Überzeugungen. In manchen Rohkost-Lehren werden roher Fisch, rohes Fleisch oder sonstige rohe Tierprodukte wie Eier und Milchprodukte gegessen. Die Urkost-Vertreter haben für meinen Geschmack einen etwas dogmatischen Ansatz, wobei die Urkost an sich grundsätzlich einen Teil der veganen Vitalkost abdeckt, bei hohem Früchte- und Wildkräuteranteil. Bei der trendigen 80:10:10-Ernährung werden die Nahrungsmittel so eingeteilt, dass die Mahlzeiten etwa 80 % Kohlenhydrate, 10 % Protein und 10 % Fette enthalten. Diese Aufteilung ähnelt der der Früchte-Rohköstler. Bei der natürlichen Gesundheitslehre, in den USA als »Natural Hygiene« bekannt, stehen die Früchte weit vorne. Sie werden auch gern mal in »Monomahlzeiten«, also ohne weitere Nahrungsmittel, verzehrt, was für eine optimale und leichte Verdaulichkeit sorgt. Manche Menschen essen sogar nur eine Fruchtsorte über einen Tag hinweg. Ich habe das auch schon ausprobiert und möchte die Erfahrungen nicht missen. Legen Sie im Sommer einmal eine Melonen-Woche ein! Essen Sie nur die großen Wassermelonen oder eine Melonensorte pro Tag. Ich erinnere mich auch gern an meinen Beeren-Sommer. Ich aß von Juni bis August ausschließlich Beeren und grüne Blätter und trank frisch gepresste, mit Wasser verdünnte Säfte aus Beeren, Blättern und Gräsern. Das war eine Megaverjüngungskur, und meine Schaffenskraft stieg in dieser Zeit gefühlt um das Fünffache. Ein paar Rezepte dazu finden Sie im Rezeptteil, z. B. ab S. 126.

Im Bereich der Gourmet-Rohkost werden gern süße Sirups, Dicksäfte, Trockenfrüchte und auch sehr viel Knoblauch verwendet. Das ist wahrscheinlich üblich, weil es hier vordergründig um die Zubereitung von Rezepten geht, die als Ersatz für bekannte und beliebte Gerichte dienen und hinter denen nicht zwangsläufig auch ein gesundheitspraktischer oder ganzheitlicher Hintergrund steht. Viel Zucker, auch wenn es sich um natürlichen Fruchtzucker (Fruktose, Sorbit) handelt, tut uns Menschen aber nicht gut und trägt maßgeblich zu vorzeitigen Alterungsprozessen bei. Traubenzucker (Glukose) ist da viel unproblematischer. Es gibt aber auch eine Form der Gourmet-Rohkost, die nicht nur auf Alternativen zur konventionellen Kochkost ausgerichtet ist, sondern die im ganzheitlichen Bereich angesiedelt ist, die auf die Kombination von Nahrungsmitteln achtet und die alle anderen Aspekte zur Gesunderhaltung berücksichtigt.

Mit der »veganen Vitalkost aus ganzheitlicher Sicht« habe ich die Essenz der veganen Ernährung und Lebensweise mit der Essenz der Rohkost-Ernährung verbunden, und in ihr werden auch die natürliche Gesundheitslehre und das Säure-Basen-Gleichgewicht beachtet. Damit bewegen wir uns im Bereich der Ganzheitlichkeit und können unsere Nahrungsmittel tatsächlich auch als Heilmittel ansehen. Wir können Rezepte funktionell einsetzen, sodass sie höchsten Genuss und die besten Voraussetzungen für unsere Gesundheit verbinden.

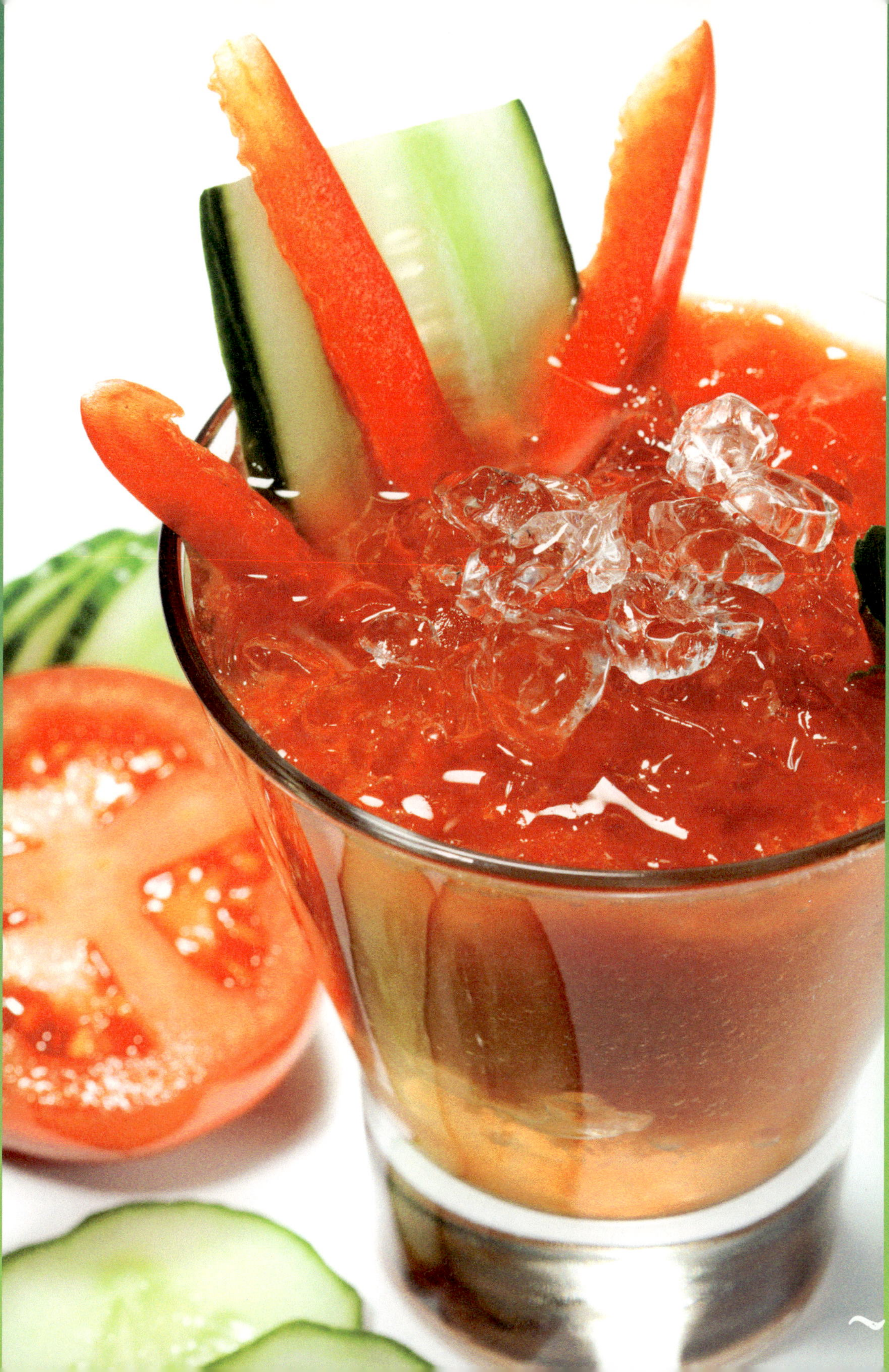

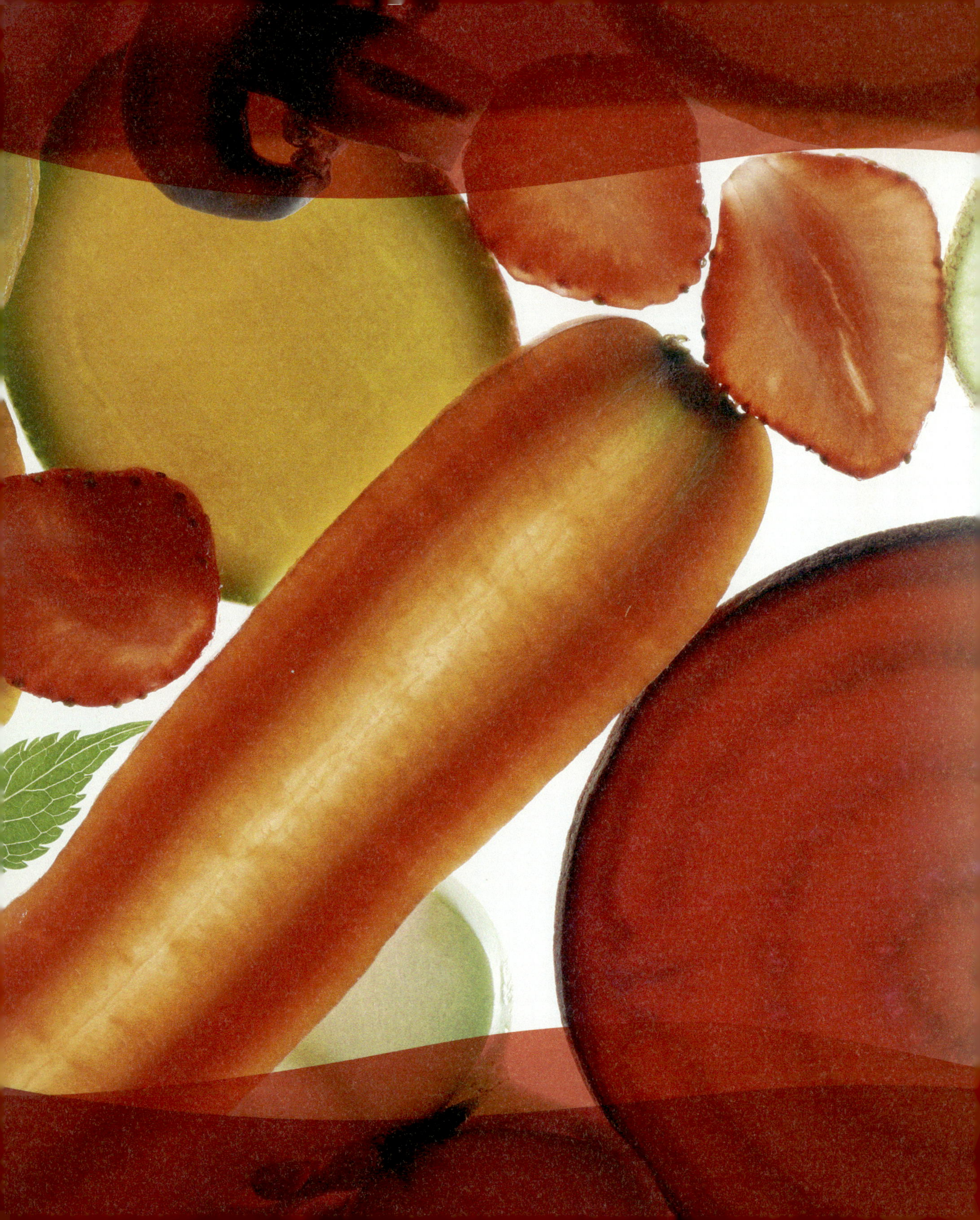

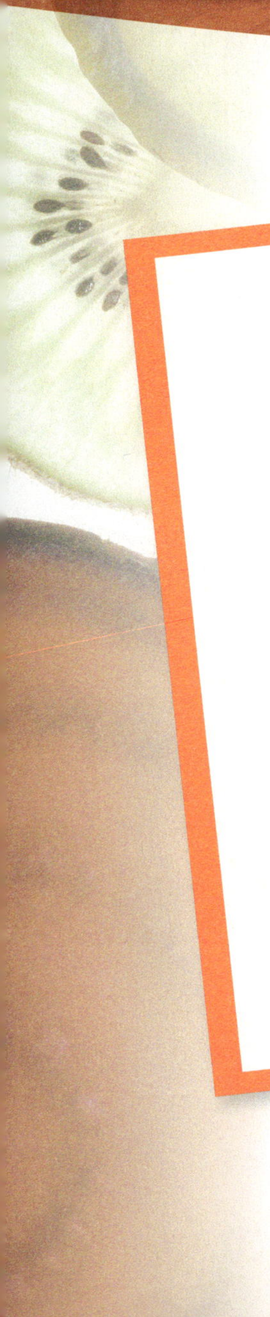

VEGANE Vitalkost

– Ihr persönlicher Jungbrunnen

Wir brauchen lebendige Nahrung mit natürlichen Informationen, die sich leicht verdauen lässt und die optimal verstoffwechselt und assimiliert werden kann. Schon kleine Mengen energievoller Vitalkost versorgen den Körper mit allem, was er braucht. Bei solch einer effizienten Ernährung entsteht kaum Abfall, da sich alles problemlos verarbeiten und in unseren Organismus einbauen lässt. Die wenigen, natürlichen Abfälle können leicht ausgeschieden werden, ohne dass sie Blähungen oder sonstige Verdauungsstörungen verursachen, sofern vor der Ernährungsumstellung das Verdauungssystem saniert wurde und wir unsere Basenreserven wieder aufgefüllt haben.

Vegane Vitalkost, aus ganzheitlicher Sicht optimal zubereitet, braucht nur wenig Verdauungsenergie und bringt uns mehr Nährstoffe und Energie, als sie uns kostet. Mit dieser positiven Energiebilanz steht uns mehr Lebensenergie zur Verfügung, unsere Verdauung und Ausscheidung funktionieren besser, und unser Körper muss keine »Parkplätze« für Schlacken und Giftstoffe anlegen. Unter ungünstigen Ernährungs- und Lebensumständen werden diese Lager so lange erweitert, z. B. in Zellulite oder Bauchfett, bis genügend basische Mineralien, Vitalstoffe und Energie zur Verfügung stehen, um die Giftstoffansammlungen wieder aufzulösen, zu neutralisieren und auszuscheiden. Zeitweise erfahren wir solche Ausscheidungsphasen als Ausscheidungskrisen. Dann fühlen wir uns schlapp, energielos und müde oder haben Schmerzen. Die Entgiftung geschieht z. B. über den Darm, die Atemwege (Schleim), die Zunge und auch über die Haut. Durch Entschlackungskuren und verschiedene Fastenformen können wir eine sanfte und ausgiebige Reinigung des Körpers selbst herbeiführen und so die Gesundheit durch Entlastung und Prävention fördern.

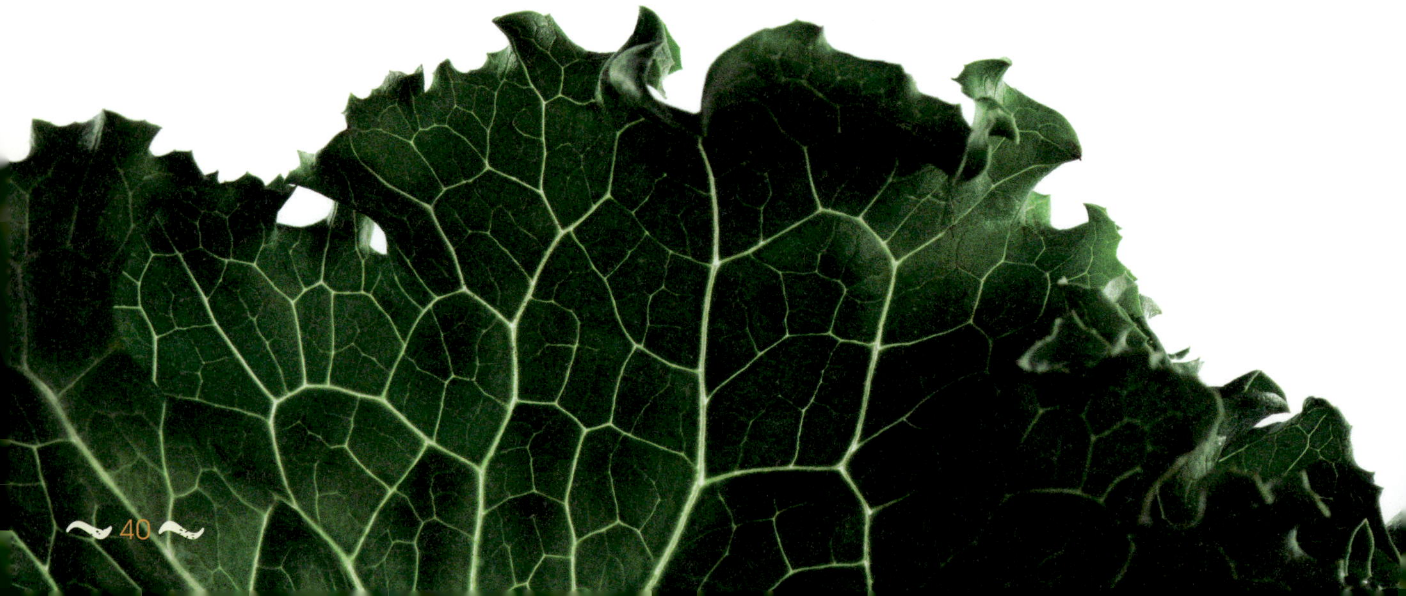

Ist Rohkost für alle Menschen verträglich?

Sind wir gesund und im Gleichgewicht und verfügen wir über ein intaktes Verdauungssystem mit gesunder Darmflora und über gute Zähne, dann kommen wir problemlos mit einer rein rohköstlichen Ernährungsweise zurecht. Welche Nahrungsmittel dabei am besten vertragen werden, ist individuell verschieden. Durch die konventionelle Kost und eine unnatürliche Lebensweise kann unser Körper jedoch in einigen Bereichen schon aus dem Gleichgewicht sein. Dann liegen oft Probleme bei der Nahrungsverwertung und im Verdauungssystem vor, entzündliche Prozesse, ein Ungleichgewicht an Verdauungsenzymen, Übersäuerung, Reizdarmsyndrom u. v. m. Wenn wir dann unsere Ernährung auf Rohkost umstellen wollen oder Rohkost mehr Raum geben, müssen wir weise vorgehen. In diesen Fällen würde ich mit einer Darmsanierung beginnen (Reinigung, Flohsamenschalen-Rezepturen, frisches und/oder getrocknetes Grün, Heilerden, Probiotics), vorwiegend leicht verdauliche, gemixte, geraspelte oder pürierte Speisen zu mir nehmen und, ganz wichtig, das Säure-Basen-Gleichgewicht meines Körpers in Ordnung bringen. Trinken Sie morgens einen grünen Smoothie (siehe S. 134), oder ersetzen Sie eine Mahlzeit Ihrer Wahl damit. So haben Sie schon einen großen Schritt getan. Als Nächstes erweitern Sie Ihren täglichen Speiseplan um eine ausgiebige Salatmahlzeit. Das ist der zweite Schritt. Achten Sie aber auf die Kombinationen Ihrer Nahrungsmittel! In Trennkost-Büchern finden Sie ausführliche Informationen zu diesem Thema. So können Sie, selbst bei konventioneller Ernährung, eine erste Veränderung und eine bessere Verdaulichkeit von Rohkost herbeiführen. Sie bekommen zudem mehr Energie und Motivation und können sich nach und nach auf eine neue Ernährungs- und Lebensweise einstellen, die ihre Gesundheit, ihre Schönheit und ihr Wohlbefinden auf ein völlig neues Niveau hebt.

Wie esse ich richtig?

Stress, Wut, Ärger, aufregende Filme, Streitgespräche, Geschäftsessen, Eile und Druck blockieren die Verdauung, die bei Stress in den Ruhemodus wechselt, damit uns genügend Energie zur Verfügung steht, um die Stress verursachende Situation zu lösen. In Urzeiten kamen wir in Stress, wenn uns z. B. wilde Tiere oder Naturgewalten bedrohten, auf der Flucht, beim Streit und im Kampf. Auch heute noch reagiert unser Sympathikus auf Stressreize, unsere Pupillen weiten sich, Stresshormone werden freigesetzt, unsere Aufmerksamkeit, Wahrnehmung und unsere Fähigkeiten erhöhen sich. Die Verdauungsorgane stellen ihre Arbeit ein, damit alle Energie für die besonderen Herausforderungen und lebensrettenden Maßnahmen zur Verfügung steht. Erst wenn sich die Situation entspannt, entspannen wir uns auch, und der Parasympathikus übernimmt die Regie. Wir können wieder Hunger bekommen, unser Verdauungssystem nimmt seine Arbeit wieder auf. Im entspannten Zustand können wir in Ruhe essen, unser Essen genießen und es auch optimal verdauen und verwerten. Dabei ist es nicht vorrangig, dass wir uns an genaue Essenszeiten halten. Ein von der Schule gestresstes Kind kann z. B. nicht gleich, wenn es nach Hause kommt, essen und erst recht nicht richtig verdauen. Vor dem Essen sollte es ausreichend Zeit zur Entspannung haben. Dies gilt übrigens für alle Menschen in jedem Alter. Essen Sie nur, wenn Sie ausgeglichen und entspannt sind und richtig Hunger haben. Alles andere würde schwer im Magen liegen und nicht dazu beitragen, dass Sie sich gut fühlen und gesund werden und bleiben.

Trinken Sie nicht beim Essen

Wenn Sie während des Essens trinken, verdünnen Sie die Verdauungssäfte zu stark. Trinken Sie reines Wasser, weil der Körper nur damit wirklich etwas anfangen kann. Trinken Sie etwa bis eine halbe Stunde vor dem Essen, und lassen Sie sich auch nach dem Essen mindestens eine Stunde Zeit damit. Wer Fruchtsäfte zum oder nach dem Essen trinkt, übersäuert leicht und bringt die eingenommene Mahlzeit schnell zur Gärung.

Essen Sie wasserreiche Früchte immer auf leeren Magen

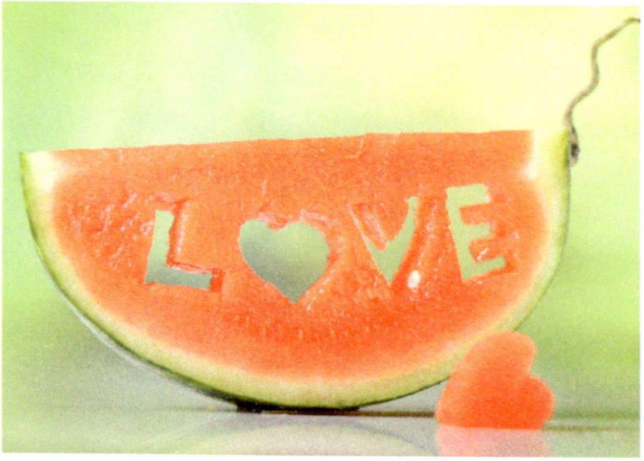

Wasserreiche Früchte, z. B. Melonen, passieren den Verdauungstrakt ziemlich schnell. Sie haben eine wunderbare Energiebilanz, weil sie schnell Energie in den Körper bringen und kaum Energie zum Verstoffwechseln verbrauchen. Melonen sollte man grundsätzlich nicht in Verbindung mit anderen Nahrungsmitteln essen, und besonders empfehlenswert sind sie zum Frühstück. Essen Sie auch andere wasserreiche Früchte immer zuerst, und warten Sie etwa eine halbe Stunde, bevor Sie andere Nahrungsmittel zu sich nehmen. Essen Sie keine Früchte oder Süßigkeiten zum Nachtisch, sonst kann es leicht zu Unpässlichkeiten wie Blähungen oder Bauchschmerzen kommen.

Worauf Sie bei rohem Gemüse achten müssen

Die meisten Gemüsesorten sind zum Kochen gezüchtet worden und können in manchen Fällen Verdauungsprobleme verursachen, wenn wir sie roh genießen und unser Organismus noch nicht rohkosterfahren ist. Harte Gemüsesorten, Wurzelgemüse und so manche Kohlsorten kann man wundervoll in einer Küchenmaschine mit einem S-Messer zerkleinern und damit leichter verdaulich machen. Auch mariniert und für einige Stunden im Dehydrator angetrocknet oder im Mixer zur feinen Suppe gemixt lassen sie sich leichter verdauen.

Nehmen Sie sich Zeit zum Essen

Richten Sie Ihr Essen hübsch an, selbst wenn Sie nicht viel Zeit haben. Bei veganer Vitalkost ist das Essen von Natur aus schön anzusehen, herrlich bunt, wohlriechend und wohlschmeckend! Kauen Sie Ihr Essen gut, und speicheln Sie es gut ein, auch Säfte und Smoothies. Essen Sie langsam und nur so viel, bis Sie satt sind. Satt bedeutet nicht vollgestopft!

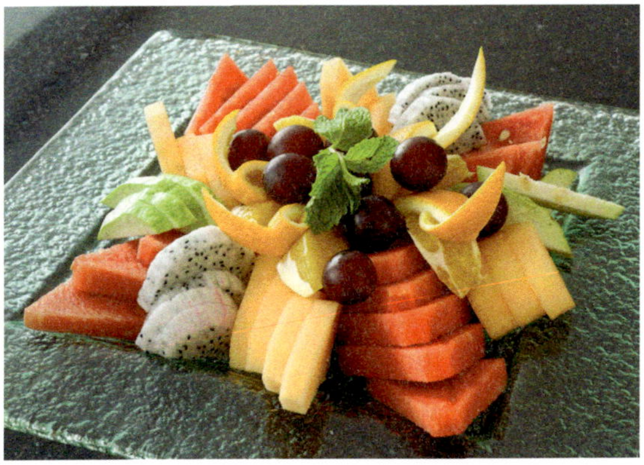

Achten Sie darauf, wie Sie Ihre Mahlzeiten kombinieren

Wenn Sie noch konventionelle Kochkost oder Vollwertkost zu sich nehmen, achten Sie ganz besonders auf die Kombinationen. Aber auch bei der rohköstlichen Ernährung ist es ratsam, nicht zu wild zu mischen. Es sollte immer alles zueinanderpassen und verdauungstechnisch problemlos zu verstoffwechseln sein, denn immer, wenn wir unsere Mahlzeiten zusammenstellen, stellt jedes Lebensmittel eine chemische Kombination von Elementen, Molekülen und Atomen dar, die dem natürlichen Plan entsprechen. Bestehen die Zutaten aus rohen Früchten, Gemüse und Blättern, sind die organischen, lebendigen Elemente darin in jeder Weise kombinierbar. Die Elemente verbinden sich auf natürliche Weise, und der Körper weiß, mit was er es zu tun hat, und kann sich darauf einstellen. Mit der Zeit finden Sie heraus, wie Ihr Körper reagiert und was sie am besten vertragen, und können entsprechend kombinieren.

Gemüse und Obst sollten nicht durcheinandergegessen werden. Relativ gut verträglich in Mischung mit Gemüse sind Zitrusfrüchte und nicht zu süße Äpfel. Früchte und grüne Blätter passen immer zusammen. Bei Mischungen von Nahrungsmitteln ist es überhaupt von Vorteil, immer etwas Grünzeug dazuzugeben, denn es ist reich an Vitalstoffen und Mineralstoffen und damit von harmonisierender Wirkung.

Kombinieren Sie möglichst nicht Kohlenhydrate, Eiweiße, Zucker und Fette

Kohlenhydrate, Eiweiße und Fette werden unter unterschiedlichen Bedingungen verdaut und verstoffwechselt. Sie sollten daher nicht untereinander kombiniert werden. Kohlenhydrate brauchen eine basische Umgebung, ihre Verdauung beginnt im Mund und geht im Dünndarm weiter. Eiweiße brauchen eine saure Umgebung und werden primär im Magen verdaut. Es gibt Menschen, die an wenig vorteilhafte Kombinationen gewöhnt sind und deren Körper dem Anschein nach ganz gut damit umgehen kann, was jedoch nicht bedeutet, dass es der Gesundheit auf Dauer gesehen zuträglich ist. Andere wiederum leiden ständig unter Blähungen oder einem Reizdarmsyndrom, ihnen könnte die Trennkost bedeutende Vorteile bringen. Bei Blähungen hilft es meistens schon, den Zuckerkonsum einzuschränken und auch auf größere Mengen Fruchtzucker zu verzichten.

Gelangen sowohl Kohlenhydrate als auch Eiweiß zusammen in den Magen (z. B. Brötchen mit Käse, Wurst, Eiern oder tierisches Eiweiß zusammen mit Getreideprodukten wie z. B. Nudeln), behindern sie sich gegenseitig in der Verdauung. Es kann zu Fäulnisprozessen kommen, was oft zu »riechenden« Flatulenzen führt und den Körper durch entstehende Giftstoffe und Säuren belastet. Essen wir Stärke (z. B. komplexere Kohlenhydrate) zusammen mit Früchten oder Zucker (Marmeladenbrötchen, Müsli mit zuckerreichen Früchten, Kuchen, Obstkuchen oder Süßigkeiten), liegt uns das schwer im Magen und kommt leicht zur Gärung, was dann zu »krachenden« Flatulenzen führt. Der beim Gärungsprozess entstehende Fuselalkohol kann Konzentrationsstörungen und Müdigkeit hervorrufen. Kommen noch Fette hinzu, verlangsamt sich die Verdauung weiter. Würde man Nahrungsmittel immer so kombinieren, dass sie sich optimal verstoffwechseln, käme das nicht vor.

Oftmals wird bei Kindern ADS diagnostiziert, dabei sind sie nur durch nahrungsbedingt unvorteilhafte Stoffwechselprozesse nicht in ihre Energie gekommen, durch übermäßigen Zuckerkonsum total überdreht und übersäuert und leiden unter Stimmungsschwankungen. Künstliche Farbstoffe und andere fragwürdige Nahrungsmittelzusätze geben ihnen dann noch den Rest.

Blähungen führen zudem leicht zu Kopfschmerzen oder sogar zu Migräneanfällen. Darm und Gehirn stehen in engem Kontakt. So ist der Darm sogar an der Herstellung von Botenstoffen beteiligt, wie z. B. am Glückshormon Serotonin. Haben wir eine optimale, harmonische Darmflora mit gesunden, fröhlichen Darmbakterien, fühlen wir uns harmonischer, gesünder und fröhlicher. Selbst Aggressionen und Depressionen, die aufgrund eines anhaltenden Ungleichgewichts im Darm entstanden sind, verschwinden meist von selbst, wenn das Gleichgewicht im Darm wiederhergestellt ist. Bei Unwohlsein und Blähungen aufgrund ungünstiger Kombinationen von Nahrungsmitteln hilft ein Glas Wasser, in dem ein schwach gehäufter Teelöffel Heilerde aufgelöst wurde. Trinken Sie es schluckweise.

Nahrung als Lebenselixier

Die vegane Vitalkost ist eine reine, farbenfrohe, vitalstoffreiche, vielseitige, lichtvolle, einfache und auch kreative Ernährungsform. Die Rohstoffe für die Zubereitung unseres Essens erhalten wir ausschließlich aus dem Pflanzenreich. Dazu gehören Blattgemüse, Stielgemüse, Wurzelgemüse, Gemüsefrüchte und Knollen, Obst, Beerenfrüchte, Wildfrüchte, exotische Früchte, aber auch Nüsse, Samen und Keimlinge. Wildkräuter, Blätter und Blüten von vielen Sträuchern und Bäumen bereichern ebenfalls unseren Speiseplan.

Unsere Nahrung besteht jedoch nicht nur aus Essen. Auch die Elemente des Lebens wie Sonnenlicht, Luft, Wasser, Erde, die Ordnungsinformationen des Lebens und universelle Einflüsse nähren unser Leben und unser Sein, und Pflanzenstoffe regenerieren und heilen uns auf körperlicher und energetischer Ebene. Wir sind nicht das, was wir essen, sondern das, was wir in der Lage sind, zu verstoffwechseln, tatsächlich aufzunehmen und in uns einzubauen.

Vegane Vitalkost enthält die Informationen des Lebens wie eine Art »Software«. Sie stellt uns in sich vollkommene, natürliche Vitalstoffe, Farben, Antioxidantien, Vitamine, Spurenelemente, Mineralien, Kohlenhydrate, Aminosäuren und Fettsäuren zur Verfügung und versorgt uns mit allem, was unser Körper braucht, um einwandfrei auf höchstem Niveau zu funktionieren. Diese lebendige und kraftvolle Nahrung hat auch einen sehr günstigen Einfluss auf die Harmonisierung des pH-Wertes, auf unsere Körpersäfte und Gewebe und auf sämtliche Funktionen im intrazellulären und extrazellulären Raum. Sie fördert den Stoffwechsel und erneuert unseren gesamten Körper, unser Gehirn, unser Nerven-, Hormon- und Immunsystem.

Tote Nahrung, stark verarbeitete Nahrung oder künstlich hergestellte Nahrung bringt uns auch Informationen, allerdings keine Informationen des Lebens. So fangen wir uns leicht auch Fehlinformationen ein, eine Art »Virus«, die unser System ziemlich durcheinanderbringen können. Da unser Körper ein sich selbst heilender und sich selbst organisierender Organismus ist, hat er die Fähigkeit, notfalls auch unter schlimmsten Bedingungen weiter zu existieren. Dabei versucht er stets, Schadensbegrenzung zu betreiben, seine Schmerzgrenze zu erweitern und die Toleranzgrenze gegenüber Giftstoffen und anderen schädlichen Faktoren zu erhöhen. Diese ständigen Bemühungen kosten Energie und verzehren die wertvollen Ressourcen, die wir zur Erhaltung und Entfaltung des Lebens brauchen. Leider bringt eine an Vitalstoffen arme, unzureichende Kost nicht die nötigen Nähr- und Lebensstoffe mit sich, und oftmals ist sie erheblich mit Zusatzstoffen oder Giftstoffen belastet. So verbraucht ungeeignete Nahrung weit mehr Energie, um unschädlich gemacht, verstoffwechselt und wieder ausgeschieden oder abgelagert zu werden, als sie uns einbringt. Das merken wir z. B. daran, dass uns ungeeignete Nahrung müde macht und wir uns mit den Jahren immer »dichter« und schlapper fühlen.

Soll unsere Nahrung wirklich Jungbrunnen und Lebenselixier für uns sein, brauchen wir lebendige Nahrung mit besten Ordnungsinformationen! Unsere gesamte »Stofflichkeit« besteht aus dem, was uns unsere Nahrung und die Elemente des Lebens zum Bau der körpereigenen Substanzen liefern. Wie gut unsere Regeneration funktioniert, können wir deutlich in unseren Gesichtszügen, dem Zustand unserer Haut, an unserer Gesundheit und Vitalität und an unserem Gemütszustand ablesen.

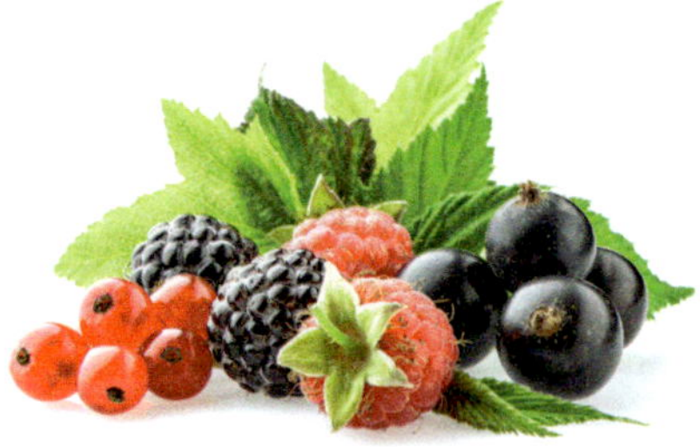

Anti-Aging beginnt im Kopf und in der Küche

Die Sehnsucht nach Jugendlichkeit, Schönheit, Spannkraft, Beweglichkeit und geistiger Frische und der Wunsch, Alterungsprozessen entgegenzuwirken, liegen schon immer im Bestreben der Menschen. Wie schnell wir altern und wie gesund, vital und schön wir sein können, hängt von verschiedenen Faktoren ab, wie z. B. von der genetischen Veranlagung und unseren Denk-, Lebens- und Ernährungsgewohnheiten. Dass die Menschen bisher noch keinen Jungbrunnen gefunden haben, liegt daran, dass sie meist im Außen suchen, nach Wundermitteln, Wunderheilern, dem »Lebenselixier« schlechthin, das grenzenlose Gesundheit, jugendliche Frische und Vitalität verspricht.

Solche Wundermittel gibt es nicht, denn Leben ist das Ergebnis einer harmonischen Symbiose sämtlicher Elemente und Gegebenheiten, die Leben erschaffen und erhalten. Fehlt auch nur eine der dafür nötigen Faktoren oder Substanzen, entsteht ein Ungleichgewicht, und das Leben oder zuerst einmal die Gesundheit dieses Lebens wird beeinträchtigt. Alles, was unser Leben belastet und uns Energie raubt, geht auch auf Kosten unserer Gesundheit und unserer Lebensqualität. Auf die Balance kommt es an, und diese umfasst alle Lebensbereiche! Wir müssen uns genau das geben, was unser Leben und Sein braucht, damit wir uns optimal entwickeln können. Und wir müssen alles weglassen, was unser Leben und Sein schädigt, blockiert, behindert oder zerstört. Der schmale Grat dazwischen, das ist die »Balance«, die es stets zu halten gilt. Man kann sich das wie einen Seiltanz vorstellen. Beherrschen wir ihn, können wir ewig tanzen. Das Gute ist, wir leben in einer Welt des freien Willens und haben stets die Wahl. So können wir selbst nach dem Hinunterfallen immer wieder auf das Seil springen und unser Tänzchen fortführen. Von Bedeutung ist nicht, wie oft wir fallen, sondern, dass wir immer wieder aufstehen und aufs Neue versuchen, uns in der Balance zu üben. Wer die Kunst des Balancehaltens beherrscht, ist bald Meister seines Lebens und kann alles erreichen, was er nur erreichen möchte.

Wir müssen nicht früher altern als unbedingt nötig, und wir müssen auch nicht im Alter senil und kränklich werden. Das Alter sollte kein Schreckgespenst sein, sondern ein liebenswerter Lebensabschnitt, in dem wir glücklich unser Lebenswerk betrachten und die Früchte unseres Lebens genießen!

Vegane Vitalkost in allen Lebenslagen

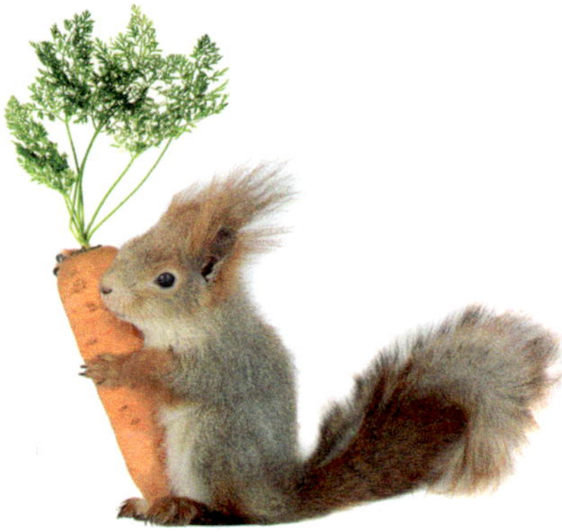

Manchmal haben wir es in Familie, Schule, Beruf und bei gesellschaftlichen Events nicht einfach mit unserer Art der Ernährung. Ich habe einmal bei einer Beerdigung erlebt, dass die Gäste ihr Dekogemüse auf meinen Teller gelegt haben, damit ich auch etwas zu essen hatte. Das war nicht gerade meine Vorstellung von einem leckeren Vitalkost-Teller (besonders auch, was die Qualität der Deko betraf), aber ich hatte bei diesem Anlass auch nicht vorgehabt, etwas zu essen. Mir wurde jedoch klar, dass viele Menschen rohvegane Kost für Hasenfutter halten und es auch so anrichten. Die Gäste bemitleideten mich fast schon genauso wie den Verstorbenen und seine Hinterbliebenen. Niemand konnte sich vorstellen, wie erfüllend eine roh-vegane Ernährungs- und Lebensweise sein kann. Als dann immer mehr Fragen kamen, begann ich zu erklären. Plötzlich saßen die Trauergäste mit interessierten Gesichtern da und lauschten einem Vortrag, den ich zu solch einem Anlass überhaupt nicht hatte halten wollen. Aber so musste ich auch nicht mehr ständig belegte Brötchen, gekochtes Essen mit Tierprodukten, kohlensäurehaltige Getränke und Alkohol ablehnen.

Niemand muss sich wegen seiner nicht konventionellen Lebensweise verstecken, schämen oder diese gar verleugnen. Vegane Kinder oder Rohkostkinder haben es oft noch schwerer im Kindergarten oder in der Schule. Sie würden es kaum für möglich halten, wie grausam Kinder und auch Lehrer sein können. So war das früher jedenfalls, und es gehörte einiges dazu, sich als Anders-Esser zu outen. Viele trauten sich das gar nicht. Es ist jedoch genauso wenig vorteilhaft, zu versuchen, die anderen zu missionieren. Jeder darf sein Leben so gestalten, wie er es für richtig

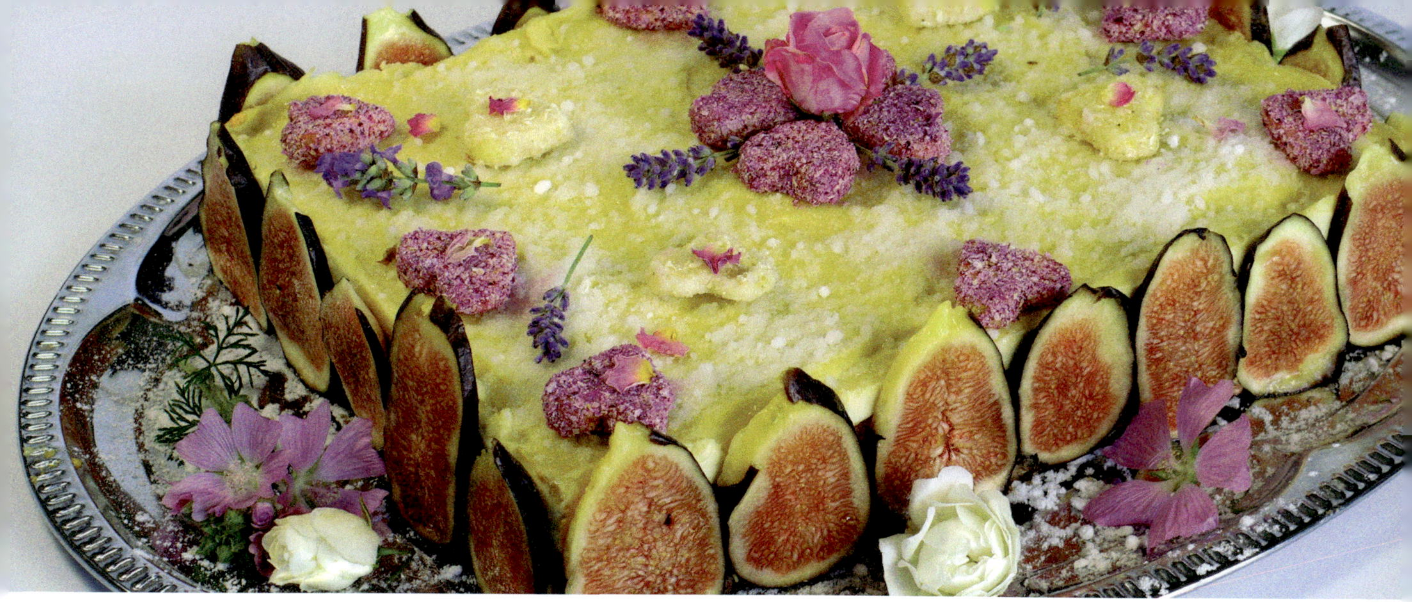

hält. Man soll zwar zu seiner Lebens- und Ernährungsweise stehen, aber nie dogmatisch sein. Wenn man aufgeweckter, kraftvoller, vitaler und gesünder erscheint als viele andere Menschen im gleichen Alter und einer ähnlichen Lebenssituation, spricht das für sich selbst, und niemand muss sich für eine vitale und ganzheitliche Ernährungsweise rechtfertigen.

Gibt es unterwegs, in der Schule oder auf der Arbeit nichts Brauchbares für uns zu essen, bereiten wir unser Essen eben schon zu Hause zu, und zwar so, dass man es problemlos mitnehmen kann. Manche leichten Gerichte kann man auch auf der Arbeit zubereiten. Vegane Vitalkost kann bei Bedarf sehr einfach gestaltet werden und ohne großen Aufwand in Minuten zur Verfügung stehen – immer und überall! Beim Ausprobieren der Rezepte werden Sie feststellen, dass vegane Vitalkost durchaus in der Familie, im Beruf und sogar bei Festlichkeiten ein befriedigender und genussvoller Augen- und Gaumenschmaus sein kann – und dies zudem mit einem hervorragenden Gesundheitswert. Ich erlebe immer wieder, dass die Menschen vom Aussehen, den Farben, dem Geruch und dem Geschmack meiner Kreationen wirklich begeistert sind, auch wenn sie sonst (noch) konventionelle Nahrung essen. Bringe ich mal einen Rohkostkuchen oder sonst etwas Außergewöhnliches zu einem Fest mit – ohne dass jemand weiß, dass es gesunde, vegane Vitalkost ist –, essen viele unvoreingenommen und mit Genuss. Oftmals schließen sich dabei die Augen, und die Sinne wollen ganz für sich sein. Die Menschen genießen das Entzücken voll und ganz, das sich da in ihrem Mund abspielt, ihre Geschmackspapillen zum Tanzen und ihre Zellen zum Leuchten bringt.

Tipps zur Umstellung auf vegane Vitalkost

Meistens beginnen zukünftige Veganer erst einmal damit, sich vegetarisch zu ernähren. Der nächste Schritt ist dann, nach und nach alle Tierprodukte wegzulassen. Anschließend werden Industrienahrungsmittel und die Kochkost reduziert, während der Anteil an veganer Vitalkost immer weiter erhöht wird, und zwar so, wie es sich gerade gut anfühlt und ins aktuelle Leben des Menschen passt.

Versuchen Sie nicht, sich etwas aufzuzwingen, sich zu kasteien oder eine dogmatische Ernährungsumstellung durchzuziehen, und ärgern Sie sich nicht über kleine Rückfälle, zu denen es am Anfang öfter einmal kommen kann. Das ist nur ein Anlaufnehmen für den nächsten, größeren Schritt. Wenn Sie auf eine ausgewogene, vegane Ernährung mit hohem Vitalkostanteil achten, reichlich natürliche Antioxidantien zu sich nehmen und auch alle anderen Lebensbedürfnisse beachten und erfüllen, bringt Ihnen dieser Weg wirklich grenzenlose Gesundheit und Lebensfreude – und das mit Genuss!

Egal, wo Sie in Ihrer Ernährung gerade stehen und welche Ernährungsform Sie praktizieren, es ist immer von Vorteil, den Rohkostanteil in der Ernährung schrittweise zu erhöhen. Wer nicht viel Zeit hat und seine Gewohnheiten noch nicht komplett verändern möchte, kann allein schon durch einen grünen Smoothie und mindestens einen Salatteller täglich sehr viel zu einer besseren Körperfunktion und damit auch zur seiner Gesundheit und Lebensfreude beitragen. Tauschen Sie immer wieder eine normale Mahlzeit gegen eine Vitalkost-Mahlzeit. Mit der Zeit möchten Sie dieses Essen nicht mehr missen, und wenn Sie in der Zubereitung fit sind, macht diese Ernährungsweise Ihnen immer mehr Freude und wird für Sie zur Normalität! Selbst Freunde, Familienmitglieder oder Arbeitskollegen, die anfangs noch skeptisch waren, werden die positiven Veränderungen an Ihnen wahrnehmen und früher oder später neugierig sein und mehr darüber wissen wollen.

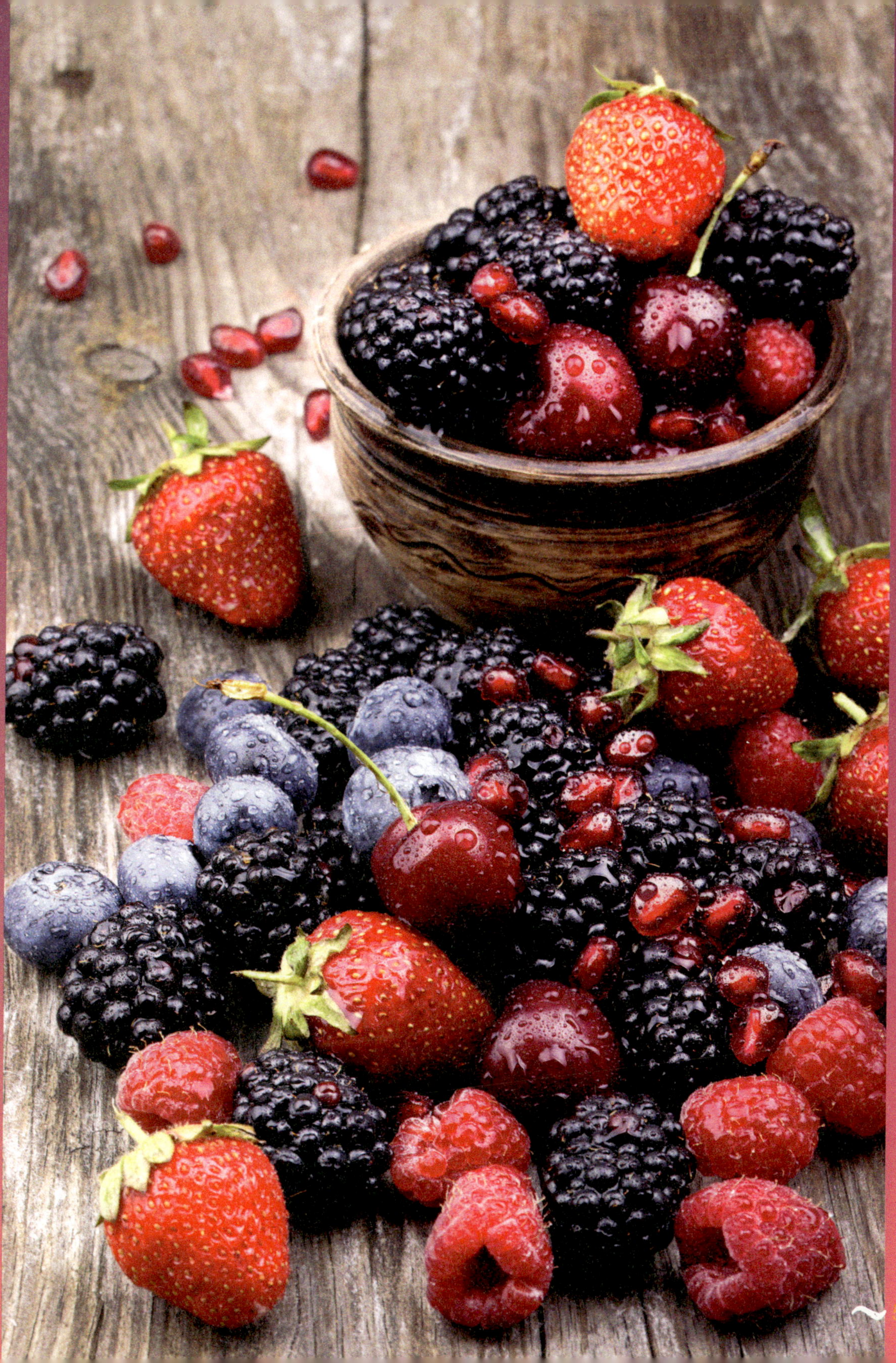

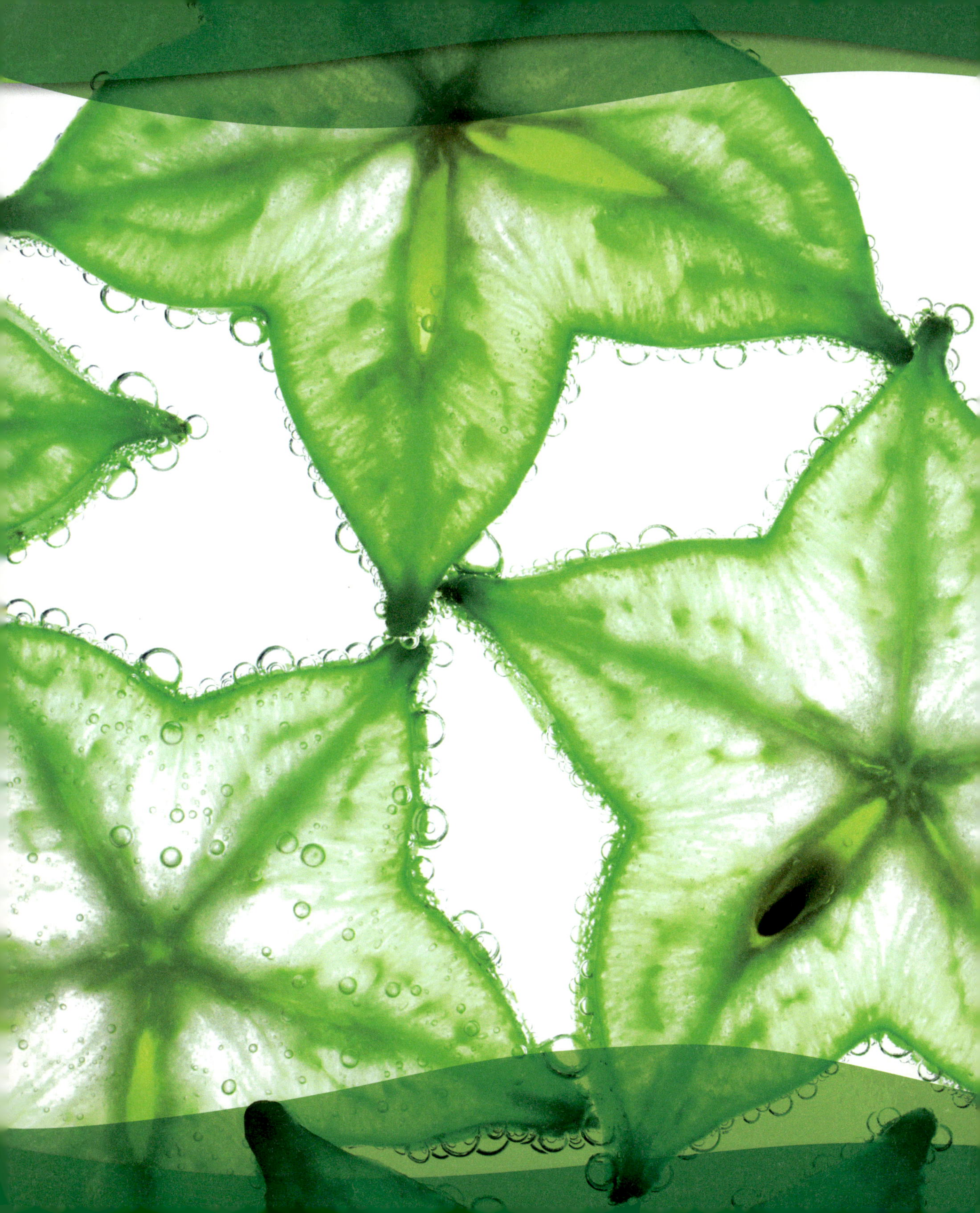

Pflanzenstoffe als ZELLSCHUTZ, Jungbrunnen und LEBENSELIXIER

Sekundäre Pflanzenstoffe

Alle Pflanzen der Erde enthalten bioaktive Substanzen, die ihren Stoffwechsel gesund erhalten und ihr Immunsystem stärken. Sie entwickeln zudem ihre ganz eigenen Schutzstoffe gegen Fressfeinde, gegen Bakterien, Viren, Mikroorganismen und auch gegen freie Radikale. Indem sie Enzyme, Vitalstoffe und Proteine in allen Pflanzenteilen produzieren, stärken sie ihre Struktur und bewahren sich selbst vor der Zerstörung.
Durch die unendliche Artenvielfalt gibt es auch unendlich viele Wirkstoffe und Substanzen, die noch längst nicht alle bekannt oder gar erforscht sind. Diese Stoffe wirken einmal für sich selbst, kommen aber auch in allen möglichen Kombinationen untereinander vor und gehen bedeutsame Verbindungen miteinander ein. Generell gilt: Je reifer Früchte und ihre Samen sind, desto höher ist die Konzentration der schützenden Substanzen in sämtlichen Teilen der Pflanze. Wir nennen diese Substanzen z. B. sekundäre Pflanzenstoffe.
Diese bioaktiven Substanzen dienen nicht nur den Pflanzen, sondern auch uns Menschen, indem sie uns mit ihren wundervollen Farben, Aromen, Geschmacksstoffen, Geruchsstoffen und Schutzstoffen erfreuen und gesund erhalten.

Chlorophyll

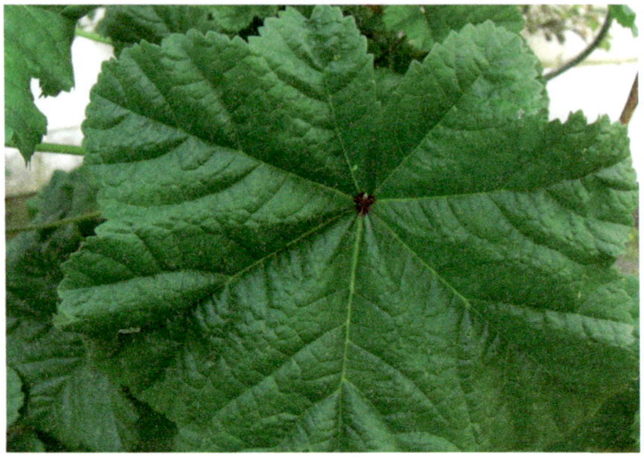

Pflanzen sind direkt vom Licht abhängig und produzieren durch die Energie des Sonnenlichts aus anorganischer Materie organische Substanz, die wir auch Biomasse nennen. Dieser Vorgang ist die existenzielle Grundlage der meisten Ökosysteme. Chlorophylle, die chemisch gesehen zur Gruppe der Lipochrome (gelbe bis orange Pflanzenfarben) gehören, sind die grünen Farbstoffe von Pflanzen und Bakterien, die bei der Fotosynthese für die Lichtabsorption zuständig sind. Aus dem Kohlendioxid der Luft, Sonnenenergie und Wasser stellt die Pflanze mithilfe des Chlorophylls die Kohlenhydrate her. Bei diesem Vorgang wird auch Sauerstoff freigesetzt, den wir ebenfalls zum Leben benötigen.
Gemäß der Ernährungslehre des Mikrobiologen Robert O. Young ist Chlorophyll

in der Lage, die Gesundheit unseres Blutes zu fördern. Die molekulare Struktur von Blut und Chlorophyll ist im Wesentlichen identisch, bis auf ein einziges Atom in ihrem Zentrum. Blut ist rot, denn sein zentrales Atom ist Eisen. Chlorophyll ist grün, denn sein zentrales Atom ist Magnesium. Grüne Gräser enthalten auch eine Vielzahl von »Zündstoffen« des Lebens, den Enzymen, den Katalysatoren für die wesentlichen chemischen Reaktionen im Körper, z. B. die Verdauung und die Energieversorgung der Zellen. Enzyme wirken auch als Antioxidantien. Außerdem weisen grüne Gräser ein weites Spektrum an Vitaminen und Mineralien auf. Grünes Gemüse enthält ebenfalls Chlorophyll. Untersuchungen haben ergeben, dass Chlorophyll den Aufbau von Gewebe ebenso stimuliert, wie es die roten Blutkörperchen bei der Blutproduktion tun. Eine große Auswahl grüner Blattsalate, Gemüse, Kräuter, Wildkräuter, Blätter und Gräser halten das frischeste und beste Chlorophyll für uns bereit. Wenn frisches Grün gerade keine Saison hat, greifen Sie am besten zu Nahrungsergänzungsmittel wie Chlorophyllpulver oder flüssigem Chlorophyll. Über den Sommer hinweg lassen sich auch chlorophyllreiche Blätter und Gräser sammeln, trocknen und zermahlen, um sie im Winter zu uns zu nehmen.

Chlorophyllreiche Nahrung hat nicht nur eine große Bedeutung für die Regeneration und den Muskelaufbau. Wir Menschen werden auch emotional, mental und spirituell von den spezifischen Mustern der Pflanzen und deren Vitalstoffen und Zellsalzen beeinflusst, denn sie enthalten reichlich Sonnenenergie und Lebensenergie. Jedes Pflanzenmuster steht im Einklang mit unseren eigenen schwingenden Energiefeldern. Nehmen wir nun in unser eigenes vitales Energiesystem hochgradig organisierte Energiemuster auf, werden alle unsere Lebensmuster neu energetisiert, vitalisiert und in Einklang gebracht. So lässt sich ein Degenerationsprozess mit der Zeit in einen Regenerationsprozess umkehren. Lebensenergie und Lebensqualität können sich merklich verbessern!

Ein paar Rezepte zu Chlorophyllsäften finden Sie ab S. 130.

Polyphenole

Polyphenole kommen ebenfalls in fast allen Pflanzen vor. Meist bestehen sie aus ringförmigen Molekülen, die leicht Elektronen aufnehmen. Diese Eigenschaft macht sie zu wertvollen Antioxidantien. Zu den Polyphenolen gehören wirksame Substanzen wie z. B. die Flavonoide im grünen Tee, in Weinblättern, in Beeren und in deren Haut, in Blättern von Oliven usw. Es ist herrlich, dass wir Polyphenole auch sehen, schmecken und riechen können, denn sie prägen Farbe, Geruch und Geschmack von Obst und Gemüse. Ihre Hauptvertreter sind Phenolsäuren und Flavonoide sowie Cumarine und Lignane. Zu den Phenolsäuren, auch Gerbsäuren genannt, gehören Kaffeesäure, Ferulasäure und Ellagsäure, die einen herben Geschmack mit sich bringen. Ellagsäure ist ein Bestandteil des grünen Tees. Zu den etwa 4000 bekannten Flavonoiden gehören insbesondere wasserlösliche Pflanzenpigmente, z.B Flavone, Anthocyane, Proanthocyanidine, darunter auch Quercetin, Kaempherol und Myricetin, die vielen Früchten ihre leuchtenden Farben verleihen und viele gesundheitsfördernden Eigenschaften haben. Polyphenole schützen die Zellen vor oxidativem Stress, stärken das Immunsystem und schützen das Herz-Kreislauf-System und das Gefäßsystem.

Anthocyane

Anthocyane sind chymochrome, somit wasserlösliche, rote bis blaue Pflanzenfarbstoffe, die ausschließlich im Zellsaft von Landpflanzen vorkommen. Sie befinden sich in deren Blüten und Früchten, oft aber auch in deren Blättern und Wurzeln. Anthocyane gehören zu den Flavonoiden und schützen die Pflanzen vor schädlichen Umwelteinflüssen, z. B., indem sie bestimmte Wellenlängen des UV-Lichts absorbieren. Von den etwa 250 bekannten Anthocyanen kommen Cyanidin, Delphinidin, Malvidin, Pelargonidin, Peonidin und Petunidin besonders häufig vor. Allein Cyanidin finden wir in etwa 90 % aller Früchte. Myrtillin, der blaue Farbstoff der Heidelbeere, wirkt zusammen mit Vitamin C und Eisen blutbildend. Die anthocyanreichsten Früchte sind eindeutig die Beeren in den Farben Rot, Bordeaux, Purpur, Lila, Violett, Blau, Blauschwarz und Schwarz. Je dunkler die Frucht, desto mehr Anthocyane enthält sie. Die für uns in diesem Zusammenhang bedeutendsten Beeren sind wilde Heidelbeeren, Kulturheidelbeeren, Brombeeren, schwarze Maulbeeren, Schwarze und Rote Johannisbeeren, Açai-Beeren, Jostabeeren (eine Kreuzung aus Schwarzer Johannisbeere und Stachelbeere), rote, purpurne und schwarze Himbeeren Cranberrys, Goji-Beeren, Loganbeeren (Kreuzung zwischen Himbeere und Brombeere), Aronia-Beeren,

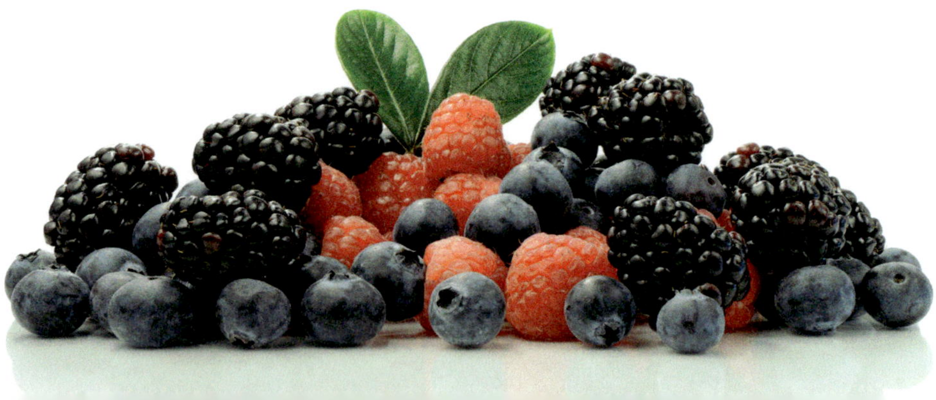

rote und schwarze Kirschen und rote und blaue Weintrauben.

Anthocyane kommen gemeinsam mit ihren chemisch eng verwandten Flavonen in Pflanzen vor. Sie sind für die Färbung der Blätter im Herbst mitverantwortlich. Auch in Früchten, ihren Schalen (blaue oder schwarze Pflaumen, Zwetschgen), in Gemüse und Gemüsefrüchten (Auberginen, Rotkohl, Rote Bete) und Blüten (Malven, Kornblumen, Lupinen, Schnittlauch, Veilchen) finden wir Anthocyane. Essen wir frische, pflanzliche Nahrung, gibt diese auch ihre Schutz- und Heilstoffe an uns weiter. In vielen Nahrungsergänzungsmitteln, die dem Zellschutz dienen und Alterungsprozessen entgegenwirken sollen, werden Anthocyane verarbeitet, z. B. die Schalen von blauen Weintrauben in OPC.

Können Sie sich vorstellen, wie herrlich es ist, einen ganzen Sommer lang täglich frische Beeren und Früchte zu essen, die voll von diesen wertvollen Stoffen sind? Z. B. ein purer Heidelbeerpudding, ein Anthocyan-Smoothie oder eine Dunkle-Beeren-Torte?

Bioflavonoide

Bioflavonoide gehören ebenfalls zur Gruppe der sekundären Pflanzenstoffe. Flavonoide oder Bioflavonoide, die wasserlöslichen Pflanzenfärbemittel, werden über pflanzliche Nahrungsmittel aufgenommen. Man sagt ihnen gefäßstärkende, entzündungshemmende und krampflösende Wirkungen nach. Besonders in Zitrusfrüchten, dunklen Beeren und Kirschen, Blattsalaten, Fenchel, Tomaten, Weintrauben, Tee und Kakao sind viele Bioflavonoide zu finden. Viele pflanzliche Arzneimittel enthalten die Flavonoide, Flavonolglykoside und Glykosylflavone, wie z. B. aus Arnikablüten, Birkenblättern, Kraut vom Buchweizen, Ginkgoblättern, Kraut der Goldrute, Holunderblüten, Hopfenzapfen, Kamillenblüten, Kraut vom Mädesüß, Mariendisteln, Bitterorangenschalen, Ringelblumenblüten, rotem Weinlaub, Kraut von Stiefmütterchen, Süßholzwurzeln und Weißdorn.

Citrusbioflavonoide

Citrusbioflavonoide geben den Zitrusfrüchten ihre gelbe und orange Farbe und steigern maßgeblich die Wirkung von Vitamin C, indem sie es vor Oxidation schützen. Citrusbioflavonoide sind sowohl fett- als auch wasserlöslich und tragen zum inneren und äußeren Zellschutz bei. Als natürliche Antioxidantien wirken sie auch der Bildung freier Radikaler entgegen und unterstützen das Immunsystem und das Entgiftungssystem der Leber. Sie helfen, die Gefäße geschmeidig und das Blut flüssig zu halten, was sich wiederum schützend auf das Herz-Kreislauf-System auswirkt. Wenn es uns an Citrusbioflavonoiden mangelt, neigen wir zu blauen Flecken und zu Zahnfleischbluten. Hervorragende Quellen für diese sekundären Pflanzenstoffe sind alle Zitrusfrüchte. Nehmen Sie für die Zubereitung von Smoothies oder beim Entsaften auch immer etwas vom Weißen unter der Schale hinzu, denn es ist reich an Bioflavonoiden. Ihre Säfte und Smoothies werden dann zudem cremiger und bekommen eine ganz leichte Bitternote. Durch die abgeriebene Schale von Bio-Zitrusfrüchten bringen wir nicht nur Flavonoide, sondern auch wundervolle Zitrusaromen in unser Essen.

Carotinoide

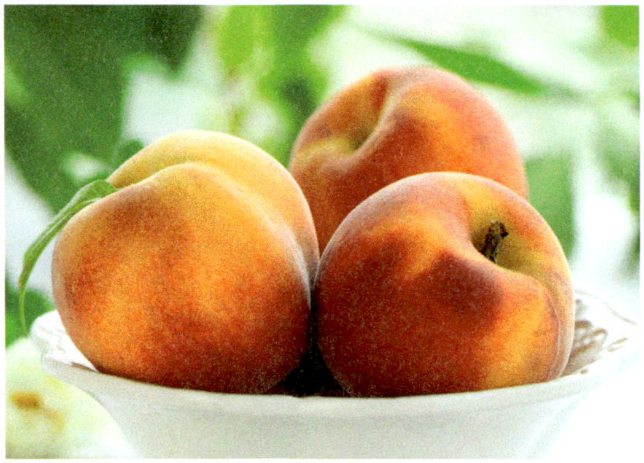

Carotinoide sind die gelben, orange oder roten fettlöslichen Pflanzenfarbstoffe. Sie liegen als zusätzliche Pigmente in den Chloroplasten, aber ebenso in den Chromoplasten der Blüten und Früchte vor. Carotinoide können ausschließlich von Pflanzen synthetisiert werden und schützen als Antioxidantien deren Chlorophyllmoleküle vor fotooxidativen Schäden. Man kennt etwa 500–600 verschiedene Carotinoide, etwa ein Zehntel davon kann von unserem Körper in Vitamin A (Retinol) umgewandelt werden. Vorstufen von Vitamin A sind z. B. das Beta-Carotin und das Provitamin A, das unsere Sehkraft unterstützt. Bestimmte Carotinoide liegen in höherer Konzentration in unseren Augen, unserer Haut, unserer Leber und unserem Fettgewebe vor. Neben dem Beta-Carotin spielen auch die Carotinoide Lutein, Lycopin, Zeaxanthin, Cryptoxanthin und Alpha-Carotin eine wichtige Rolle für unsere Gesundheit.

Die besten Quellen für Carotinoide, Provitamin A und Vitamin A sind dunkelgrünes Blattgemüse, Salate und andere Grünpflanzen, grünstämmiges Gemüse wie Spargel und Brokkoli, blaue und dunkelgrüne Früchte, gelbe und orangerote Früchte und Gemüse wie Möhren, Süßkartoffeln, Paprika, Mangos, Papayas, Babacos (Berg-Papayas), Kakis, Sanddorn, Pfirsiche, Aprikosen, rosa Grapefruits, Orangen, Mirabellen, gelbe Pflaumen, Honigmelonen, Physalis und viele andere mehr. Carotinoide tragen zu einer guten Vitamin-A-Versorgung, gesunden Augen und einem starken Immunsystem bei. Eine intensive Färbung der Früchte und Gemüsesorten weist immer auf einen hohen Gehalt wertvoller Pflanzenstoffe hin.

Lycopin

Lycopin gehört zu den Carotinoiden und ist ein Antioxidans und Radikalfänger. Man kennt es vorwiegend im Zusammenhang mit Tomaten. Lycopin, das fettlöslich ist und in geringem Maße auch in der Haut vorkommt, hilft dabei, Rötungen, die durch Sonneneinstrahlung hervorgerufen wurden, zu mindern und oxidativen Schäden an Zellen, Geweben und Organen vorzubeugen. Es trägt zudem deutlich zum Erhalt der Herz-Kreislauf-Gesundheit bei. Vorwiegend ist Lycopin in Gemüse und Früchten, z. B. reifen Tomaten, roten Paprika, Peperoni und Chili, roten Grapefruits, Guaven, Hagebutten, bestimmten Olivensorten, Wassermelonen und anderen roten Früchten enthalten. Sogar in einigen Schwämmen, Insekten und fototrophen Bakterien kann Lycopin nachgewiesen werden.

Sulfide

Sulfide sind Schwefelverbindungen, die in allen Lebewesen vorkommen und vielfältige Funktionen haben. Schwefel wird als Sulfid oder Sulfat von Pflanzen und Bakterien aus der Umgebung assimiliert und zu organischen Schwefelverbindungen umgebaut, die von Menschen und Tieren mit der Nahrung aufgenommen werden können. Bestimmte Aminosäuren und Coenzyme enthalten Schwefel, z. B. Cystein und Methionin und auch alle darauf aufbauenden Peptide. Proteine, Coenzyme, Cystein und Homocystein sind ebenfalls schwefelhaltige, für unseren Organismus wichtige Aminosäuren, und in einigen Cofaktoren wie Biotin und Thiaminpyrophosphat ist auch Schwefel enthalten. Schwefel ist ein essenzielles Element lebendiger Zellen. Organische Schwefelverbindungen, wie z. B. Methylsulfonylmethan (MSM), L-Cystein und Biotin, tragen erheblich zur Schönheit von Haut, Haaren und Nägeln bei. Ich habe einmal vermehrt diese Substanzen, besonders MSM, zu mir genommen, um die Heilung einer Schulterverletzung zu beschleunigen. Als Begleiterscheinung bekam ich viele neue Haare, was besonders am Haaransatz auffällig war.
Schwefelreiche Nahrungsquellen sind z. B. Kohlgewächse wie Grünkohl, Schwarzkohl, Brokkoli, Wirsing, Kohlrabi, Weißkohl, Rotkohl, Rosenkohl, Blumenkohl, viele Wildkräuter, Rettiche, Radieschen, Meerrettich, Alliumgewächse wie Zwiebeln, Frühlingszwiebeln, Lauch, Knoblauch, Schnittlauch, Bärlauch und deren Verwandte sowie natürlich auch deren Sprosse und Keimlinge.

Senfölglycoside

Senfölglycoside, auch Glucosinolate genannt, sind schwefelhaltige und stickstoffhaltige, chemische Verbindungen. Wenn Senföle scharf schmecken, sind sie nicht flüchtig. Riechen sie hingegen stechend, sind sie flüchtig. Nach neuesten Erkenntnissen sollen sie Infektionen vorbeugen, die Krebsprävention unterstützen und auch bei Atemwegs- und Harnwegsinfekten Erleichterung verschaffen. Denken Sie aber daran, alle »intensiven Nahrungsmittel« stets in geringen Mengen zu verwenden, da sie auch therapeutischen Zwecken dienen. Nehmen Sie zu viel davon, bringen Sie Ihren Körper aus dem Gleichgewicht. Senfölglycoside finden Sie in Kresse, Kapuzinerkresse, Gartenkresse, Rettich, Radieschen, Meerrettich, Senf, Brokkoli, Kohl und allen essbaren Pflanzen und Wildkräutern mit bitter-scharfem Geschmack.

Phytosterine

Phytosterine oder Phytosterole kommen in Pflanzen frei, in Ester- oder in Glycosid-Form sowie im unverseifbaren Anteil von pflanzlichen Fetten und Ölen vor. Vor allem ihre entzündungshemmende Wirkung macht sie für uns so wertvoll. Phytosterine fungieren als strukturelle Komponente in der Zellmembran von Pflanzen analog dem Cholesterin in der Zellmembran von Tieren.

Gute Nahrungsquellen sind fettreiche Früchte und Samen, wie z. B. Avocados, Sonnenblumenkerne, Weizenkeime, Mandeln, Nüsse, Sesamsamen, Sojabohnen und Kürbiskerne. Durch Verarbeitungsprozesse, wie z. B. beim Raffinieren von Ölen, geht ein großer Anteil der Phytosterine verloren. Also ergibt es auch hier Sinn, Produkte aus schonender Pressung und in Rohkostqualität zu verwenden.

Terpene

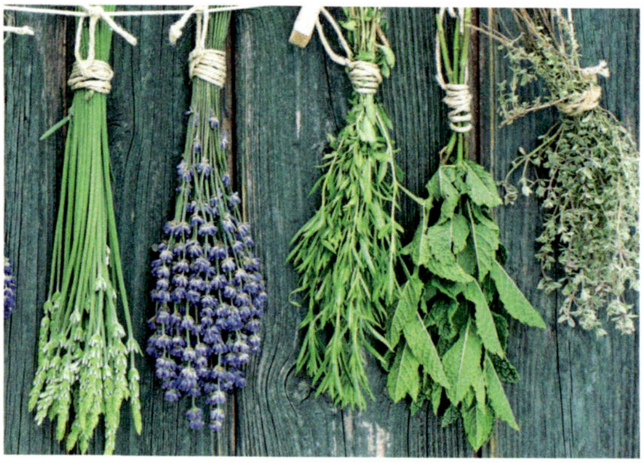

Terpene sind vorwiegend pflanzlicher und seltener tierischer Herkunft. In der Natur kommen überwiegend Kohlenwasserstoff-, Alkohol-, Glycosid-, Ether-, Aldehyd-, Keton-, Carbonsäure- und Ester-Terpene vor, aber auch Vertreter weiterer Stoffgruppen sind unter den Terpenen zu finden. Terpene sind Hauptbestandteil ätherischer Öle

in Pflanzen und nehmen damit schon seit Langem einen wichtigen Platz in der Naturheilkunde ein. Sie sind gute, umweltschonende Insektizide, viele wirken sogar antimikrobiell. Außerdem werden sie gern als Geruchs- oder Geschmacksstoffe zur Herstellung von Parfümen und kosmetischen Produkten verwendet, nehmen aber auch in der Vitalkost-Küche einen bedeutenden Platz ein.
Terpene sind praktisch überall zu finden, in den ätherischen Ölen von Pflanzen, Kräutern, Wildkräutern und Heilkräutern, in Früchten und Gemüsen, in Blüten usw. Alles, was duftet und/oder schmeckt, enthält Terpene.

Saponine

Saponine gehören zur Gruppe der Glykoside und sind teilweise fettlöslich und teilweise wasserlöslich. Beim Schütteln wässriger Flüssigkeiten sorgen sie dafür, dass sich Schaum bildet. Saponine dienen wie viele andere sekundäre Pflanzenstoffe dem Schutz vor Mikroorganismen und Fressfeinden. Im menschlichen Körper wirken sie blutdruckregulierend, binden Cholesterin und Gallensäure, stärken das Immunsystem und können Mikroorganismen und Pilze in Schach halten. Sie kommen in zahlreichen Blättern, Blüten, Knollen und Wurzeln vor, besonders in Roter Bete, Spinat, Spargel, Tomaten, Ginseng und Hülsenfrüchten.

Enzyme

Enzyme sind die Zündfunken des Lebens. Diese großen Eiweiß-Moleküle, die aus Aminosäuren-Ketten bestehen, sind in jeder Zelle und jedem Gewebe vorhanden. Damit gehören Enzyme zu unseren bedeutendsten Nährstoffen, die nicht nur in rohen Pflanzen enthalten sind, sondern auch im menschlichen Körper. An sämtlichen physiologischen Funktionen und Aktivitäten sind sie beteiligt. Ab etwa -45° Celsius werden sie inaktiv, und bei Temperaturen über 55° Celsius sterben sie. Zwar kann auch tote Nahrung vom Körper auf eine Weise verstoffwechselt werden, die es ermöglicht, das Leben zu erhalten. Aber das geht grundsätzlich und vor allem langfristig gesehen auf Kosten von Gesundheit, Vitalität und Lebensqualität. Jeder lebendige Organismus wächst, nimmt Nahrung auf, scheidet Abfälle aus, bewegt sich, vermehrt sich und kommuniziert mit seiner Umwelt. All diese Funktionen ermöglichen ihm unter anderem die Enzyme. In ihrem Zentrum befindet sich meist noch ein zusätzliches Molekül, ein Coenzym, das aus einem Vitamin- oder einem Mineralion bestehen kann. Beide bilden eine wirksame Einheit. Aus diesem Grund kann ein Vitamin- oder Mineralstoffmangel die Aktivität von Enzymen beeinflussen und die von ihnen abhängigen Körperfunktionen blockieren. Die Baustoffe für die Coenzyme müssen wir also mit der Nahrung aufnehmen, sonst gerät unser Enzymhaushalt aus dem Gleichgewicht.

Alle Pflanzen, Gemüse, Früchte, Nüsse und Samen setzen sich in ihrem rohen, natürlichen Zustand aus Atomen und Molekülen zusammen und sind voller Enzyme, die in synergetischer Verbindung zu den Atomen, Molekülen und Enzymen unseres Körpers stehen. Durch die Aufnahme lebendiger, pflanzlicher Nahrung sind Wachstum, Erhalt und Regeneration unserer Zellen und unseres Gewebes also überhaupt erst möglich. Enzyme sind maßgeblich daran beteiligt, uns die Energie zu liefern, die wir für unsere Lebensvorgänge benötigen. Der menschliche Körper ist ein beeindruckendes Wunderwerk mit großartigen Fähigkeiten. Enzyme sind sowohl in sämtliche aufbauenden als auch in alle abbauenden Prozesse involviert. Ohne enzymatische Vorgänge gäbe es keinen Kreislauf des Lebens, kein Werden und Vergehen. Essen Sie also möglichst enzymschonend, dazu ist es empfehlenswert, den Anteil an Rohkost mit der Zeit auf mindestens 70 % zu erhöhen.

Redoxpotenzial in lebendigen Lebensmitteln

Jedes Leben existiert unter anderem aufgrund von chemischen/physikalischen Prozessen, die lebenswichtige Vorgänge in unserem Organismus steuern. Atmung, Herzschlag und Gehirnaktivitäten werden z. B. elektrisch gesteuert. All dies beruht natürlich auch auf einem gut funktionierenden Stoffwechsel, der auf eine kontinuierliche Energiezufuhr angewiesen ist. Die in Pflanzen gewachsene und gespeicherte Lebensenergie gelangt in Form von pflanzlicher Nahrung zu uns Menschen (und zu den Tieren). Der Stoffwechsel, auch Metabolismus genannt, ist die Summe sämtlicher Ab-, Um- und Aufbauprozesse, die durch lebendige Enzyme gesteuert werden. Er umfasst sowohl den Stoffabbau (Katabolismus) als auch den Stoffaufbau (Anabolismus). Im Rahmen des Katabolismus werden komplexe Moleküle, wie z. B. Eiweiße, Fette und Kohlenhydrate, zu einfachen Molekülen, wie z. B. Kohlendioxid und Wasser, verarbeitet. Beim Anabolismus werden aus einfachen Stoffen, wie z. B. Zucker, Aminosäuren und Fettsäuren, komplexere Verbindungen, wie z. B. Eiweiße und Fette, hergestellt.

Seit vielen Millionen Jahren schon deckt die Sonne mit ihrer Lichtenergie (Photonen) den Energiebedarf lebendiger Organismen. Jedoch nur ein Teil dieser lebenden Organismen, die fototrophen Pflanzen, sind in der Lage, die Energie für ihre Lebensprozesse direkt aus dem Sonnenlicht aufzunehmen. Menschen und Tiere beziehen wiederum die Energie für ihre Lebensprozesse aus den Produkten der Fotosynthese dieser Pflanzen. Dieses ganze Stoffwechselgeschehen ist abhängig von Reduktions- oder Oxidationsreaktionen (Redoxreaktionen). Das sind Prozesse, bei denen ein Transfer von Elektronen stattfindet. Wenn für den Stoffwechsel ein Elektronentransfer notwendig ist, müssen die Nahrungsmittel Verbindungen anbieten, die Elektronen abgeben bzw. aufnehmen können. Frische und rohe Nahrungsmittel haben diesen Vorzug. Das Redoxpotenzial ist eine messbare Größe für den Elektronenaustausch. Es drückt die Dynamik des Lebendigen z. B. in Lebensmitteln, wie Nahrung und Wasser, aus.

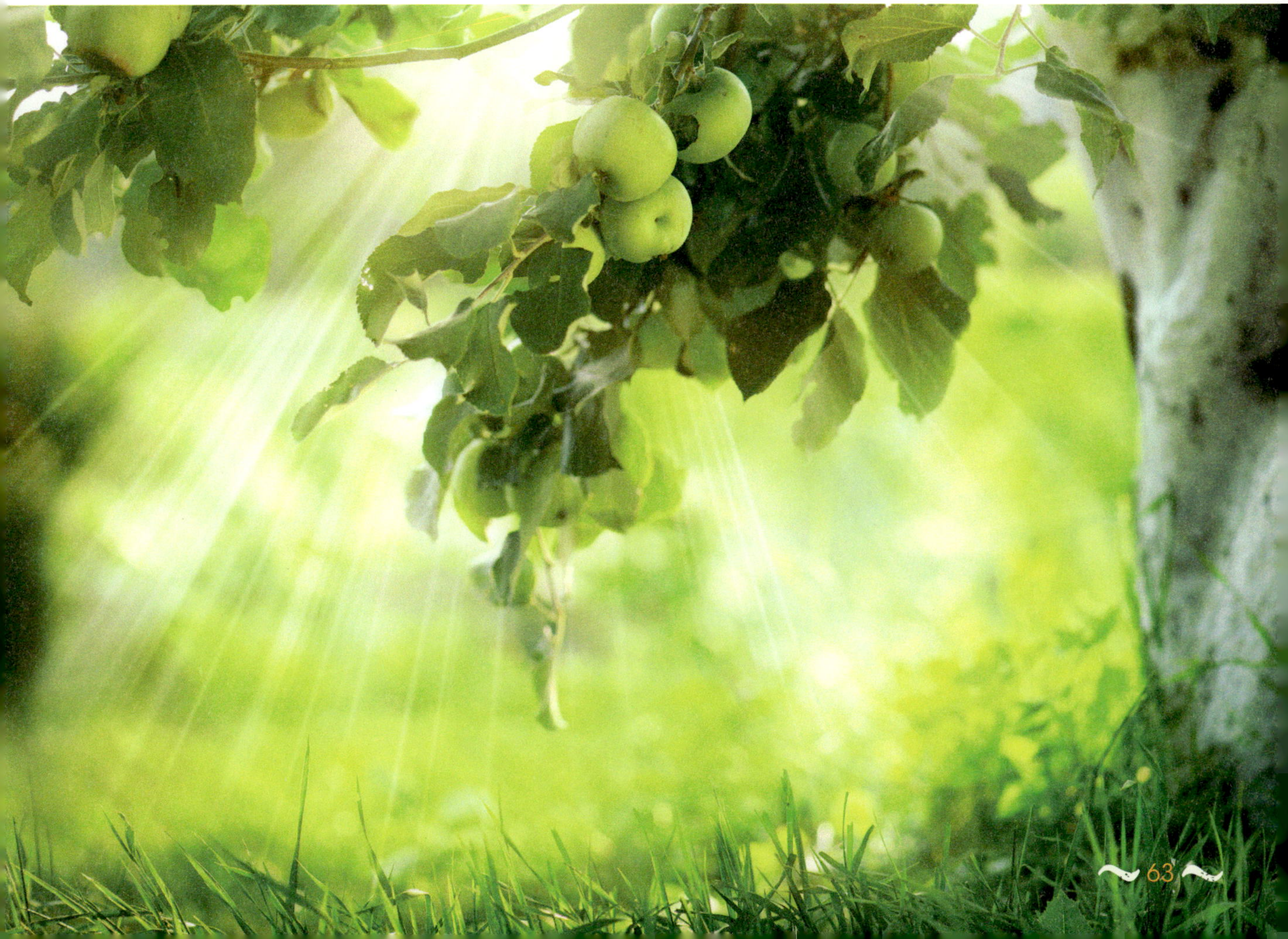

Freie Radikale

Wenn das Immunsystem nicht auf der Höhe ist, können freie Radikale – weil sie, chemisch gesehen, bindungswütig und reaktionsintensiv sind – viele gesundheitliche Probleme auslösen und ganz besonders den Alterungsprozess beschleunigen. Freie Radikale rauben Elektronen aus intakten, lebenswichtigen Verbindungen und lassen diese mit einem Defizit zurück, das wieder aufgefüllt werden muss. Neue freie Radikale sind entstanden. Der gesamte Organismus nimmt durch diese Reaktionen großen Schaden. Natürliche Radikalfänger können jedoch die Ordnung wiederherstellen. Für unseren Körper sind das z. B. sekundäre Pflanzenstoffe, antioxidative Enzyme, Anthocyane, Carotinoide usw. Frische, vitalstoffreiche Lebensmittel sind reiche Elektronenspender, wirken den freien Radikalen entgegen und können die Zellen sogar reparieren.

Freie Radikale entstehen sowohl aufgrund endogener Prozesse (die im Rahmen unseres eigenen Stoffwechsels auftreten) als auch exogener Prozesse (die von außen auf uns einwirken), z. B. durch:

- Fehlernährung und Mangelernährung
- unausgeglichene essenzielle Lebensbedürfnisse
- physischen und psychischen Stress
- unpassende Lebensrhythmen wie z. B. einen veränderten Tag-Nacht-Rhythmus
- zu wenig Schlaf, frische Luft, Bewegung und Sonnenlicht
- Genussgifte, Zigaretten, Drogen und Alkohol
- Umweltgifte, auch in Industrienahrungsmitteln, Kleidung, Wohnung, Abgasen …
- Chemotherapie und diverse Medikamente
- Gifte und Reizstoffe in kosmetischen Produkten und Waschmitteln
- Strahlenbelastung
- Infektionen

Die ständige Überforderung unseres Körpers durch oxidativen Stress ist Ursache vieler Krankheiten und Dispositionen. Mithilfe einer holistischen Denk-, Lebens- und Ernährungsweise, veganer Vitalkost und ionisiertem, also elektronenreichem, sauberem Wasser können wir dieses destruktive Geschehen umkehren und wieder in unsere Gesundheit, Schönheit, Vitalität und Jugendlichkeit finden.

Superfoods und Superfruits

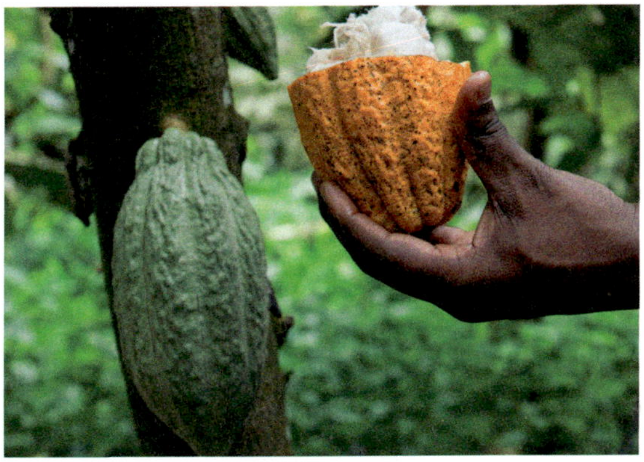

Superfoods haben einen hohen Gesundheitswert und sie können immer eingesetzt werden, wenn wir die täglichen Mahlzeiten etwas aufpeppen und optimale Voraussetzungen für Gesundheit schaffen wollen. Diese besonders hochwertigen Lebensmittel sind z. B. Chia-Samen, Leinsamen, Hanfsamen, Hanfproteinpulver, Sonnenblumenlezithin, Lucuma-Pulver, Mesquitepulver, Gojibeeren, Maulbeeren, Erdmandeln, Schisandra-Beeren, Maca, rohe Kakaobohnen, rohes Kakaopulver, Kakaoliquor, Kakaobutter, Reishi-Heilpilze, rohe Bio-Kokosprodukte, flüssiges Chlorophyll und Chlorophyllpulver, Weizengrassaft, Gerstengrassaft, Dinkelgrassaft, Wildgrassäfte, Brennnesselsaft, Wildkräuter sowie Säfte und Pulver von Wildkräutern, verschiedene Heilerden, Zeolith, Shilajit, ayurvedische Kräuter und Kräutermischungen, weißes Mandelmus, Mikroalgen, Makroalgen, verschiedene andere Heilkräuter und Gewürze. Diese Liste ließe sich noch um einiges erweitern. Die »Superfruits« unter den Superfoods sind Schwarze Johannisbeeren, Heidelbeeren, Açaí-Beeren, Aronia-Beeren, Maqui-Beeren, Cranberrys, Granatäpfel, Brombeeren, Jostabeeren, schwarze und rote Himbeeren, rote Drachenfrüchte und viele andere Beeren und Früchte, die ich schon bei den sekundären Pflanzenstoffen erwähnt hatte. Die höchste Wertigkeit haben sie, wenn sie direkt nach dem Ernten gegessen werden. Haltbarmachen durch Einfrieren oder Trocknen sind tolle Möglichkeiten, sich einen Vorrat für außerhalb der Saison anzulegen. Und getrocknete Superfruits sind die beste Hausapotheke, z. B. für ein starkes Immunsystem im Winter!

Weitere Supernahrungsmittel mit guten ORAC-Werten: Die Abkürzung ORAC steht für »Oxygen Radical Absorption

Capacity«. Der ORAC-Wert zeigt die antioxidative Fähigkeit von natürlichen Nahrungsmitteln und Produkten an. Je höher der ORAC-Wert, desto stärker die antioxidative Wirkung. Zu den Nahrungsmitteln mit besonders hohen ORAC-Werten zählen alle farbenfrohen und nährstoffreichen, natürlichen Nahrungsmittel (Beeren, Steinobst, Kernobst, tropische Früchte in frischem und auch getrocknetem Zustand, die Sie schon aus dem Unterkapitel zu den sekundären Pflanzenstoffen kennen), außerdem verschiedene Gemüse, Blätter, Wurzeln, Kräuter, Wildkräuter, Arzneikräuter und Gewürze. Im Internet finden Sie auch einige Tabellen mit ORAC-Werten.

Kohlenhydrate

Kohlenhydrate (Saccharide) werden von Pflanzen durch Fotosynthese aus Kohlenstoff, Wasserstoff und Sauerstoff hergestellt. Spaltet man Kohlenhydrate bis in ihre kleinste Einheit auf, erhält man Glukose, die zum Erhalt unserer Lebensenergie notwendig ist. Die Kohlenhydrate unserer Nahrung werden also in unserem Körper in Glukose umgewandelt, woraus unsere Körperzellen auch andere Arten von Zucker synthetisieren können.

Kohlenhydrate werden in verschiedene Gruppen unterteilt:

- Monosaccharide = Einfachzucker
  Dazu gehören Glukose, Fruktose und Galaktose (niedrigmolekular), z. B. Traubenzucker und Fruchtzucker.
- Disaccharide = Zweifachzucker oder Doppelzucker
  Dazu gehören Saccharose, Laktose und Maltose (niedrigmolekular), z. B. Kristallzucker, Malzzucker und Milchzucker.
- Oligosaccharide = Mehrfachzucker z. B. Raffinose
- Polysaccharide = Vielfachzucker, dazu gehören Stärke, Glykogen, Cellulose und Chitin (hochmolekular).

Die ersten drei Gruppen sind wasserlöslich, haben einen süßen Geschmack und werden im engeren Sinn als Zucker bezeichnet. Die vierte Gruppe ist oftmals schlecht bis gar nicht wasserlöslich und eher geschmacksneutral.

Im Rahmen der konventionellen Ernährung denkt man bei Kohlenhydraten sofort an Nudeln, Reis, Brot oder Kartoffeln. Das sind kohlenhydratreiche und hitzebehandelte Stärkeprodukte, die für unseren Organismus wesentlich schwerer aufzuschließen und zu verdauen sind als natürliche Kohlenhydrate, die wir in rohem Obst und Gemüse vorfinden. Wer eine gute Versorgung mit leicht verdaulichen Kohlenhydraten sichern möchte, sollte zu frischem Obst und Gemüse greifen, denn sie sind die optimalen Nahrungsmittel für uns Menschen. Kohlenhydrate sind hervorragende Energielieferanten: Ein Gramm liefert etwa 4,2 kcal Energie. Sowohl Gehirnzellen als auch Erythrozyten, unsere roten Blutkörperchen, sind auf Glukose als Energiequelle angewiesen. Besteht ein Überangebot an Energie aus Kohlenhydraten, baut unser Organismus den Überschuss in Fett um und speichert ihn, was etwa 30 % der Energie kostet. Aber je mehr wir speichern, desto mehr Fett baut sich auch auf. Also nicht übertreiben, und ziehen Sie Traubenzucker (Glukose) stets Fruchtzucker (Fruktose) vor.

Kohlenhydrate dienen uns auch als schnell verfügbare Reservestoffe, besonders in Form des körpereigenen Glykogens, das zu zwei Dritteln in der Muskulatur und zu einem Drittel in der Leber gespeichert wird. Ein Mensch mit einem Gewicht von etwa 70 kg hat eine Energiereserve von etwa 400 g, was ungefähr 1500 kcal entspricht. Auch Ballaststoffe gehören zu den Kohlenhydraten. Ein Teil der Ballaststoffe wird mithilfe von Mikroorganismen des Dickdarms und von Enzymen fermentiert. Bei diesem Prozess entstehen kurzkettige, gut verwertbare Fettsäuren. Wenn wir Zucker zu uns nehmen, schüttet unser Körper Insulin aus, das dafür sorgt, dass der Blutzucker in die Zellen gelangt, und so den Zuckerspiegel im Blut sinken lässt. Sinkt der Blutzuckerspiegel schnell, bekommen wir wieder Hunger. Süßigkeiten, süße Früchte und pure Fruchtsäfte, die größtenteils Fruchtzucker enthalten, lassen den Blutzuckerspiegel schnell nach oben schießen. Effizienter und gesünder ist es, wenn wir weniger süße Nahrungsmittel zu uns nehmen, denn deren Kohlenhydrate werden langsamer resorbiert. Der Begriff Glykämischer Index bezeichnet die Schnelligkeit und die Dauer des Anstiegs des Blutzuckers. Ist der Glykämische Index hoch, zeigt das eine schnelle Steigerung des Blutzuckerspiegels an. Ist er niedrig, steigt der Blutzuckerspiegel nur langsam, und unser Körper kann besser die Balance halten. Wenn wir süße Früchte essen, ist es daher immer sinnvoll, auch grüne Blätter mitzuverzehren. Fruchtsäfte sollten also nicht als Getränk, sondern als Nahrung angesehen und deshalb langsam und in Maßen getrunken werden. Nur mit Wasser verdünnt sind sie als Durstlöscher empfehlenswert. Informationen dazu finden Sie ab S. 126.

In keinem Lebensmittel kommt Zucker in isolierter Form vor, sondern immer in einem komplexen Verbund mit Mineralien, Ballaststoffen und Vitaminen. Ein naturbelassener Zucker kann in kleinen, für den Organismus tolerierbaren Mengen verzehrt werden und sogar vollständig verstoffwechselt werden, ohne dass es zu den belastenden Schwankungen des Blutzuckerspiegels kommt. Vermeiden Sie aber Sirups und Dicksäfte wie z. B. Agavensirup und Agavendicksaft, die auch in der Vegan- und Rohkosternährung im Trend liegen. Essen wir zuckerhaltiges Obst, Gemüse oder Getreideprodukte in großen Mengen, schadet das der Gesundheit ebenso, denn auf die Menge und die Häufigkeit des Verzehrs kommt es an, ob und wann Zucker im Körper zu Gift wird. So kann auch ein Zuviel an natürlicher Fruktose und besten Kohlenhydraten den Körper überlasten und zu Dysbalance und Krankheit führen.

Traubenzucker (Glukose) und Fruchtzucker (Fruktose)

Beide Zuckerarten gehören zu den Einfachzuckern. Traubenzucker hat zwar einen höheren Glykämischen Index als Fruchtzucker, wirkt aber wesentlich positiver auf unsere Gesundheit. In alten Obst- und Gemüsesorten war der Anteil von Traubenzucker höher als der Anteil von Fruchtzucker, doch heute enthalten die hochgezüchteten Obst- und Gemüsesorten immer mehr Fruchtzucker. Um Traubenzucker zu verstoffwechseln, wird Insulin ausgeschüttet, der Körper kommt mit seiner Verarbeitung gut zurecht und leicht wieder ins Gleichgewicht. Glukose kann schon über die Mundschleimhaut aufgenommen werden und gelangt so direkt ins Blut. Fruchtzucker hingegen wird nur zu etwa 10 % verwertet und muss über die Leber verstoffwechselt und abgebaut werden. Auf lange Sicht ist die Leber bei hohem Fruchtzuckerkonsum überfordert und wird geschädigt. Wenn wir Fruchtzucker und Eiweiß zusammen in einer Mahlzeit zu uns nehmen, sind heftige Reaktionen zu erwarten, denn bei der Verarbeitung entstehen AGEs, sogenannte Advanced Glycation Endproducts, die unter anderem zu vorzeitigem Altern und allerlei Gesundheitsproblemen beitragen. Verzichten Sie also möglichst auf Fruktose, besonders auf mit Fruchtzucker versetzte Industrienahrungsmittel. Essen Sie vorwiegend frische, rohe Nahrungsmittel, deren Glukose- und Fruktoseanteile mindestens ausgeglichen sind oder dessen Glukoseanteil besser noch höher ist. Auch dazu finden Sie viele Überblickslisten im Internet. Achten Sie generell darauf, dass sie nicht zu viel Zucker konsumieren.

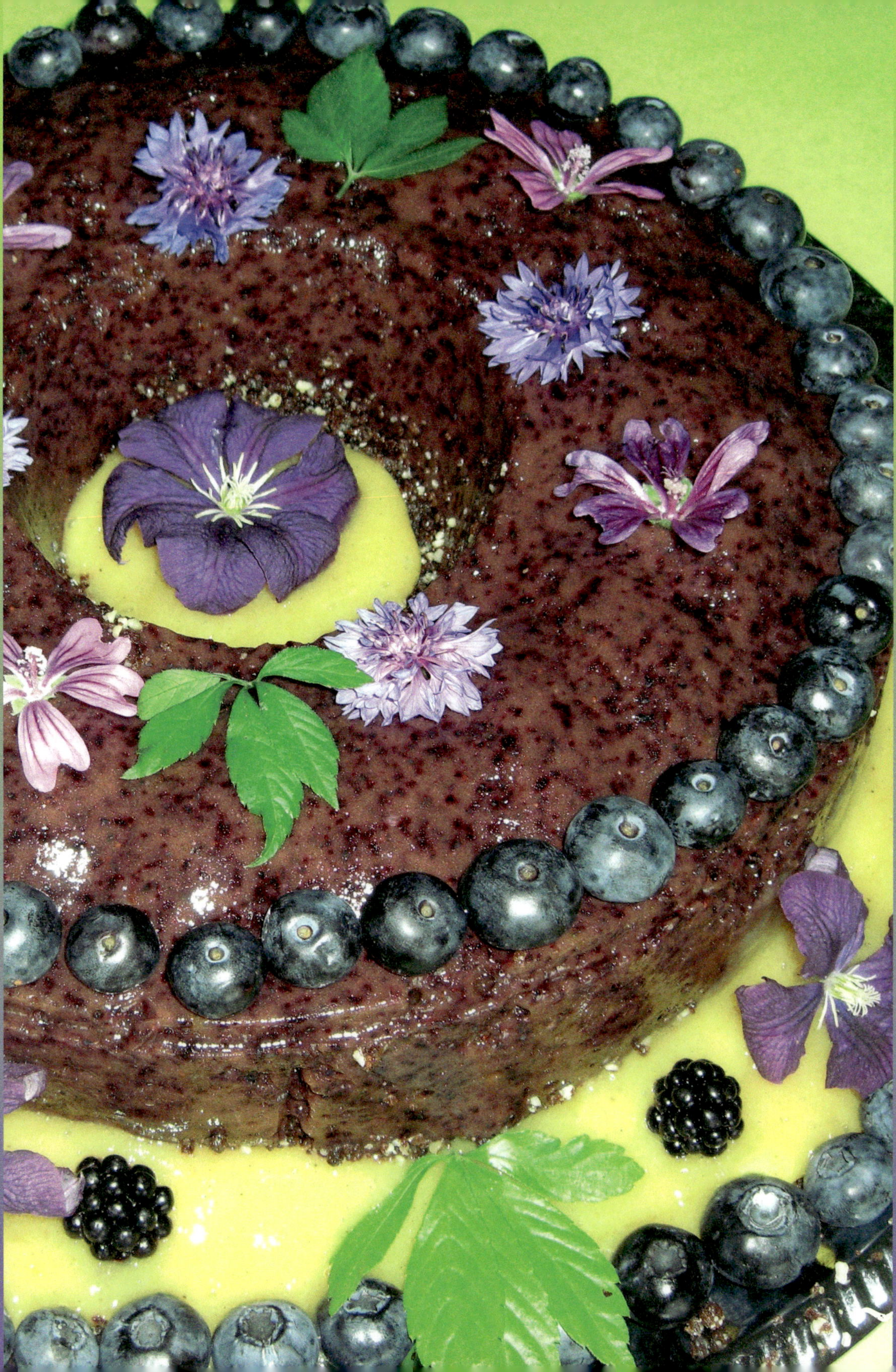

Eiweiße / Proteine

Beim Thema Eiweiß kommen den meisten Menschen unweigerlich Tierprodukte wie Fleisch, Milch und Eier in den Sinn. Diese artfremden und meist durch Hitzebehandlung denaturierten Eiweiße sind jedoch nicht die beste Wahl. Sie müssen vom Körper unter erheblichem Energieaufwand in verwertbare Aminosäuren aufgespalten werden. Pflanzliche Proteine aus Früchten und Gemüse, Nüssen und Samen, Kräutern, Wildkräutern, grünen Blättern, Keimlingen, Sprossen und Pilzen dagegen sind wesentlich hochwertiger und leichter für uns zu verstoffwechseln. Sie hinterlassen kaum bis gar keine giftigen Rückstände im Körper. Reisproteine in Pulverform für Proteinshakes und grüne Smoothies sind inzwischen bei Sportlern, die ihre Ernährung auf vegan umstellen, sehr beliebt. Es gibt auch leckeres Hanfproteinpulver aus geschälten Hanfsamen. Wunderbare Vitalkostgerichte und Rohkostbrote mit Hanfsamen, Proteinen aus Lupinensamen oder Sonnenblumenkeimlingen gewährleisten eine gute Proteinversorgung. Aber unser Körper kann auch selbst Proteine herstellen.

Proteine lassen sich ihrer Funktion entsprechend in verschiedene Gruppen einteilen:

- Enzyme (Biokatalysatoren mit bedeutenden Aufgaben)
- Kontraktile Proteine (z. B. für Anspannung und Entspannung der Muskelzellen)
- Proteohormone (unsere Hormone, z. B. das Insulin)
- Schutzproteine (Antikörper des Immunsystems)
- Speicherproteine (wie z. B. Ferritin, ein Eisenspeicherprotein)
- Strukturproteine (Kollagen des Bindegewebes, der Haut und der Haare)
- Toxine (körpereigene Proteine zum Schutz gegen Bakterien und andere Mikroorganismen)
- Transportproteine (z. B. Hämoglobin zum Sauerstofftransport)

Aminosäuren, die Bausteine unserer Körperproteine, machen ungefähr 20 % unseres Körpergewichts aus. Sie sind organische Verbindungen und enthalten Kohlenstoff, Wasserstoff und Stickstoff. Wir finden sie überall in der Natur. Aminosäuren sind unentbehrlich für Stoffwechselvorgänge, bei denen körpereigene Proteine entstehen, und an fast allen Körperfunktionen beteiligt. Sie helfen unter anderem dabei, den Körper vor Giftstoffen zu schützen. Sie transportieren Sauerstoff und die Nährstoffe und sorgen für deren optimale Speicherung. Je nach Alter und körperlicher Verfassung benötigt unser Organismus Aminosäuren in unterschiedlicher Menge. Proteine haben eine Schlüsselposition bei allen biologischen Abläufen unseres Lebens. Als Hormone, Enzyme und Neurotransmitter regeln sie viele Körperfunktionen, und sie sind wichtige Bestandteile des Immunsystems. Sie sind Grundbestandteile tausender verschiedener Proteine und die Endprodukte der Eiweißverdauung. Unser Körper muss die über die Nahrung aufgenommenen Eiweiße im Darm in ihre Aminosäuren zerlegen, um daraus wieder körpereigene Proteine herzustellen. Die Baupläne dafür stecken in unserer DNA.

Aminosäuren lassen sich in drei Hauptgruppen aufteilen. Erstens die essenziellen Aminosäuren, die wir über die Nahrung aufnehmen müssen, da sie der Körper nicht selbst herstellen kann. Zweitens die nicht essenziellen Aminosäuren, die der Körper selbst synthetisieren kann, sofern er optimal funktioniert und keine gesundheitlichen oder funktionellen Störungen vorliegen. Drittens die semi-essenziellen Aminosäuren, die der Körper nur unter bestimmten Bedingungen selbst herstellen kann, wie z. B. durch den Abbau essenzieller Aminosäuren, in besonderen Wachstumsphasen oder in einem bestimmten Lebensalter.

Die acht essenziellen Aminosäuren sind Isoleucin, Leucin, Lysin, Methionin, Phenylalanin, Threonin, Tryptophan und Valin. Alle anderen, die im Folgenden noch betrachtet werden, kann der Körper bestenfalls selbst herstellen. Die hochwertigen Pflanzeneiweiße, die wir in Obst und Gemüse vorfinden, enthalten essenzielle Aminosäuren. Eiweiße sind in Grüngemüse als Polypeptide vorhanden, kleinere Eiweißmoleküle, die direkt vom Blut aufgenommen werden können, wo sie den Zellstoffwechsel unterstützen und auch einen gesunden Muskelaufbau fördern. Wenn wir gesund werden, sein und bleiben wollen, ist eine ausbalancierte Zufuhr von Aminosäuren unumgänglich. Fehlen uns Aminosäuren, können wichtige Proteine oder Hormone nicht ausreichend hergestellt werden, was allerhand Gesundheitsprobleme und eine verminderte Fähigkeit zur Regeneration zur Folge haben kann. Das wichtigste Organ für den Proteinstoffwechsel ist die Skelettmuskulatur. Um das Gleichgewicht der Aminosäuren, das Speichern und das Verstoffwechseln kümmert sich die Leber, um die Bevorratung das Immunsystem.

Überblick über die Aminosäuren

Alanin ist bedeutend für gesunde Haut, Kopfhaut und Haare und für eine gesunde Funktion der Nebennieren.
Nahrungsquellen: z.B. Alfalfa-Sprossen, Avocados, Oliven, Mandeln, Karotten, Sellerie, Blattsalate, Löwenzahn und andere Wildkräuter, Sprossen und Keimlinge, Brunnenkresse, Äpfel, Aprikosen, Orangen, Erdbeeren, Tomaten und Weintrauben

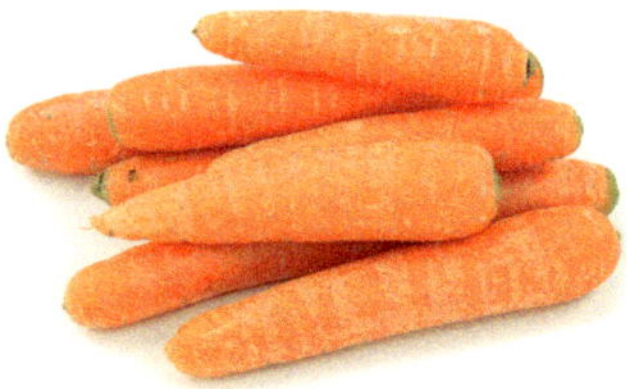

Arginin, eine semi-essenzielle Aminosäure, kann im Prinzip vom Stoffwechsel selbst gebildet werden. Es fördert ein starkes Immunsystem, einen gesunden Blutkreislauf, ist bedeutend für den Aufbau und die Kontraktion der Muskeln und zur Regeneration der Körperzellen.
Nahrungsquellen: z.B. Alfalfa-Sprossen, andere Sprossen und Keimlinge, Grüngemüse und Salate, Karotten, Rüben, Gurken, Sellerie, Lauch, Rettiche, Pastinaken und Steckrüben

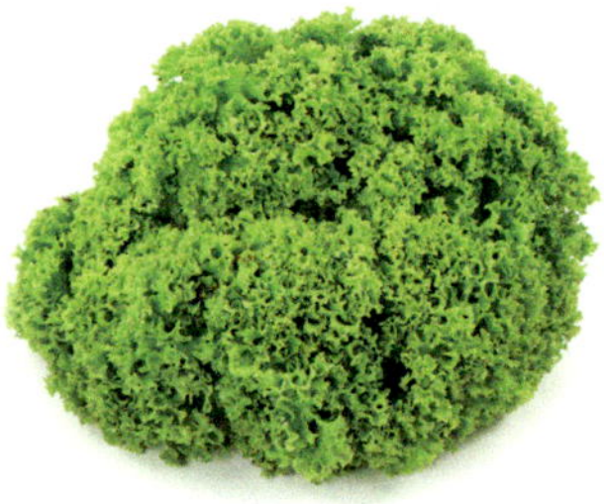

Asparaginsäure trägt zum Erhalt von Knochen und Zähnen bei und unterstützt die Atmungsorgane und das Herz-Kreislauf-System.
Nahrungsquellen: z.B. Zitronen, Grapefruits, Ananas, Äpfel, Aprikosen, Karotten, Sellerie, Gurken, Petersilie, Rettiche, Spinat, Tomaten, Rübenblätter, Brunnenkresse, Mandeln und Wassermelonen

Cystein, eine schwefelhaltige und semiessenzielle Aminosäure, ist hilfreich für Raucher und Alkohol trinkende Menschen, besonders in Kombination mit einer dreifachen Dosis Vitamin C. Es gehört zu den Anti-Aging-Nutrients, weil es ein wichtiges Antioxidans und ein Radikalfänger ist. Cystein stärkt auch das Immunsystem, hilft bei Stress und außergewöhnlichen Belastungen, unterstützt die Milchbildung in der Stillzeit und ist ein wichtiger Bestandteil des Haares, der auch bei Tieren ein gesundes, schönes Fell bewirkt. Im

erwachsenen menschlichen Körper wird Cystein aus Methionin synthetisiert.
Nahrungsquellen: z. B. Alfalfa-Sprossen, andere Sprossen und Keimlinge, Karotten, Rüben, Kohl, Blumenkohl, Schnittlauch, Zwiebeln, Knoblauch, Grünkohl, Meerrettich, Rettich, Rosenkohl, Äpfel, Johannisbeeren, Ananas, Himbeeren, Paranüsse, Haselnüsse, Bananen, Okras, Kakao, Leinsamen und Kokosnüsse

Dijodtryrosin ist beteiligt an den wichtigen Funktionen aller Körperdrüsen.
Nahrungsquellen: z. B. Rotalgen, Seetang, Karotten, Sellerie, Spinat, Tomaten und Ananas

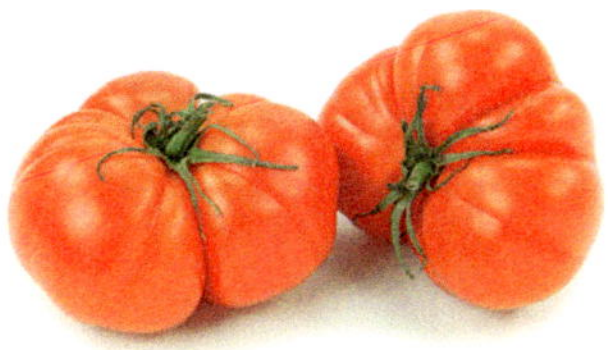

Glutamin ist eine nicht essenzielle Aminosäure, die die Energiereserven verbessert, bei außergewöhnlicher physischer und psychischer Beanspruchung hilft und für erholsame und vor allem regenerative Ruhephasen sorgt. Außerdem ist es für die Absonderung der Verdauungssäfte und bei der Umwandlung von Glykogen in Zucker wichtig. Es wirkt desinfizierend und unterstützt den Muskelaufbau.
Nahrungsquellen: z. B. Rosenkohl, Karotten, Kohl, Sellerie, Rübenblätter, Steckrübenblätter, Löwenzahn, Petersilie, Salat, Spinat und Papayas

Glycin ist eine nicht essenzielle, einfach gebaute Aminosäure. Es ist Bestandteil fast aller Proteingruppen und in besonders hoher Konzentration in unserem Bindegewebe vorhanden und damit auch an der Bildung von Knorpeln und Muskelfasern beteiligt. Glycin dient dem Zellschutz, wirkt gegen oxidativen Stress, stärkt das Immunsystem, schützt die Leber und beeinflusst das Lernvermögen, das Erinnerungsvermögen sowie die Länge und Intensität des Schlafes positiv.
Nahrungsquellen: z. B. Karotten, Löwenzahn, Steckrüben, Sellerie, Petersilie, Spinat, Mandeln, Alfalfa-Sprossen, Okras, Knoblauch, Feigen, Orangen, Zitronen, Heidelbeeren, Himbeeren, Granatäpfel und Wassermelonen

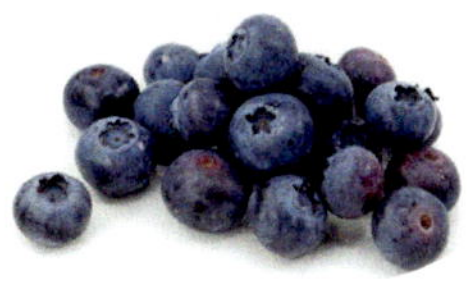

Histidin, eine semi-essenzielle Aminosäure, ist die Vorstufe des Histamins und ein Botenstoff im Gehirn, der auch an der Regulierung des Schlaf-Wach-Rhythmus beteiligt ist. Es hilft beim Aufbau des roten Blutfarbstoffs, bei der Glykogenbildung in der Leber, bei der Verhinderung von pathogenem Schleim im Organismus und schützt die Zellen gegen freie Radikale. Außerdem ist Histidin Bestandteil der Spermien und von Enzymen des Kohlenhydrat- und Eiweißstoffwechsels. In Stresssituationen erhöht sich der Bedarf an Histidin.

Nahrungsquellen: z. B. Meerrettich, Rettich, Karotten, Rüben, Sellerie, Gurken, Endivien, Chicorée, Lauch, Knoblauch, Schnittlauch, Zwiebeln, Löwenzahn, Steckrübenblätter, Granatäpfel sowie reife und grüne Papayas

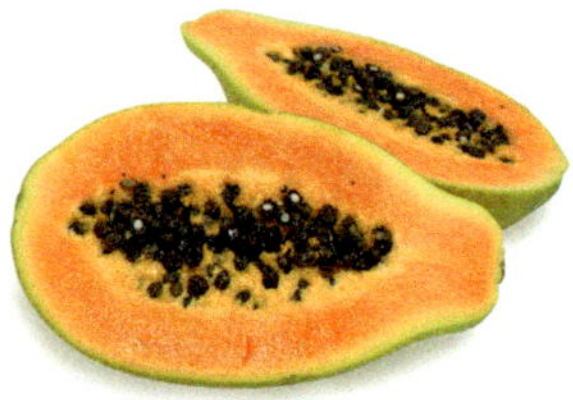

Hydroxyglutaminsäure ähnelt dem Glutamin und hat einen Einfluss auf die Bildung von Magensaft.
Nahrungsquellen: z. B. Karotten, Sellerie, Petersilie, Salat, Spinat, Tomaten, Weintrauben, Heidelbeeren, Himbeeren und Pflaumen

Hydroxyprolin ist beteiligt bei der Funktion von Leber und Gallenblase sowie an der Bildung von Hämatin und Globulin in den roten Blutkörperchen.
Nahrungsquellen: z. B. Karotten, Rüben, Salat, Löwenzahn, Steckrüben, Gurken, Mandeln, Kokosnüsse, Avocados, Oliven, Aprikosen, Kirschen, Paranüsse, Feigen, Rosinen, Weintrauben, Orangen und Ananas

Isoleucin ist beteiligt an der Einstellung der Thymusdrüse während der Kindheit und der Jugend sowie derjenigen der Hirnanhangsdrüse und der Milz während der Jugend. Für Wachstum und Regeneration des Körpergewebes und bei der Erneuerung des Hämoglobins ist es ebenfalls wichtig. Isoleucin trägt zur Regulierung des Stoffwechsels bei.
Nahrungsquellen: z. B. alle Nüsse (außer Erdnüsse), Cashewnüsse und Kastanien, Avocados, Oliven, reife Papayas, Kokosnüsse, Sonnenblumenkerne, Bananen, Okras, Kakao und Leinsamen

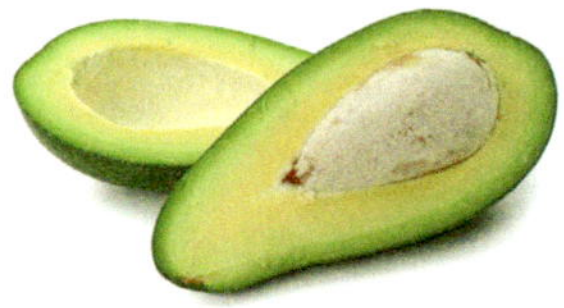

Leucin hat ausgleichenden Einfluss auf die Wirkung des Isoleucins.
Nahrungsquellen: in denselben Nahrungsmitteln, die auch Isoleucin enthalten

Lysin ist eine essenzielle Aminosäure und einer der wichtigsten Bausteine des Bindegewebes und des Kollagens. Es ist an den Funktionen von Leber und Galle und am Fettstoffwechsel beteiligt. Es ist außerdem erforderlich für die Regulation und für das Zusammenwirken der Zirbeldrüse, der Milchdrüsen, des Gelbkörpers und der Eierstöcke. Und Lysin bewahrt die Körperzellen und das Gewebe vor Degeneration und die Zellen vor freien Radikalen. Außerdem stärkt es das Immunsystem, das Herz und die Gefäße.
Nahrungsquellen: z. B. Karotten, Rüben, Gurken, Sellerie, Petersilie, Spinat,

Löwenzahn, Steckrübenblätter, grüne und reife Papayas, Alfalfa- und Sojabohnensprossen sowie andere Sprossen und Keimlinge, Bananen, Okras, Kakao, Leinsamen, Kokosnüsse, Äpfel, Aprikosen, Birnen und Weintrauben

Methionin ist von Bedeutung für den Aufbau von Bindegewebe, besonders für Knorpel, sowie für die Entschlackung und die Regulierung des Säure-Basen-Haushalts. Es ist auch ein wichtiger Bestandteil des Bluthämoglobins, der Gewebe und des Blutserums sowie wichtig für Funktionen von Milz, Bauchspeicheldrüse und Lymphdrüsen.
Nahrungsquellen: z. B. verschiedene Kohlarten, Sauerampfer, Meerrettich, Schnittlauch, Knoblauch, Brunnenkresse, Sprossen und Keimlinge, Ananas, Äpfel, Bananen, Okras, Kakao, Leinsamen, Kokosnüsse, Paranüsse und Haselnüsse

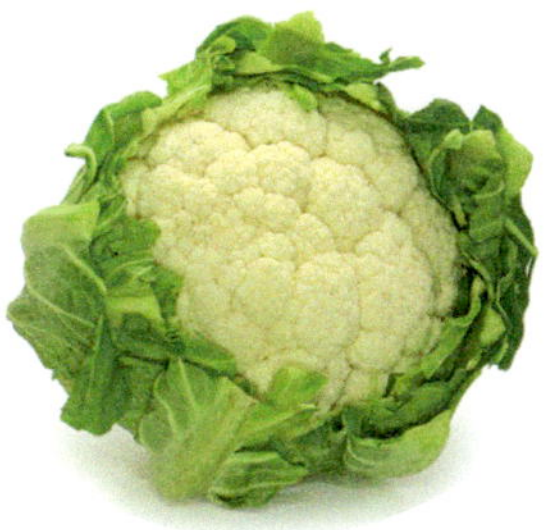

Phenylalanin ist beteiligt an der Beseitigung von Ausscheidungsstoffen und an der Funktion von Nieren und Blase. Es verliert den größten Teil seiner Wirksamkeit bei Anwesenheit von Alkohol.
Nahrungsquellen: z. B. Karotten, Rüben, Gurken, Spinat, Petersilie, Tomaten, Bananen, Okras, Kakao, Leinsamen, Kokosnüsse, Ananas und Äpfel.

Prolin ist ein wichtiger Kollagenbaustein. Es ist beteiligt an der Arbeit der weißen Blutkörperchen (Leukozyten), reguliert die Fettemulgierung und sorgt für gesunde Arterienwände und ein gesundes Bindegewebe. Prolin kann im Körper hergestellt werden, sollte aber bei erhöhtem Bedarf als Ergänzung zugeführt werden. Optimal ist es, wenn Sie Prolin mit Vitamin C kombinieren.
Nahrungsquellen: z. B. Karotten, Rüben, Salat, Sprossen und Keimlinge, Löwenzahn, Steckrüben, Gurken, Mandeln, Kokosnüsse, Avocados, Oliven, Aprikosen, Kirschen, Paranüsse, Feigen, Rosinen, Weintrauben, Orangen und Ananas

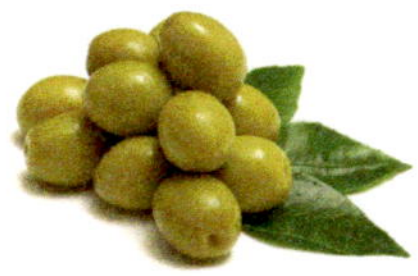

Serin ist beteiligt an der Gewebereinigung im Körper, vor allem in den Schleimhäuten der Lungen und der Bronchien. Es wird unwirksam bei Anwesenheit von Nikotin.
Nahrungsquellen: z. B. Meerrettich, Rettiche, Lauch, Knoblauch, Zwiebeln, Karotten, Rüben, Sellerie, Gurken, Petersilie, Spinat, Kohl, Alfalfa-Sprossen, Papayas, Äpfel und Ananas

Threonin, eine essenzielle Aminosäure, ist bis heute noch nicht ausgiebig erforscht. Es trägt zur Bildung von Antikörpern und Immunglobulinen bei, ist daher bedeutend für das Immunsystem. Außerdem ist es ein wichtiger Baustein im Eiweißstoffwechsel und trägt zur Bildung von Enzymen und Hormonen bei. Es hilft in Zeiten hoher Belastung und beim Aufbau und Erhalt gesunder Schleimhäute.
Nahrungsquellen: z. B. reife Papayas, Karotten, Bananen, Okras, Kakao, Leinsamen, Kokosnüsse, Alfalfa-Sprossen und grüne Blattgemüse

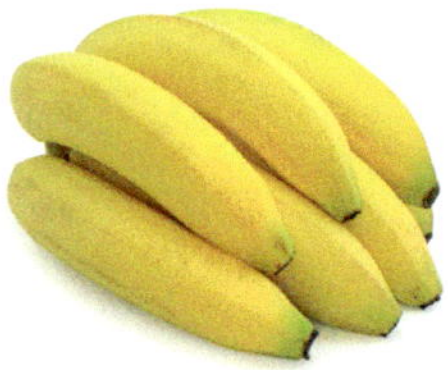

Tryptophan ist eine essenzielle Aminosäure und die Vorstufe von Serotonin und Melatonin. Das Glückshormon Serotonin, ein Botenstoff im Gehirn, regelt den Schlaf-Wach-Rhythmus, die Stimmungslage und das Schmerzempfinden. Melatonin ist ebenfalls für einen funktionierenden Schlaf-Wach-Rhythmus notwendig. Tryptophan ist wichtig für die Bildung von Zellen und Geweben im Körper und für die Bildung der Magen- und Pankreassäfte.
Nahrungsquellen: z. B. Karotten, Rüben, Sellerie, Endivie, Löwenzahn, Fenchel, Rosenkohl, Schnittlauch, Spinat, Alfalfa-Sprossen, Steckrüben, Bananen, Okras, Kakao, Leinsamen und Kokosnüsse

Tyrosin ist eine semi-essenzielle Aminosäure. Phenylalanin wird in der Leber zu Tyrosin umgewandelt, das nur aus dieser Aminosäure synthetisiert werden kann. In Stresssituationen ist dieser Prozess nur bedingt möglich, und Tyrosin wird dann zu einer essenziellen Aminosäure. Es ist beteiligt an der Funktion der Schilddrüse, der Hirnanhangsdrüse, der Nebennieren und der Hoden und außerdem notwendig für ein gesundes Hormonsystem. Es wirkt antriebssteigernd, unterstützt die allgemeine Stoffwechselregulation und ist aktiver Bestandteil der Pigmentzellen im Haar.
Nahrungsquellen: z. B. Alfalfa-Sprossen, vielen Arten von Sprossen und Keimlingen, Rüben, Gurken, Salat, Löwenzahn, Steckrüben, Spargelspitzen, Lauch, Petersilie, grüne Paprika, Spinat, Brunnenkresse, Mandeln, Okras, Kakao, Leinsamen, Kokosnüsse, Bananen, Erdbeeren, Aprikosen, Kirschen, Äpfel, Wassermelonen und Feigen

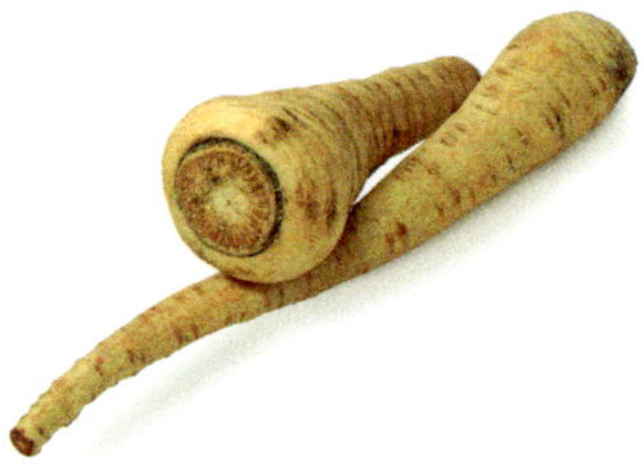

Valin ist beteiligt an der Regelung des Gehirnstoffwechsels, an der Funktion des Gelbkörpers, der Milchdrüsen und der Eierstöcke und an deren Zusammenwirken mit anderen Drüsen.

Nahrungsquellen: z. B. Karotten, Steckrüben, Löwenzahn, Mandeln, Salat, Pastinaken, Kürbis, Sellerie, Rüben, Petersilie, Okras, Kakao, Leinsamen, Kokosnüsse, Tomaten, Bananen, Äpfel und Granatäpfel

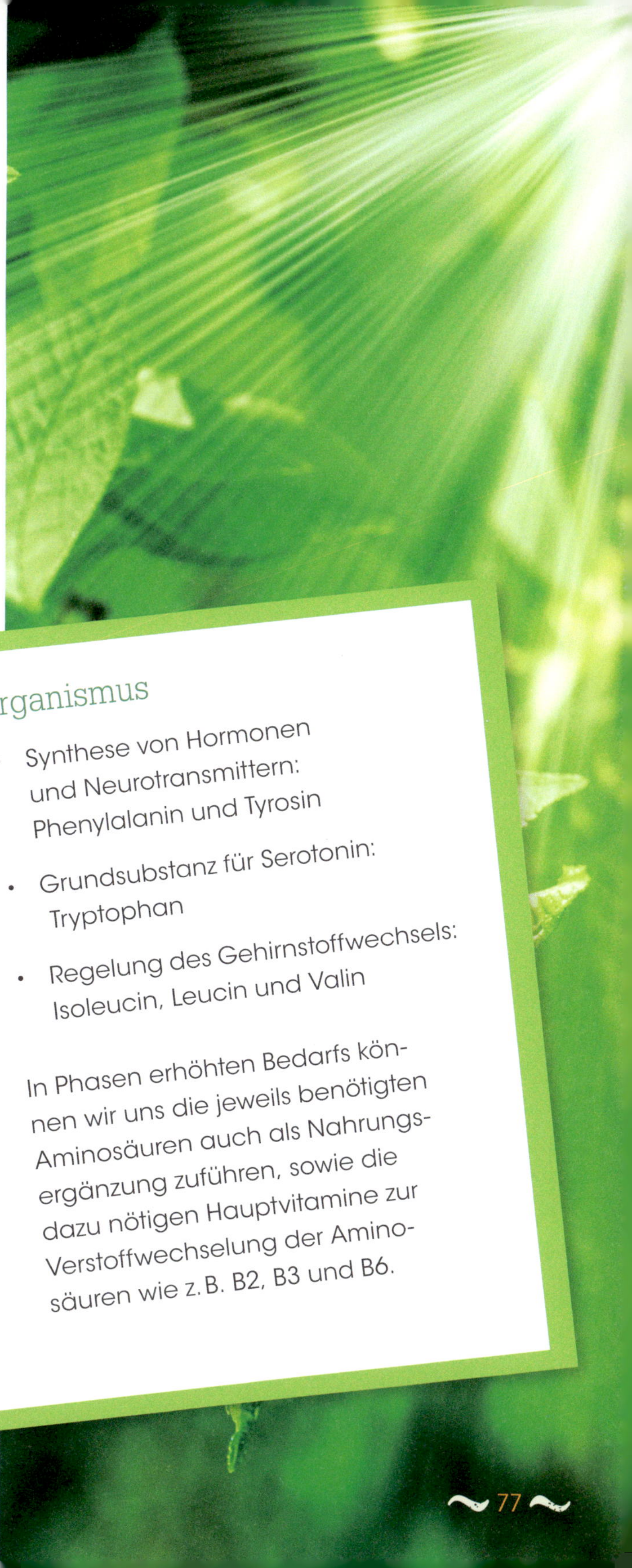

Aufgaben der Aminosäuren im Organismus

- Antioxidativer Zellschutz: Arginin, Cystein, Glutathion und Taurin
- Immunabwehr: Cystein und Glutamin
- Wachstumshormone: Arginin, Glutamin und Ornithin
- Entgiftung von Ammoniak: Arginin und Ornithin
- Gefäßerweiterung: Arginin
- Stickoxidproduktion: Arginin
- Herstellung von Coenzym Q10: Methionin
- Konzentrations- und Leistungssteigerung: Glutamin
- Synthese von Hormonen und Neurotransmittern: Phenylalanin und Tyrosin
- Grundsubstanz für Serotonin: Tryptophan
- Regelung des Gehirnstoffwechsels: Isoleucin, Leucin und Valin

In Phasen erhöhten Bedarfs können wir uns die jeweils benötigten Aminosäuren auch als Nahrungsergänzung zuführen, sowie die dazu nötigen Hauptvitamine zur Verstoffwechselung der Aminosäuren wie z. B. B2, B3 und B6.

Vitamine

Vitamine, die in etwa 20 Hauptgruppen mit vielen chemischen Abkömmlingen unterschieden werden, sind hochaktive Substanzen, die in verschiedenen Teilen der Pflanzen aus den Elementen des Lebens synthetisiert werden. Über die Nahrung nehmen wir sie in unseren Darm auf, von wo aus sie ins Blut und letztlich in unsere Zellen gelangen. Die meisten Vitamine können wir nicht selbst herstellen, daher müssen wir sie mit der Nahrung zuführen. Einige wenige können von Bakterien unseres Darmes synthetisiert werden, Vitamin D stellt unser Körper mithilfe von Sonnenlicht her. Vitamine sind an allen Stoffwechselreaktionen beteiligt. Grundsätzlich unterscheidet man fettlösliche und wasserlösliche Vitamine.

Natürlich gibt es auch viele noch unentdeckte Vitamine und Vitalstoffe, die wir nur über lebendige, pflanzliche Nahrung erhalten. Ein Mangel an Vitaminen verursacht früher oder später massive Gesundheitsprobleme, daher sollten wir auf abwechslungsreiche und vor allem lebendige Nahrungsmittel achten. Ein Mangel muss unbedingt ausgeglichen werden, aber auch ein Zuviel an Vitaminen kann gesundheitliche Probleme auslösen. Bei ausgewogener, lebendiger Vitalkosternährung können wir unseren Bedarf größtenteils über die Nahrung decken. Diese ist natürlich gewachsen, immer in sich vollkommen. So erhalten unsere Darmbakterien genügend Baustoffe und Energie für die Synthese von Vitaminen.

Fettlösliche Vitamine

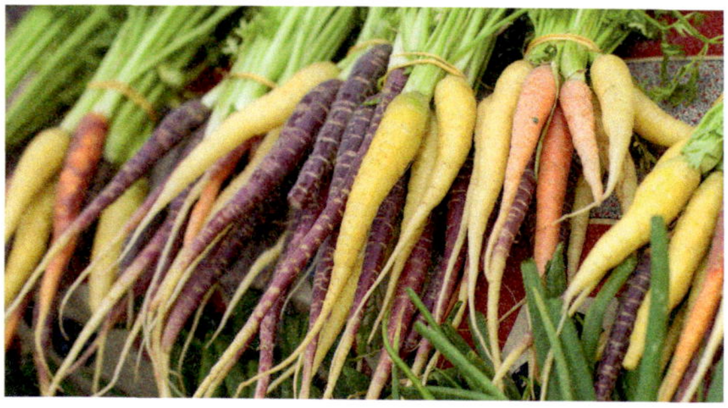

Vitamin A wird aus Carotinoiden synthetisiert. Es wirkt eng mit dem Wachstumshormon zusammen und hilft bei der Regeneration im Schlaf. Außerdem gilt es als bedeutender Immunschutzstoff und wirkt zellverjüngend. Ebenso ist Vitamin A bedeutend für eine gute Sehkraft.

Nahrungsquellen: dunkelgrünes Blattgemüse, Salate und andere Grünpflanzen, Sprossen, Keimlinge, Kräuter und Wildkräuter sowie blaue, dunkelgrüne, gelbe und orangerote Früchte und Gemüse, z. B. Brombeeren und andere Beeren, Karotten, Süßkartoffeln, Paprika, Mangos, Papayas, Kakis, Sanddorn, Pfirsiche, Aprikosen, rosa Grapefruits, Orangen, Mirabellen, gelbe Pflaumen, Honigmelonen und Physalis

Vitamin D ist der Sammelbegriff für sogenannte Secosteroide mit antirachitischer Aktivität. Es fungiert im Körper als Hormon und wird durch Sonneneinstrahlung auf die Haut synthetisiert. Vitamin D ist bedeutend für die Zellgesundheit, das Immunsystem und unerlässlich für den Kalziumstoffwechsel. Wir unterscheiden zwei Vitamin-D-Formen mit identischer Vitaminaktivität: Vitamin D2 (Ergocalciferol = Ercalciol, Provitamin D2) und Vitamin D3 (Cholecalciferol = Calciol, Provitamin D3). Außer durch das Sonnenlicht auf der Haut (mindestens 30 Minuten täglich auf etwa 80 % der Hautoberfläche) können wir Vitamin D3 über unsere Nahrung zu uns nehmen, z. B. in den Wintermonaten.

Nahrungsquellen: Pilze wie Birkenpilze, Butterpilze, Champignons, Hallimasch, Speisemorcheln, Pfifferlinge, Reizker, Rotkappen und Steinpilze, sowie Avocados, die Butter aus dem Pflanzenreich. Die winzigen in diesen Nahrungsmitteln enthaltenen Mengen reichen jedoch nicht aus, wenn die Sonne fehlt! Über die Wintermonate ist eine zusätzliche Aufnahme von Vitamin D3 auf jeden Fall empfehlenswert. Wer sichergehen möchte, sollte seinen Vitamin-D-Status ab und zu labormedizinisch testen lassen und bei Bedarf gut dosierte Ergänzungen einnehmen.

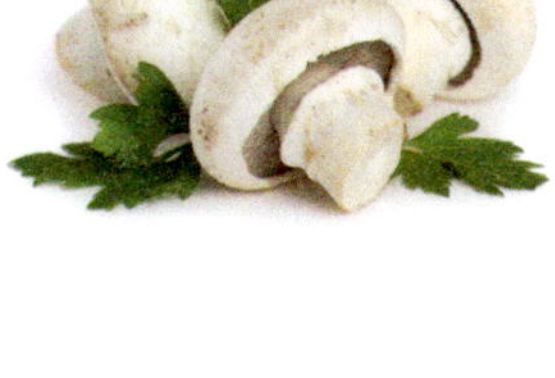

Vitamin E, auch Tocopherol genannt, schützt unsere Zellmembranen und Steroidhormone. Es unterstützt die Gesundheit des gesamten Herz-Kreislauf-Systems. Als Antioxidans und Radikalfänger gehört es zu den beliebtesten Vitaminen mit Anti-Aging-Effekt.

Nahrungsquellen: fettreiche Nahrungsmittel wie Avocados, Oliven, Mais, Nüsse, Kokosnüsse, Mandeln, Pistazien, Samen und Kerne, außerdem Früchte, Gemüse, grünes Blattgemüse, Sprossen von Getreide und Hülsenfrüchten, unverarbeitete Cerealien, Weizenkeimöl, Hanföl, Avocadoöl und viele andere wertvolle Öle aus Fettfrüchten, Nüssen und Keimsaaten

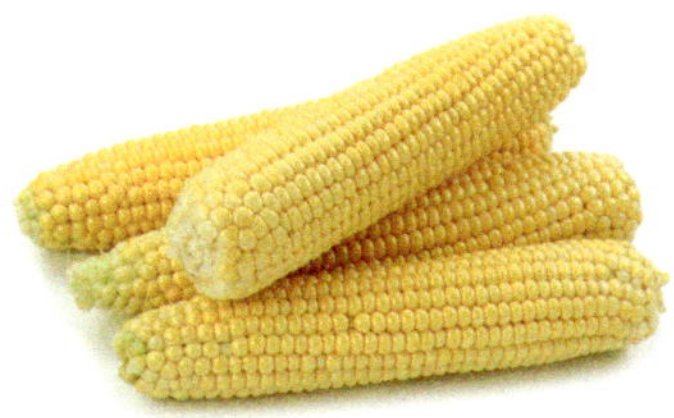

Vitamin K bezeichnet eine Gruppe von Substanzen. Vitamin K1 wird z. B. in Pflanzen gebildet, Vitamin K2 von Darmbakterien des Menschen. Vitamin K kann im Körper gespeichert werden, ist unerlässlich für die Blutgerinnung und bedeutend für den Aufbau von Knochen. Durch Hitze wird es leicht zerstört.

Nahrungsquellen: frisches Grüngemüse, Kohlgemüse, Alfalfa-Sprossen, Salate, Sprossen, Keimlinge, Kräuter, Wildkräuter, Gräser und alle grünen Blätter

Wasserlösliche Vitamine

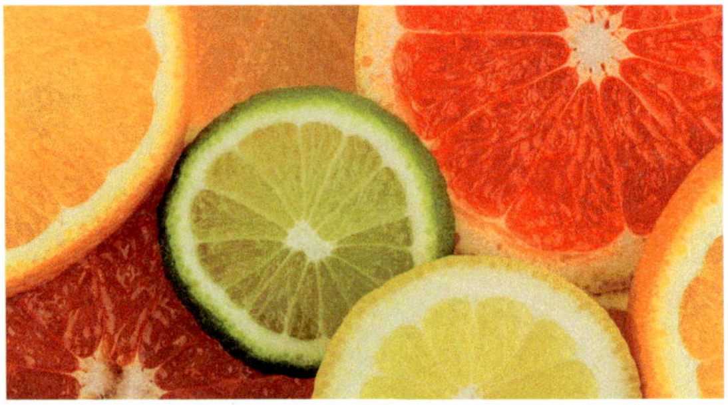

Vitamin C kann von den meisten Lebensformen selbst synthetisiert werden, von uns Menschen jedoch nicht. Wir müssen es über die Nahrung aufnehmen. Vitamin C ist hitze- und lichtempfindlich und hat bedeutende Aufgaben in sämtlichen Stoffwechselphasen und -prozessen. Es ist ein starkes Antioxidans und neutralisiert schädliche Stoffwechselprodukte. Für die Bildung von Bindegewebe, den Gewebeaufbau nach Verletzungen, einen gesunden Bewegungsapparat, eine starke Immunabwehr, die Herz-Kreislauf- und Gefäßgesundheit sowie für den Zellmetabolismus und die Enzymfunktionen ist Vitamin C von größter Bedeutung. Durch unerhitzte, pflanzliche Nahrung, also frische Lebensmittel in Rohkost-Qualität, können wir leicht mehr als 500 Milligramm Vitamin C pro Tag aufnehmen.

Nahrungsquellen: Früchte und Gemüse, besonders Zitrusfrüchte, Schwarze Johannisbeeren und alle anderen Beerenarten, Sanddorn, tropische Früchte, Acerola-Kirschen, Camu-Camu, Kiwi, Tomaten, Paprika, Petersilie, Schnittlauch, Zwiebeln, Melisse, Baobab, Kohlgemüse und Kartoffeln (wird in Kartoffeln beim Kochen nur wenig vermindert). Auch viele andere Lebensmittel enthalten kleine Mengen Vitamin C.

B-Vitamine

Die gesamte Familie der B-Vitamine ist bedeutend für unser Nervensystem. B-Vitamine fördern die Konzentration, stärken das Gedächtnis und wirken depressiven und aggressiven Verstimmungen entgegen, die oftmals durch Stress und Überforderung ausgelöst werden. Stress, eine unausgeglichene Lebensweise, Fehlernährung, Drogen und Alkohol sind große Vitamin-B-Räuber. Mangelt es uns an B-Vitaminen, kann dies zu schwerwiegenden Problemen beim Zellstoffwechsel führen. Wir werden unausgeglichen, müde und reizbar. Emotionelle Tiefpunkte, Appetitverlust, Schwächegefühl, Erbrechen, Herzprobleme, Probleme des Nervensystems und viele weitere Symptome können auf Vitamin-B-Mangel zurückzuführen sein. Bei Nervosität, Leistungsabfall, Stimmungsschwankungen und in Stresssituationen ist eine erhöhte Vitamin-B-Zufuhr, auch durch Nahrungsergänzungsmittel sinnvoll. Es gibt sehr gute, rohvegane Vitamin-B-Komplexe als Nahrungsergänzung, die ich selbst gern verwende.

Vitamin B1, auch Thiamin genannt, wird beim Kochen zerstört. Wie alle B-Vitamine spielt es eine bedeutende Rolle im Energiehaushalt des Körpers, ist indirekt an der Bildung von Adenosintriphosphat ATP beteiligt, wirkt als Coenzym und ist bedeutend für die Reizübertragung in Gehirn und Muskeln. Es ist an vielen Stoffwechselvorgängen beteiligt, z. B. im Nervengewebe, im Herzmuskel und beim Wachstum.

Nahrungsquellen: Früchte und Gemüse wie z. B. Brokkoli, Grünkohl, Blumenkohl, Mangold, Spargel, Fenchel, Artischocken und auch Nüsse, Samen, Sprossen und Keimlinge, Bierhefe und Melasse. Wird Getreide raffiniert, werden große Mengen an Vitamin B und auch andere Vitamine zerstört.

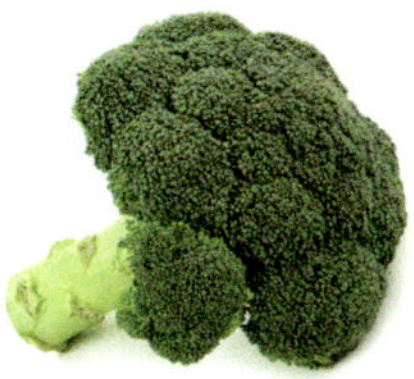

Vitamin B2, auch Riboflavin genannt, ist stabiler gegenüber Hitze als Vitamin B1, es ist aber lichtempfindlicher. Es unterscheidet sich von den meisten wasserlöslichen Vitaminen schon äußerlich durch seine intensiv gelb-fluoreszierende Farbe. Riboflavin wird als Coenzym von mindestens 60 verschiedenen Enzymen für viele Stoffwechselprozesse benötigt, unter anderem auch für die Synthese von ATP. Riboflavin weist zudem eine ausgesprochen antioxidative Aktivität auf – ein weiteres Anti-Aging-Vitamin.

Nahrungsquellen: grünes Blattgemüse wie Mangold, Spinat, Grünkohl, Blattsalate, viele Kräuter und Wildkräuter, Sprossen und Keimlinge, Erbsen, Rosenkohl, Brokkoli, Nüsse und Samen

Vitamin B3, auch als Nikotinsäure oder Niacin bekannt, ist stabiler als die meisten B-Vitamine. Unser Körper kann die Aminosäure Tryptophan in Niacin umwandeln. Vitamin B3 ist ein wichtiges Coenzym für den Energiestoffwechsel, hilft bei der Regulierung des Cholesterinspiegels, unterstützt den Blutkreislauf und sorgt für eine ruhige, ausgeglichene Gemütsverfassung und starke Nerven.

Nahrungsquellen: grünblättriges Gemüse wie Blumenkohl, Blattsalate, Brokkoli, Grünkohl, Blätter, Gräser, Kräuter und Wildkräuter, Sprossen und Keimlinge, Kartoffeln, Erbsen, Aprikosen, Buchweizen, Äpfel, Erdbeeren, Bananen, Pfirsiche, Hülsenfrüchte, Nüsse und Samen

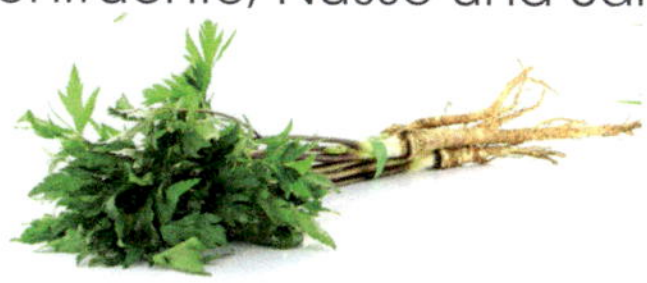

Vitamin B4, Cholin, ist wichtig für den Fettstoffwechsel. Zusammen mit Inosit wirkt es bei der Verwertung von Fetten und Cholesterin mit. Es ist eine der wenigen Substanzen, die die Blut-Hirn-Schranke durchdringen können, gelangt also direkt in die Gehirnzellen und bildet einen chemischen Stoff, der die Gedächtnisleistung fördert. Cholin unterstützt die Entgiftungsarbeiten des Körpers und besonders der Leber und hat eine ausgleichende, beruhigende Wirkung.

Nahrungsquellen: grünes Blattgemüse, Gräser, Kräuter und Wildkräuter, Weizenkeime, Sprossen und Keimlinge, Lezithin und Hülsenfrüchte

Vitamin B5, auch als Pantothensäure bekannt, ist relativ stabil, verringert sich jedoch erheblich beim Kochen. Als Teil des Coenzyms A spielt es eine zentrale Rolle in vielen Prozessen des Zellstoffwechsels. Vitamin B5 ist an der Energieproduktion, dem Kohlenhydrat-, Eiweiß- und Fettstoffwechsel beteiligt und auch an der Synthese von Lipiden, Neurotransmittern, Steroidhormonen und Hämoglobin. Auch für das Wachstum ist die Pantothensäure wichtig, sie hält die Gelenke beweglich, trägt zu einer ruhigen, ausgeglichenen Gemütsverfassung bei und fördert die Gesundheit von Haut, Haaren und Nägeln.

Nahrungsquellen: viele Früchte und Gemüsesorten, Kräuter und Wildkräuter, Sprossen und Keimlinge

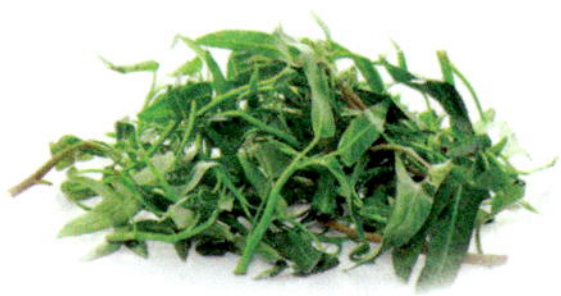

Vitamin B6, Pyridoxin, ist sehr lichtempfindlich, aber recht hitzestabil. Es ist unter anderem am Eiweißstoffwechsel beteiligt. Wenn Aminosäuren in andere Substanzen umgewandelt werden, brauchen wir auch Vitamin B6. Es unterstützt die Synthese der Nukleinsäuren, stärkt das Immunsystem, verringert nächtliche Krämpfe, Kribbeln und bestimmte Formen von Nervenentzündungen an den Gliedmaßen. Zudem hat es einen Anti-Aging-Effekt. Zu einem Mangel kommt es bei Erwachsenen selten, falls doch, kann sich dies auch in Hautproblemen äußern.

Nahrungsquellen: frisches Gemüse aller Art wie Brokkoli, Mais, Spinat, Avocados, Tomaten, Karotten, Kräuter und Wildkräuter, grüne Blätter, Bananen und andere Früchte, Nüsse, Samen und Keimlinge.

Vitamin B7, auch Biotin oder Vitamin H genannt, ist ebenfalls ein wichtiges Mitglied der B-Vitamine. Es dient dem Körper als Coenzym, ist essenziell, also lebensnotwendig, und trägt zur Energieproduktion bei. Biotin spielt bei der Produktion von Enzymen eine bedeutende Rolle und ist ein wichtiges Schönheitsvitamin für gesundes Haar, feste Fingernägel und schöne Haut. Es ist an zahlreichen Stoffwechselprozessen im Körper beteiligt, z. B. am Fett-, Kohlenhydrat- und Eiweißstoffwechsel, und wirkt dabei zusammen mit Folsäure, Pantothensäure und Vitamin B12. Bei schuppiger Haut, sprödem Haar, brüchigen Nägeln, frühzeitigem Ergrauen oder bei Stimmungstiefs und nervlicher Überbelastung ist es sinnvoll, sich gut mit Biotin zu versorgen! Wenn Sie morgens aufstehen und Ihr erster Gedanke ist »Oje, wie soll ich den Tag nur überstehen«, könnte es sein, dass Sie über zu wenig Vitamin B7 verfügen, Ihnen also Biotin fehlt und/oder Sie total übersäuert sind.

Nahrungsquellen: Sprossen und Keimlinge von Nüssen, Samen und Hülsenfrüchten, Soja, Bierhefe und Kakaobohnen

Folsäure, auch Vitamin B9 genannt, ist weder hitze- noch lichtstabil. Große Mengen davon gehen beim Kochen verloren. Für die Funktion des genetischen Materials der Zellen (DNA und RNA) und die normale Zellteilung benötigen wir dieses Vitamin B9. Folsäure spielt eine bedeutende Rolle im Stoffwechselgeschehen und bei der Bildung von Hämoglobin. Es steht in Synergie mit dem Vitamin B12. In der Schwangerschaft ist Folsäure an der Schließung des Neuralrohrs des Ungeborenen beteiligt. Daher ist es wichtig, vor und während der Schwangerschaft für eine gute Versorgung mit Folsäure zu sorgen. Folsäure wirkt sich außerdem günstig auf das Herz, die Blutgefäße und den Gehirnstoffwechsel aus.

Nahrungsquellen: grünblättriges Gemüse wie z. B. Kohlgemüse, Blätter, Gräser, Kräuter, Wildkräuter, Salate, Getreidekeimlinge und Sprossen und auch Obst, besonders Aronia-Beeren

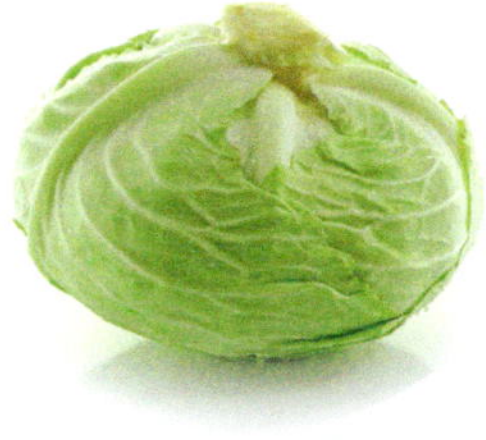

Vitamin B12, Cobalamin, ist ein überaus komplexes Molekül, das weder vom menschlichen Organismus noch von höheren Lebewesen oder von Pflanzen, sondern nur von Mikroorganismen synthetisiert werden kann. Es ist hitzeempfindlich und wird durch Licht inaktiv. Damit es im Blut aufgenommen werden kann, muss sich Vitamin B12 mit dem Intrinsic-Faktor verbinden, einer organischen Substanz aus dem Magen. Der resultierende Komplex kann dann nur im Ileum, dem Endteil des Dünndarms, absorbiert werden. Erkrankungen des Magens führen leicht zu einem Mangel an dieser organischen Substanz, was eine perniziöse Anämie (Blutarmut) verursachen kann. Alle unsere Körperzellen benötigen für eine einwandfreie Funktion Vitamin B12. Besonders wichtig ist es für den Verdauungstrakt, das Nervensystem und das Knochenmark. Wissenschaftliche Untersuchungen haben gezeigt, dass auch die Bakterien im menschlichen Dickdarm Vitamin B12 produzieren, davon werden aber nur geringe Anteile resorbiert. Eine konventionell vegane Kost vermag den Vitamin-B12-Bedarf langfristig nicht vollständig zu decken. Wegen der großen Vitamin-B12-Körperspeicher wird ein Mangel jedoch erst viele Jahre nach einer Ernährungsumstellung problematisch. Mit einem sanierten Verdauungssystem und mit abwechslungsreicher, biologisch angebauter veganer Vitalkost tun wir viel dafür, dass es uns nicht an Vitamin B12

mangelt. Wer sich trotzdem unsicher ist, kann seinen Vitamin-B12-Status überprüfen lassen und gelegentlich eine Vitamin-B12-Kur vornehmen. Es gibt inzwischen wunderbare vegane B12-Präparate zur Nahrungsergänzung.
Nur wenige Pflanzen enthalten Vitamin B12 und auch nur in äußerst geringer Menge, denn sie haben es ebenfalls von Bakterien an ihren Wurzeln aufgenommen. Wenn Knollen- und Wurzelgemüse in Symbiose mit Knöllchenbakterien leben, finden wir in ihnen auch Spuren von Vitamin B12. Weitere vegane Quellen können bakteriell vergorene Lebensmittel z. B. Sauerkraut, sonstige fermentierte Nahrungsmittel und veganer Nusskäse sein. Sie enthalten ebenfalls Spuren von Vitamin B12, die einen kleinen Beitrag zur Gesamtversorgung leisten. Es muss aber beachtet werden, dass vegan ernährte Kleinkinder, insbesondere, wenn auch die Mutter strenge Veganerin ist, ernste Vitamin-B12-Mangelerkrankungen entwickeln können, wenn die Ernährung nicht natürlich und ganzheitlich, mit einem hohen Frischkostanteil ausgerichtet ist. Sobald bei Kindern die geringste Entwicklungsstörung auftritt, muss dies umgehend abgeklärt und gegebenenfalls Vitamin B12 in einer passenden Form verabreicht werden. Ich selbst habe als Veganerin ein veganes Kind zur Welt gebracht. Wenn ich mir bezüglich der Nährstoffversorgung unsicher war, habe ich nachgeforscht, ob ein Mangel vorliegt, und dann mit hochwertigsten Nahrungsergänzungen abgeholfen. So funktionierte alles optimal. Es gibt viele Menschen, die sich konventionell und mit vielen Tierprodukten ernähren und trotzdem einen Vitamin-B12-Mangel aufweisen, weil sie z. B. total verschlackt oder übersäuert sind oder weil organische Funktionsstörungen vorliegen. Wichtig ist, dass wir unsere Lebens- und Ernährungsweise so praktizieren, dass es für uns individuell passt. Wenn uns etwas fehlt, sollten wir zu besserer Qualität an Nahrungsmitteln greifen oder den fehlenden Stoff als Ergänzungsmittel aufnehmen. Die Hauptsache ist, dass die Ressourcen immer wieder aufgefüllt werden, damit es nicht zu Mangel und Ungleichgewicht kommt.
Tiere decken ihren Vitamin-B12-Bedarf im Allgemeinen über die Darmbakterien, auch die tierischen Nahrungsmittel enthalten das Vitamin B12 aus dieser Quelle. Oftmals hört man, dass Mikroalgen, genauer gesagt Blaualgen, Vitamin B12 liefern. Das stimmt aber nur bedingt. Nicht alle Blaualgenpräparate liefern Vitamin B12, das für uns verwertbar ist. Es heißt, dass die Verwertbarkeit von Vitamin B12 nur in Spirulina-Algen nachgewiesen sei. Blaualgen sind eigentlich Bakterien, Cyanobakterien. Wie auch immer Sie es mit dem Thema Vitamin B12 und Ihrer Ernährung halten wollen, lassen Sie ab und

zu einen Vitamin-B12-Statustest machen, und sorgen Sie gut für sich.

Vitamin B15, Pagamsäure oder Dimethylglycin, ist wasserlöslich, hat eine ähnlich antioxidative Wirkung wie Vitamin E. Es soll die Lebensdauer der Zellen verlängern, das Verlangen nach Alkohol einschränken und gegen Kater helfen, nach Erschöpfungszuständen die Erholung fördern, gegen Schadstoffe schützen, das Immunsystem stimulieren und bei der Eiweißsynthese helfen.

Nahrungsquellen: Bierhefe, gekeimtes Getreide und andere Keimsaaten, Kürbiskerne und Sesam

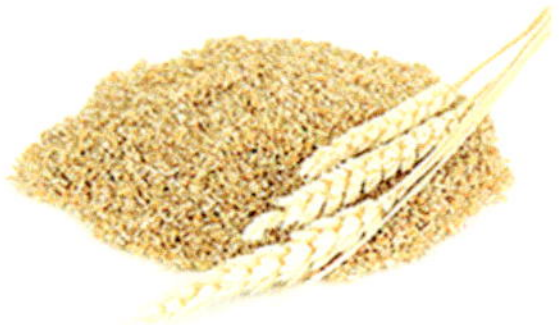

Vitamin B17, Amygdalin, Laetril oder auch Nitrilosid genannt, ist eine umstrittene Verbindung aus zwei Zuckermolekülen (einem Benzaldehyd und einem Cyanid) und wurde viele Jahre fälschlicherweise als Vitamin B17 bezeichnet. Es wird aus bitteren Aprikosenkernen gewonnen und soll spezifische krebshemmende und krebsvorbeugende Eigenschaften besitzen. Bittere Aprikosenkerne und süße Aprikosenkerne sind ebenso wie Mandeln eine tolle Grundlagen bzw. Zutat für ein roh-veganes Marzipan.

Inosit gehört ebenfalls zum Vitamin-B-Komplex und ist am Transport von Fetten beteiligt. Es verbindet sich mit Cholin, Vitamin B3, zur Lecithinbildung. Ebenso wie Cholin nährt es unsere Gehirnzellen, fördert gesunden Haarwuchs, hilft bei der Verteilung des Körperfetts und hat eine beruhigende Wirkung. Bei einem Mangel kann es unter anderem zu Hautproblemen und Ekzemen kommen.

Nahrungsquellen: Melonen, Grapefruits und andere Früchte, Rosinen, Weizenkeime, Sprossen und Keimlinge, Erdnüsse und Kohl, wie z. B. Grünkohl, Schwarzkohl, Wirsing, Kohlrabi, Rosenkohl, Brokkoli

Faktoren, die den Vitaminbedarf verringern

Bedeutende Vertreter der natürlichen Gesundheitslehre haben untersucht, was den Vitaminbedarf verringern kann. Gesunde Menschen benötigen weniger Nährstoffe, weil ihr Körper diese besser verwertet, aber gesunde Menschen essen auch eher natürliche Lebensmittel, die mehr Nährstoffe zur Verfügung stellen. Ihr Bedarf ist also niedriger und ihre Körperdepots größer als die von Menschen, die weniger geeignete Nahrung zu sich nehmen und deren Energiepotenzial eher gering ist. Wer sich in großem Umfang von frischen, rohen und veganen Nahrungsmitteln ernährt, braucht nur einen Bruchteil der Vitamine, die ein Mensch benötigt, der sich von Fleisch, Milchprodukten, gekochter Nahrung und weiterverarbeiteten und konservierten Nahrungsmitteln ernährt und dazu noch allerlei Suchtmittel wie Tabak, Alkohol, Kaffee, Drogen und Medikamente zu sich nimmt. Je gesünder und funktionsfähiger unser Organismus und je hochwertiger unsere Nahrung ist, desto weniger Nahrung brauchen wir.

Leben ist Bewegung! Alles, was nicht bewegt wird, degeneriert und baut sich mit der Zeit ab. Regelmäßiges Kraft- und Ausdauertraining ist ebenfalls ein bedeutender Faktor für unsere Gesundheit. Für dieses Training benötigen wir mehr Energie und Nährstoffe als in Ruhe und Bequemlichkeit. Wenn wir unsere Kapazität, Nährstoffe besser aufzunehmen und auch besser auszuwerten, erhöhen, schafft dies eine wunderbare Energiebilanz, einen reineren Körper, mehr Lebenskraft und Ausdauer, und wir sind physisch, psychisch und mental leistungsfähiger. Ich kann Ihnen nur raten: Suchen Sie sich eine Sportart, die zu Ihnen passt, und betreiben Sie »ausgeglichenen« Sport. Ausdauertraining und Krafttraining sollten sich dabei die Waage halten.

Ungewöhnliche Belastungen im physischen wie im psychischen Bereich erschöpfen unsere Reserven und erhöhen unseren Bedarf an Vitaminen, während sich gleichzeitig unsere Fähigkeit, die Vitamine zu nutzen, verringert. Es ist von allergrößter Bedeutung, in Balance und Harmonie mit sich selbst und seiner Umwelt zu leben.

Mineralstoffe und Spurenelemente

Mineralstoffe sind all die Stoffe, die in der Natur nicht nur in Lebewesen, sondern auch in der unbelebten Natur vorkommen. Es sind kristalline Strukturen, natürlich vorkommende anorganische Elemente, die in der Erde enthalten sind. Die Natur kennt 92 mineralische Elemente, im menschlichen Körper finden sich 77 davon. Mineralien, die zum Teil in sehr geringen Mengen für unseren Organismus lebensnotwendig sind, werden als Spurenelemente bezeichnet. In Zukunft werden sich vermutlich weitere Elemente als für den menschlichen Organismus lebensnotwendig erweisen. Mineralien finden wir mit biologischen Substanzen in Verbund vor oder auch isoliert als anorganische Stoffe, allerdings kann unser Körper Mine-

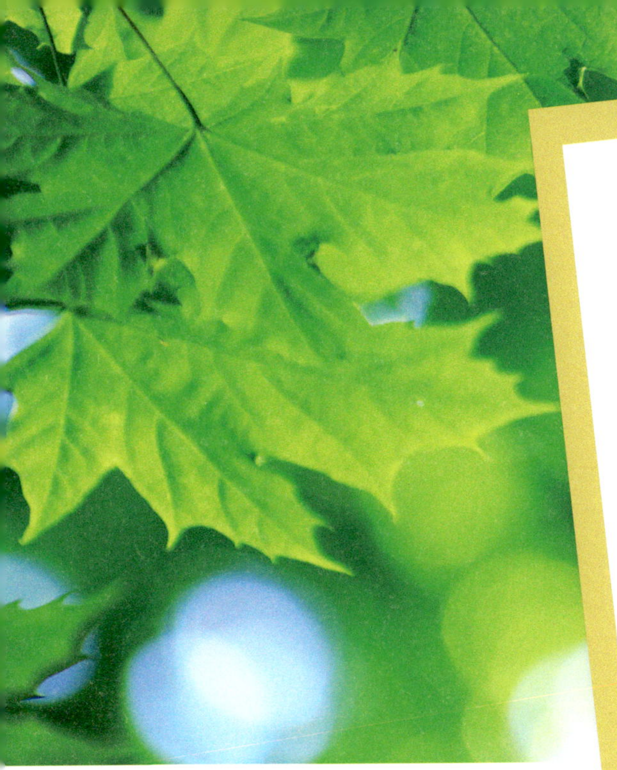

ralien nur im biologischen Verbund optimal verwerten. Aufgrund von Fehlernährung, einer permanenten Übersäuerung oder von Assimilationsstörungen kann es leicht zu einem Mineralstoffmangel kommen. Bei einer naturgesunden Ernährung mit hohem Frischkostanteil und viel Grüngemüse stehen uns sämtliche Mineralien in hochwertigsten Kombinationen zur Verfügung, die unser Körper effizient aufnehmen und nutzen kann, ganz besonders in fein gemixten grünen Smoothies und leckeren Salat-Kreationen. Die Rezepte dazu finden Sie auf den Seiten 134–139 und ab S. 154.

Als Mineralstoffe bezeichnet man Elemente, von denen unser Körper zur Gesunderhaltung mehr als 100 mg täglich benötigt. Die Tabelle gibt deinen ungefähren Prozentsatz vom gesamten Körpergewicht an. Ich habe mehrere Tabellen recherchiert, die sich alle minimal unterscheiden. Um ein ungefähres Bild über die Mengenverteilung der Mineralstoffe zu bekommen, ist die folgende Tabelle als gutes Beispiel jedoch ausreichend.

- Kalzium 1,1–1,4 %
- Phosphor 0,6 %
- Schwefel 0,25 %
- Kalium 0,12–0,18 %
- Chlor 0,1 %
- Natrium 0,1 %
- Magnesium 0,05 %
- Eisen 0,006 %
- Fluor 0,002–0,006 %
- Silizium 0,002 %
- Kupfer 0,00015 %
- Jod 0,00004 %
- Mangan 0,00003 %

Als Spurenelemente bezeichnet man Elemente, von denen der Körper weniger als 100 mg täglich benötigt. Zu ihnen zählen Zink, Kobalt, Molybdän, Aluminium, Chrom, Blei, Neodym, Selen, Titan, Zinn, Silber, Rubidium, Nickel, Merkur, Neon, Strontium, Argon, Beryllium, Bor, Cer, Helium, Lanthan, Skandium, Vanadium, Yttrium, Cäsium, Wismut, Gallium, Uranium, Gold, Thallium, Thorium u. v. a. m.

In unseren Nahrungsmitteln sind Mineralstoffe und Spurenelemente häufig in Proteine oder andere organische Verbindungen eingebaut. Einige können in dieser Form von der Schleimhaut des Dünndarms resorbiert werden, andere besser in Form von anorganischen Ionen. Dazu müssen sie erst durch Kauen und bestimmte Verdauungsvorgänge aus ihrer gebundenen Form gelöst werden. Dabei erfolgt die Verdauung zuerst im Magen, wo die Mineralstoffe in Form von anorganischen Ionen freigesetzt werden. Diese werden danach durch Aminosäuren »eingepackt« (Chelatbildung). Erst dann erfolgt die Resorption. Bei konventioneller Kost kommen Beschwerden wie verminderte Produktion von Magensäure, Gewebeschwund in den Darmzotten und damit einhergehende Assimilationsstörungen häufig vor. Die Nahrung kann also nicht mehr richtig verwertet werden. Zur Nahrungsergänzung müssen dann Mineralstoffe in ionisierter Form verabreicht werden, wobei die erste Phase der Verdauung umgangen wird. Im Darm befinden sich aus dem körpereigenen Zellstoffwechsel genügend Eiweiße für die Chelatbildung.

Mineralstoffe dienen dem Strukturaufbau des Körpers und wirken auch als Cofaktoren von Enzymen. Dabei ist die Menge für die Aktivität des betreffenden Enzyms entscheidend, denn Mineralstoffe spielen im aktiven Zentrum vieler Enzyme eine sehr bedeutende Rolle für deren Funktion. Wie wichtig ein Mineralstoff in diesem Zusammenhang ist, zeigt uns Magnesium, das an Hunderten von enzymatischen Reaktionen beteiligt ist. Mangelt es uns an Mineralstoffen, laufen lebenswichtige biochemische Reaktionen nur noch in reduziertem Ausmaß oder gar nicht mehr ab. Unser Körper greift in dieser Situation immer wieder auf die Mineralstoffdepots in Knochen und Gewebe zurück. Wenn dann keine Mineralstoffe zugeführt werden, entsteht eine organische Erkrankung. Bei Magnesiummangel beispielsweise spüren wir zuerst Ermüdung, Muskelkrämpfe und Erregungszustände. Diese Beschwerden verursachen emotionalen Stress, den die Betroffenen oft durch Genussgifte wie z. B. Kaffee, Zigaretten oder Drogen zu kompensieren suchen. Möglicherweise werden auch Medikamente gegen die Beschwerden eingenommen, die aber wiederum zusätzliche Mineralstoffe im Körper verbrauchen. Der Zustand verschlechtert sich immer weiter, bis die entsprechenden Mineralstoffe aufgenommen werden. Grüne Smoothies und frisch gepresste Säfte mit Früchten, Gemüsen und Grünpflanzen sind hier ein guter Anfang, für eine vermehrte Zufuhr wertvoller Mineralien und Spurenelemente zu sorgen – und das in leicht assimilierbarer, organischer Form!

Woher bekommen Veganer ausreichend Eisen?

Diese Frage höre ich immer wieder. Aber gerade vegane Vitalkost bringt eine optimale Versorgung mit gut verwertbarem Eisen. Ich lebe schon über 20 Jahre von pflanzlicher Nahrung, und meine Eisenspeicher sind voll. In frischen, natürlichen Nahrungsmitteln mit viel Grünzeug und auch Wildpflanzen, besonders Brennnesseln, haben wir die besten Mineralstofflieferanten. Es kommt aber auch noch auf andere Faktoren an, ob wir gut mit Eisen versorgt werden. Sind unser Körper und unser Darm in Ordnung und voll funktionsfähig, können wir optimal von veganer Vitalkost leben. Grüne Blätter, Kräuter, essbare Wildkräuter wie z. B. Brennnesseln, Nüsse, Samen, Sprossen und Keimlinge, rote Bete, Erbsen, Beeren, getrocknete Früchte, Mangold und Topinambur sind hervorragende Eisenlieferanten.

Fette

Unsere Nahrung setzt sich aus den drei Makronährstoffen Kohlenhydrate, Proteine und Fette zusammen, wobei Fette den höchsten Energiegehalt haben. Fettsäuren sind natürlich vorkommende Moleküle, die aus einer geraden Anzahl von 4 bis 24 Kohlenstoffatomen bestehen, an denen unterschiedlich viele Wasserstoffatome angebunden sein können. Fette bestehen aus Glycerin und Fettsäuren und werden nach ihrem chemischen Aufbau in drei Kategorien unterteilt: gesättigte Fettsäuren, die keine Doppelbindung besitzen, einfach ungesättigte Fettsäuren, die über eine Doppelbindung verfügen, und mehrfach ungesättigte Fettsäuren mit mehreren Doppelbindungen. Je nach Position der letzten Doppelbindung im Molekül unterscheiden wir Omega-3-Fettsäuren, Omega-6-Fettsäuren und Omega-9-Fettsäuren.

Für uns als Veganer ist von den gesättigten Fetten vorwiegend das Kokosöl von Bedeutung, weil es so viele positive Eigenschaften hat, die unsere Gesundheit und Schönheit fördern. Da das Kokos-Thema so bedeutend wie umfangreich ist, werden wir es in diesem Buch nur in Form von Rezepturen behandeln. Ausführlicher habe ich schon in meinem Büchlein »Köstliche Kokos-Rezepte« darüber geschrieben.

Gesättigte und einfach ungesättigte Fettsäuren kann unser Organismus selbst herstellen. Die wichtigste unter den einfach gesättigten ist die Ölsäure, eine Omega-9-Fettsäure, die aus 18 Kohlenstoff-Atomen besteht und z. B. in Oliven- und Rapsöl vorkommt. Es gibt jedoch auch essenzielle Fettsäuren, die unser Körper nicht selbst herstellen kann. Ölsaaten, Nüsse, Samen oder Ölfrüchte sind reich an diesen Fettsäuren. Wir finden sie aber auch in geringen Mengen, aber sehr hochwertiger Qualität, in grünem Blattgemüse.

Die mehrfach ungesättigten Fettsäuren Linolsäure, eine Omega-6-Fettsäure, und Alpha-Linolensäure, eine Omega-3-Fettsäure, werden aus ungesättigten Fettsäuren in den Nahrungsmitteln gebildet. Unser Körper nimmt sie mit der Nahrung auf, und sie dienen auch als Ausgangssubstanz für die körpereigene Herstellung weiterer Fettsäuren. Der Anteil der Omega-6-Fettsäuren sollte den Anteil der Omega-3-Fettsäuren nicht großartig übersteigen, sondern bestenfalls dem ausgeglichenen Verhältnis 1:1 entsprechen. Die WHO hingegen empfiehlt ein optimales Verhältnis von 4:1. Mit konventionellen Nahrungsmitteln nehmen wir aber viel zu viele Omega-6-Fettsäuren auf, was die Entwicklung von Zivilisationskrankheiten begünstigt.

Omega-3-Fettsäuren sind wichtige Bestandteile unserer Zellwände, bedeutend für die Entwicklung von Gehirn und Nervenzellen, und sie wirken entzündungshemmend. Zu ihnen gehören z. B. die Linolensäure, die Docosahexaensäure und die Eicosapentaensäure. Omega-3-Fettsäuren findet man in Leinöl, Leindotteröl, Hanföl, Perillaöl, Chiasamenöl, Borretschöl, Rapsöl, Walnussöl, Leinsamen, Hanfsamen und Walnüssen. Besonders viel Linolensäure ist auch in grünem Blattgemüse enthalten, von dem wir täglich reichlich essen sollten.

Zur Linolsäure-Familie, den Omega-6-Fettsäuren, zählen z. B. die Linolsäure, die in den meisten Getreidekeimölen enthalten ist, sowie die Eicosatriensäure und die Arachidonsäure, die man in Distelöl, Sonnenblumenöl, Weizenkeimöl und Maiskeimöl findet.

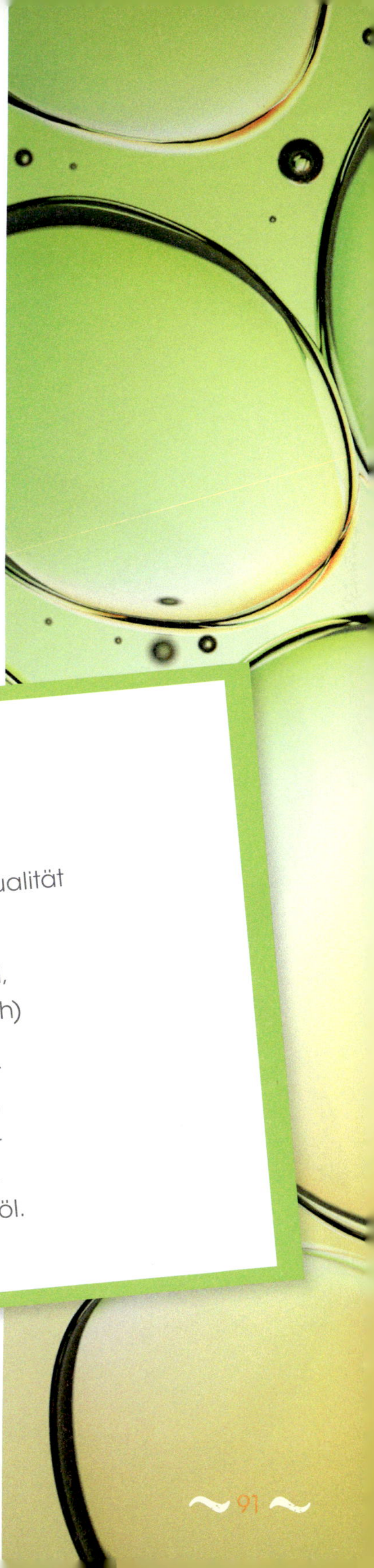

Fette und Öle, die ich gerne in der Vitalkostküche verwende, sind

- Kokosöl und Kokosnussprodukte in Bio- und Rohkostqualität
- Olivenöl, Walnussöl, Rapsöl, Borretschöl, Hanföl, (vorwiegend) Mandelöl, Aprikosenkernöl, Avocadoöl, Kürbiskernöl (in speziellen Gerichten und nicht täglich)
- Natürlich können Sie aus einem einigermaßen neutral schmeckenden Öl durch Zugabe von Gewürzen, Kräutern, Fruchtaromen oder Blüten herrlich aromatische Öle für die Gourmetküche herstellen, wie z. B. Orangenöl, Zitronenöl, Basilikumöl, Thymianöl, Chiliöl.

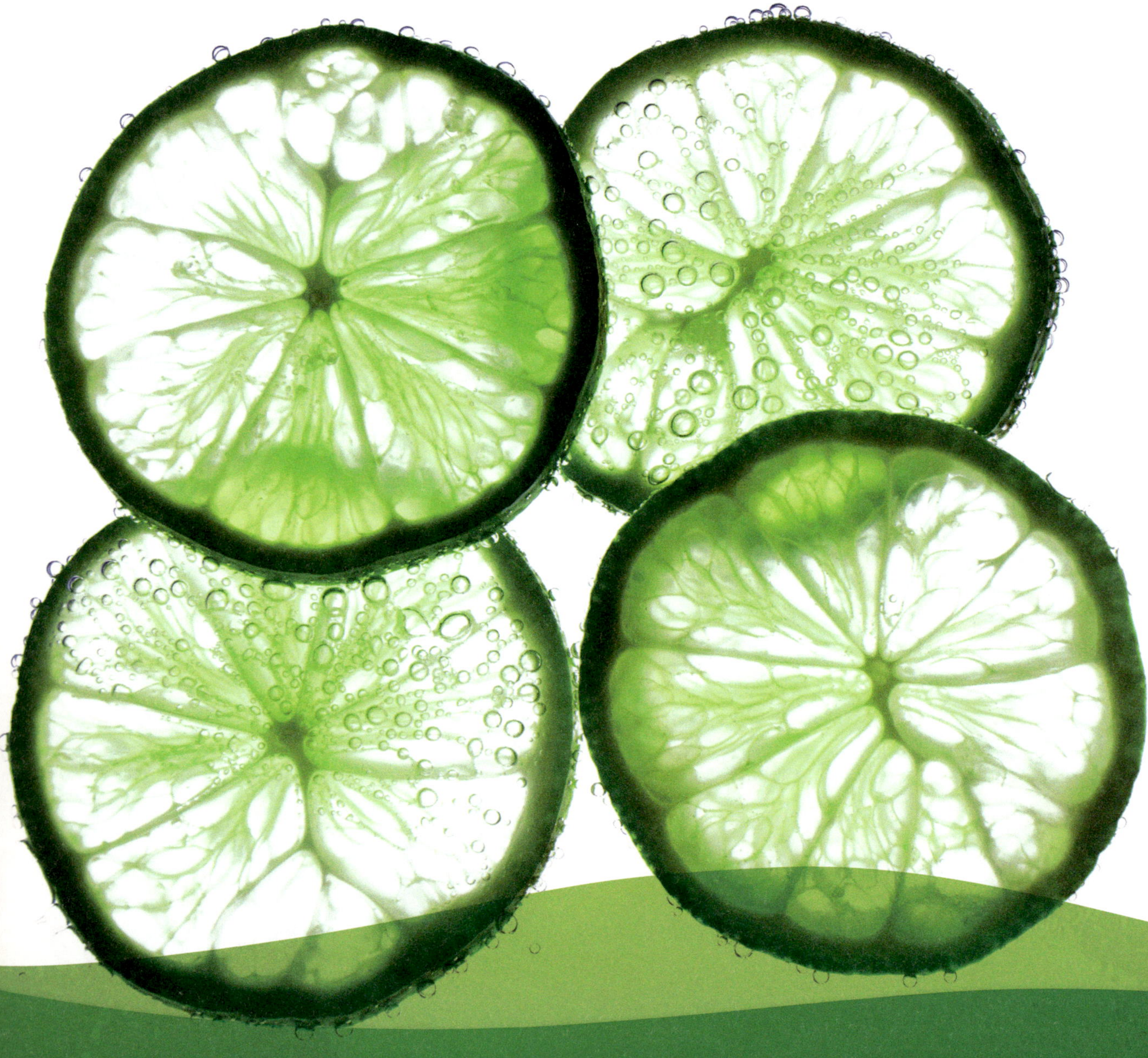

Die natürlichen GRUNDLAGEN des Lebens

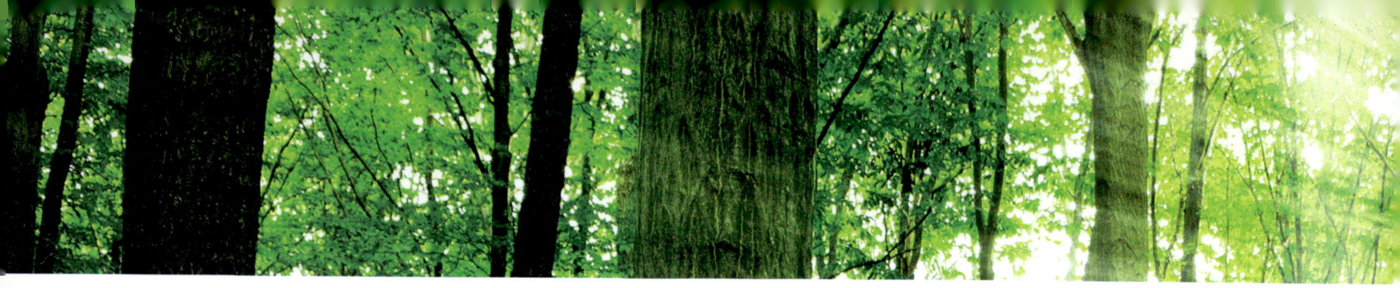

Neben Nahrungsmitteln benötigen wir auch Luft, Licht, Wasser und Erde, die natürlichen Grundlagen dafür, dass Leben entstehen kann, erhalten wird und sich entwickelt.

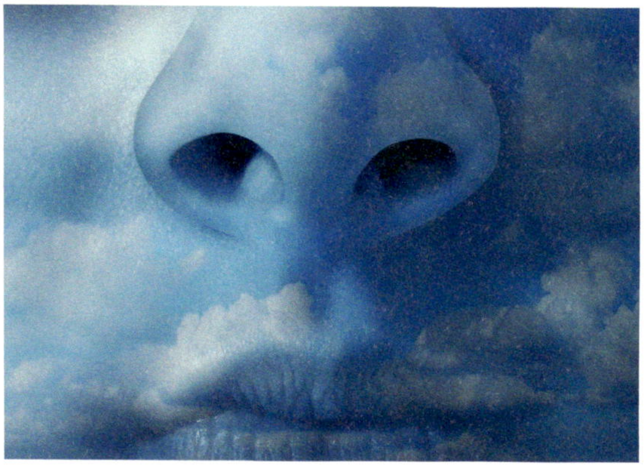

Luft

Die Atmosphäre unseres Planeten ist ein Gasgemisch, das wir als Luft bezeichnen. Die trockene Luft besteht etwa zu 78,08 Volumenprozent aus Stickstoff, etwa zu 20,95 Volumenprozent aus Sauerstoff und zudem aus weiteren Komponenten wie Argon, Kohlenstoffdioxid, Spuren von anderen Gasen und gasförmigem Wasser. Luft hat im natürlichen Zustand weder Geruch noch Geschmack. Ihr Sauerstoff ist für alle aeroben Lebewesen überlebensnotwendig. Pflanzen jedoch brauchen das in der Luft enthaltene Kohlenstoffdioxid zur Fotosynthese. Für fast alle Pflanzen ist Luft die einzige Kohlenstoffquelle. Sauerstoff ist ein Grundelement unseres Lebens! Vom ersten bis zum letzten Atemzug hängen wir von diesem Element ab. Von großer Bedeutung ist es allerdings, dass uns frische, saubere und möglichst unbelastete Luft zur Verfügung steht. Wenn wir Tag und Nacht für eine gute Sauerstoffzufuhr sorgen, schaffen wir optimale Voraussetzungen für Gesundheit und Regeneration. Wer bei der Arbeit viel sitzt oder sich nicht ausreichend bewegen kann, braucht nach der Arbeit ein bisschen Bewegung, damit sich die Lungen kräftig mit Sauerstoff füllen und der Organismus gut versorgt wird. Wenn keine Zeit mehr bleibt, in die Natur zu gehen, in ein Fitnessstudio oder auf den Sportplatz, ist auch ein Work-out auf einem Zimmertrampolin eine gute Sache. Beim Trampolinschwingen oder -springen kommt jede Zelle in Bewegung, die Atmung vertieft sich, und so werden die Zellen besser durchblutet und mit Sauerstoff und Nährstoffen versorgt. Wir können uns tatsächlich jung hüpfen und Verspannungen, Ablagerungen und Blockaden auf diese Weise lösen.

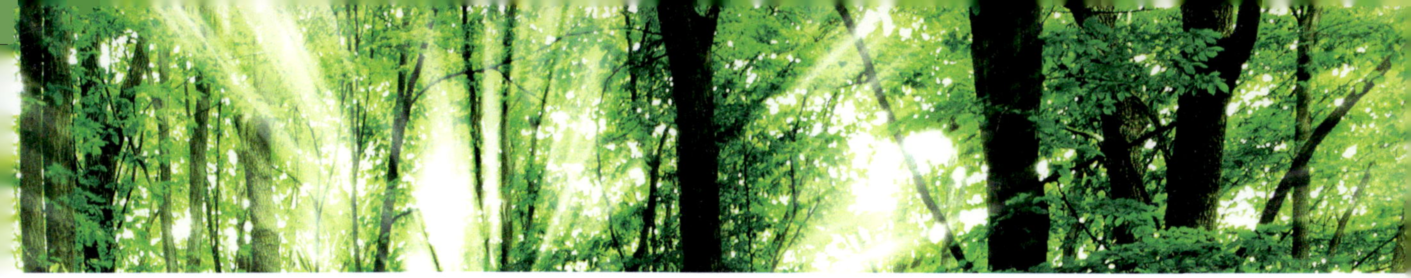

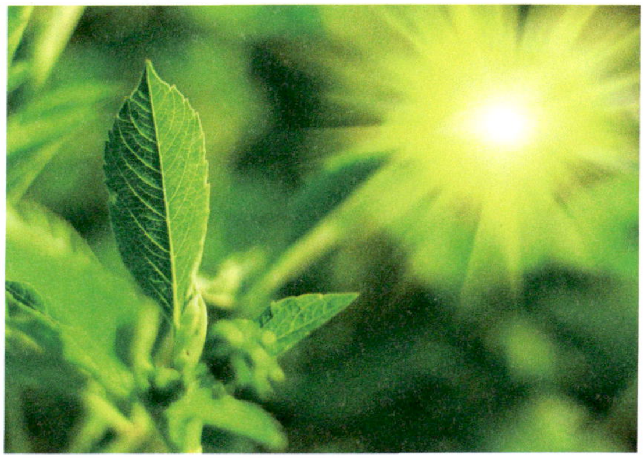

Licht

Licht ermöglicht Leben und Vegetation! Die Sonne ist die Quelle unseres Lichts, und unsere Biosphäre ist abhängig von ihren Strahlen. Sie liefert auch die nötige Energie für die Fotosynthese und das Wachstum der Pflanzen, denn diese transformieren und speichern so die Energie des Lichts. Im Zusammenspiel der Elemente des Lebens ergibt sich eine beeindruckende Vielfalt an Farbstoffen, Vitalstoffen, Kohlenhydraten, Eiweißen und Fetten. Tiere und Menschen verzehren die Pflanzen mit all diesen wertvollen und ernährenden Inhaltsstoffen, und das gespeicherte Licht wird bei der Verstoffwechselung wieder freigesetzt und bringt die nötigen Informationen in unseren Organismus, die wir brauchen, um unsere Zellen gesund zu erhalten und uns prachtvoll zu entwickeln. Im wundervollen Gefüge der Schöpfung hängt alles mit allem zusammen. Es ist für uns Menschen natürlich und notwendig, uns vorwiegend in der freien Natur aufzuhalten und uns auch die meiste Zeit dem Sonnenlicht auszusetzen. Doch in der modernen Gesellschaft leben und arbeiten Menschen meist tage-, wochen- oder monatelang hauptsächlich in geschlossenen Räumen und sind nur noch künstlichem Licht ausgesetzt. Da sich Sonnenlicht jedoch aus verschiedenen Energiearten zusammensetzt, die in Form von elektromagnetischen Wellen übertragen werden, sind künstliche Lichtquellen kein adäquater Ersatz für Sonnenlicht. Gehen Sie so oft wie möglich hinaus ins Tageslicht und in die Sonne! Wenn Ihre Augen schwächer zu werden scheinen, gehen Sie hinaus, lassen Sie Licht an Ihre Augen. Trainieren Sie Ihre Augen auch durch unterschiedliches Fokussieren von Pflanzen und Gegenständen, mal nah und dann wieder fern.

Was geschieht im Körper, wenn wir Sonnenlicht tanken?

- Die Körperfunktionen optimieren sich.
- Der Organismus wird mit Licht aufgeladen.
- Das Hormonsystem bekommt neuen Schwung.
- Vitamin D wird aufgebaut.
- Glückshormone werden freigesetzt.
- Die Sauerstoffversorgung verbessert sich.
- Die Milchsäure in den Geweben nimmt ab.
- Der Energielevel steigt an.
- Die Ausdauer nimmt zu.
- Die Muskelkraft erhöht sich.
- Der Blutdruck harmonisiert sich.
- Die Herzleistung wird gestärkt.
- Der Blutzucker harmonisiert sich.
- Die Immunkraft wird gestärkt.
- Die Sexualenergie wird gestärkt.
- Schaffenskraft und Kreativität nehmen zu.
- Stress kann besser bewältigt werden.
- Die Selbstheilungskräfte werden angeregt.

Wir brauchen direktes Sonnenlicht für all unsere Körperfunktionen und natürlich ganz besonders für die Synthese von Vitamin D. Aufgrund der Angewohnheit, permanent Sonnenschutz aufzutragen, ausgelöst durch die Angst vor Hautkrebs, ist allerdings mittlerweile ein weitverbreiteter Vitamin-D-Mangel festzustellen. Aber fehlt es uns an Vitamin D, schwächelt auch das Immunsystem. Das merken wir besonders in der lichtarmen Zeit von Oktober bis März, wenn die ganzen Erkältungsinfekte ihr Unwesen treiben. Verwenden Sie dann Vitamin D als Nahrungsergänzung, und gehen Sie in die Sonne, sobald Sie ein paar Strahlen erwischen können. Sonne ist ein Lebenselixier und ein Jungbrunnen, und wir brauchen sie jeden Tag, um gesund und vital zu bleiben!

Wasser

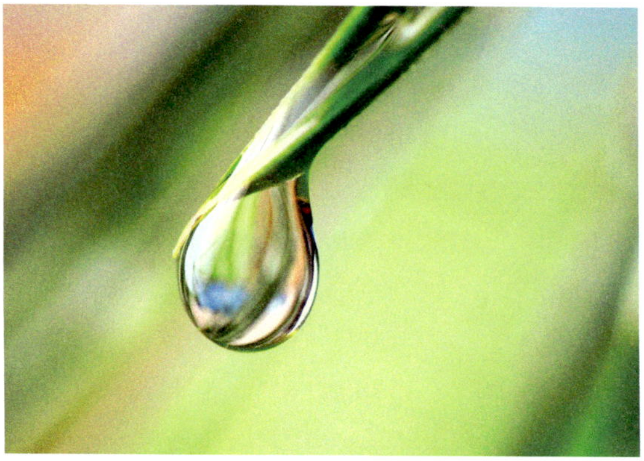

Wasser bedeutet Leben. Es fließt in den Flüssen und Meeren der Erde ebenso wie in Menschen, Tieren und Pflanzen. Es transportiert Stoffe, verdünnt, reinigt, neutralisiert, hält geschmeidig, schützt vor Austrocknung, unterstützt den Temperaturausgleich und vieles mehr. Wir selbst bestehen zu etwa zwei Dritteln (je nach Alter, Geschlecht und Individualität etwas mehr oder weniger) aus Wasser. Unser Körperwasser verteilt sich mit etwa 64 % auf den Intrazellularraum, mit etwa 28 % auf den Intravasalraum und mit 8 % auf den Extrazellularraum. Es befinden sich also ca. zwei Drittel unseres Körperwassers in den Zellen. Die optimale Konzentration von Molekülen und Ionen in den Körperflüssigkeiten wird in erster Linie durch Osmose gewährleistet. Die Aufnahme von Wasser wird durch unser Durstverhalten, das durch eine ungesunde Lebensweise längst nicht mehr optimal funktioniert, geregelt. Täglich scheiden wir Wasser über Urin, Stuhl, Atemluft und Schweiß aus und müssen frisches, reines Wasser aufnehmen. Dieses sollte mindestens 30 ml pro Kilogramm Körpergewicht ausmachen, allein schon, damit alle Körperfunktionen aufrechterhalten werden können. Es reicht dabei nicht aus, irgendetwas zu trinken, wir brauchen reinstes, bestes Wasser. Treiben wir viel Sport oder sind wir großer Hitze ausgesetzt, brauchen wir entsprechend mehr von diesem flüssigen Lebenselixier. Auch wenn wir entschlacken und entgiften oder abnehmen wollen, benötigen wir mehr Wasser. Wer ausreichend gutes Wasser trinkt, bleibt länger jung und sieht auch länger jung aus. Es wurde bereits viel über Wasser geforscht und noch mehr darüber geschrieben, z. B. von hervorragenden Autoren und Wissenschaftlern wie dem iranischen Arzt Fereydoon Batmanghelidj.

Mit dem technischen Fortschritt wurden unterschiedlichste Geräte entwickelt, z. B. zur Reinigung, Energetisierung oder Ionisierung von Wasser. Sang Whang, der Autor von »Der Weg zurück in die Jugend«, hat sich ebenfalls intensiv mit Wasser und der Forschung und Entwicklung von Wasser-Ionisatoren befasst, mithilfe derer man ein hervorragend gereinigtes und ionisiertes, also elektronenreiches, Wasser herstellen kann.

Viele Hersteller und Verkäufer sind davon überzeugt, dass ihre Art Wasser und ihre Geräte die besten sind. Angesichts der riesigen Informationsflut zum Thema sind viele Menschen total überfordert. Doch betrachten wir die Dinge aus ganzheitlicher Sicht, wird alles klar und einfach. Es gibt nicht das eine beste Wasser! Auch in der Natur ist Wasser nicht überall und zu jeder Zeit gleich. Es tritt selbst in unterschiedlichen Formen auf, flüssig, als Dampf oder zu kristallinen Strukturen gefroren. Wir sollten flexibel bleiben und das Wasser einmal so und ein anderes Mal wieder anders trinken, je nachdem, was uns gerade gefällt und was wir zur Verfügung haben. Natürlich ist es von größter

Bedeutung, sauberes Wasser zu trinken. Wir wünschen uns ein Wasser, das unsere Gesundheit fördert und unsere Körperfunktionen optimal unterstützt, das unseren Körper auf Zellebene jung und vital hält und auch unseren Geist erfrischt. Unser Körper neigt bei konventioneller Kost zur Übersäuerung, also brauchen wir basische Mineralien, die das Ungleichgewicht wieder ausbalancieren. So ist basisches Wasser auch immer beliebter und wichtiger geworden. Natürlich gibt es auch Wissenschaftler oder Autoren, die dagegen sind, basisches Wasser zu trinken, weil es die Verdauungssäfte beeinflusst. Es kommt immer darauf an, wie wir – ganzheitlich betrachtet – leben, uns ernähren, was wir trinken, ob wir übersäuert sind oder nicht, ob wir uns konventionell, vegetarisch, vegan oder roh-vegan ernähren oder eine Mischung davon. Fakt ist: Zu oder nach allen eiweißreichen Mahlzeiten sollte man mit dem Trinken von basischen Getränken etwas warten. Ansonsten kann uns basisches Wasser maßgeblich darin unterstützen, das innere und äußere Gleichgewicht wiederherzustellen. Man kann übrigens mit jeder Flüssigkeit die Verdauungssäfte so stark verdünnen, dass es die Verdauungskräfte schwächt.

Es ist auch von Bedeutung, wie gut das Verdauungssystem und der Stoffwechsel funktionieren und was Ihr Körper gerade in diesem Moment benötigt. Lernen Sie Ihren Körper kennen, und hören Sie ihm zu. Ihre Intuition wird Ihnen sagen, was Sie gerade wollen und brauchen und was nicht. Kein Wissenschaftler, kein Lehrer, kein Guru, kein Autor, kein Verkäufer und auch sonst niemand kann wissen, was Sie hier und jetzt wirklich brauchen. Betrachten Sie alles, was Sie hören, lesen und an Tipps und Ratschlägen erhalten als Möglichkeiten, die Sie für sich nutzen können – oder auch nicht. Lassen Sie sich Wege zeigen, aber wählen Sie nur die, die sich wirklich richtig anfühlen. Auch hier kann ich nur sagen: Es gibt so viele Sichtweisen und Aspekte von der Wahrheit, wie es Menschen gibt, und jeder sollte seine eigene finden und leben. Nur so kann das individuelle Potenzial verwirklicht werden.

Mein erstes Wasserreinigungsgerät war eine Umkehrosmose-Anlage, die ich heute noch besitze. Ich mag sie sehr, wie ein altes Familienmitglied. Wir gießen inzwischen vorwiegend unsere Pflanzen mit dem Wasser. Wenn ich früher Osmose-Wasser getrunken habe, gab ich immer basische Mineralien hinein, wie z. B. eine besondere Basen-Mineral-Mischung oder basische Tropfen, die den pH-Wert erhöhen. Später habe ich mir einen Ionisator zugelegt und kurz darauf noch ein Modell nach Sang Whang, bei dem mir die Filterleistung noch mehr zusagte. Das Wasser schmeckte noch frischer und extrem angenehm, es hatte eine ganz andere Energie, das war deutlich spürbar. Mit einem guten Wasser-Ionisator kann ich mir jede Art von Wasser selbst herstellen, z. B. nur gefiltertes Wasser, eine leichte Basenstufe oder stark basisches Wasser.

Nun ist es aber so, dass ich viel in der Weltgeschichte unterwegs bin, auf Messen, Vorträgen usw. Oft übernachte ich in Hotels und Ferienwohnungen. Wenn ich mit Ionisator und Rohrzange auftauchte, blickten mich die Vermieter erschrocken an. Zum Glück gibt es inzwischen mobile Tischfilter, die nicht nur extrem gut gefiltertes Wasser herstellen, sondern sogar Wasser im basischen Bereich mit gutem Redoxpotenzial, sodass ich unterwegs ein basisches, elektronenreiches »Jungbrunnen«-Wasser trinken kann, das auch freien Radikalen entgegenwirkt. Ich muss nur Leitungswasser durch den Filter fließen lassen. So wird selbst stark gechlortes Hotelwasser zu reinem, angenehmem Trinkwasser. Auf Reisen ist ein vielseitiger Filter auf jeden Fall empfehlenswert. Es fühlt sich einfach nicht gut an, belastetes, unangenehm schmeckendes oder riechendes Wasser zu trinken, sei es aus der Leitung oder aus der Plastikflasche. Seien Sie kritisch bei der Auswahl Ihrer Getränke und Nahrungsmittel! Alles, was Sie in Ihren Körper geben, wird ein Teil von Ihnen, es informiert Sie und beeinflusst Ihr System und Ihren Gesundheitszustand.

Erde

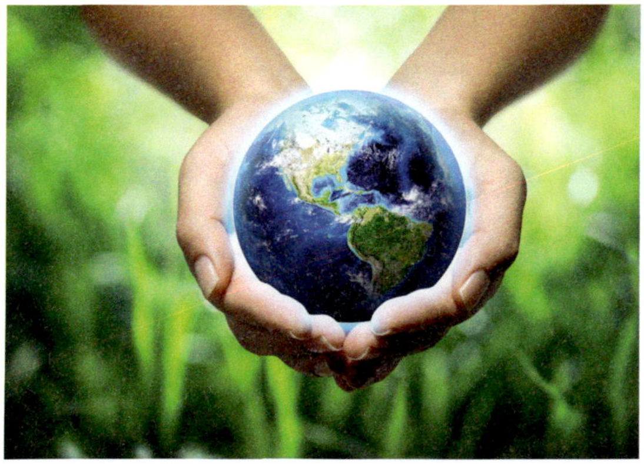

Das Element Erde besteht aus wertvollen Mineralstoffen und Spurenelementen, die auch den Pflanzen als Nahrung dienen. In Wasser gelöst können die Stoffe von Pflanzen aufgenommen und verstoffwechselt werden. Durch diesen Vorgang werden aus anorganischen Mineralien organische Mineralien, die dem Stoffwechsel unseres Organismus dann optimal vorbereitet zur Verfügung stehen. Wir brauchen die Erde und ihre Vielzahl an Mineralien und Spurenelementen als Basis unseres Lebens. Unser Skelett, das Bindegewebe, unsere Welt im Innen wie im Außen bestehen zu einem beachtlich großen Teil aus den Elementen der Erde. Gartenarbeit z. B. verbindet uns sehr stark mit der Erde und mit den Pflanzen, die alle Grundelemente des Lebens transformieren, um sie letztlich auch an uns weiterzugeben. Gehen Sie ruhig öfter barfuß über die Erde, über Steine und Felsen, Kies und Sand, und dann wieder über Gras. Erleben Sie die Energie der Elemente, und spüren Sie die wundervolle Verbindung zu allem, was ist. Dieses Erleben und Sichverbinden, trägt erheblich zur Erdung und zur Wiederherstellung des Gleichgewichts bei!

Natürlich können wir Erde auch trinken und zwar in Form von fein zermahlenen Mineralien, Steinen und Erden, die wir Heilerden nennen. Es gibt sie in unterschiedlichsten Arten. Feine, essbare Heilerden haben eine sehr große Oberfläche und können hervorragend zur Bindung von Giftstoffen verwendet werden, ähnlich wie Kohle. Eine gute Heilerde gehört in jede Hausapotheke und sollte in Fastenzeiten oder bei einer Ernährungsumstellung immer griffbereit sein. Wenn ungewohnte Speisen das Verdauungssystem überfordern oder einen mächtigen Blähbauch verursachen, ist es gut, schluckweise ein Glas Wasser zu trinken, in dem ein Teelöffel Heilerde aufgelöst wurde. Schnell ist dann wieder alles im grünen Bereich.

Weitere Lebensbedürfnisse

Schlaf steht ganz vorne an, wenn es um das Thema Jungbrunnen und Lebenselixier geht! Die Auswertung von Vitalstoffen sowie sämtliche Reparatur-, Regenerations-, Wachstums- und Verjüngungsprozesse finden vorwiegend im Schlaf statt. Wer nicht genug schläft, kommt diesbezüglich zu kurz, was sich deutlich auf die Qualität und die Dauer des Lebens auswirkt. Schlaf ist ein großes Thema, das für sich allein schon ein Buch füllen könnte. Auf den Punkt gebracht ist zu sagen: Schlafen Sie grundsätzlich mindestens sieben, besser acht Stunden pro Nacht (etwa 22.00–6.00 Uhr), damit das Lebensbedürfnis Schlaf wirklich optimal erfüllt ist. Alles darunter und darüber bringt uns aus dem natürlichen Gleichgewicht! Wenn wir wissen, was unser Körper an Nahrungsmitteln, Informationen und Nährstoffen benötigt, sollten wir uns darum bemühen, auch alle anderen essenziellen Bedürfnisse des Lebens zu erfüllen und ganzheitlich Voraussetzungen für Gesundheit zu schaffen, damit wir physisch, psychisch, mental und emotional im Gleichgewicht sind, wachsen und erblühen und uns schließlich ganz individuell selbst verwirklichen können. Das Ergebnis ist dann im wahrsten Sinne des Wortes ein erfülltes Leben.

Überprüfen Sie einmal die folgende Liste, ob Sie alle Punkte so gut wie möglich als erfüllt ansehen.

- Selbstbetrachtung > Selbsterkenntnis > Selbstvertrauen > Selbstliebe > Selbstverwirklichung
- ausreichend Schlaf für Regenerationsprozesse
- innere und äußere Sauberkeit
- Ruhe, Entspannung und regelmäßige Erholungspausen
- ausreichend Bewegung an der frischen Luft und in der Sonne
- Ausdauersport im Wechsel mit Muskeltraining
- ein naturgesundes, funktionierendes Lebensfundament
- ein giftfreies, gesundes, gemütliches Heim, das Geborgenheit vermittelt
- eine liebevolle Familie und/oder liebenswerte Menschen im nahen Umfeld
- ein friedvolles Miteinander
- soziale Kontakte, die uns Freude bereiten
- eine sinnvolle Arbeit, von der wir gut leben können
- kreative Beschäftigung sowie Raum und Zeit dafür
- intellektuelle und spirituelle »Nahrung«, auch im Austausch mit Gleichgesinnten
- Sport, Spaß und Spiel mit Gleichgesinnten
- freien Energiefluss auf allen Ebenen
- unbegrenzte Wachstumsmöglichkeiten
- eine saubere, funktionierende Umwelt
- eine harmonische Symbiose mit allem, was ist

Sie können die Liste selbst noch erweitern, wenn Ihnen weitere wichtige Lebensbedürfnisse einfallen. Bemühen Sie sich, alle Bedürfnisse zu erfüllen, die in Ihrem Einflussbereich liegen. Nehmen Sie sich eine Baustelle nach der anderen vor. Selbst wenn nicht alles gleich perfekt funktioniert, es lohnt sich, mit der Arbeit zu beginnen. Mit der Zeit wendet sich alles wie von selbst zum Besten. Jedoch muss man den Weg erst einmal sehen und ihn begehen, damit das Gesetz von Ursache und Wirkung sowie das Gesetz der Anziehung den Rest zum angestrebten Erfolg beitragen können. An den großen Baustellen, die uns alle betreffen, arbeiten wir, jeder für sich selbst und ALLE GEMEINSAM.

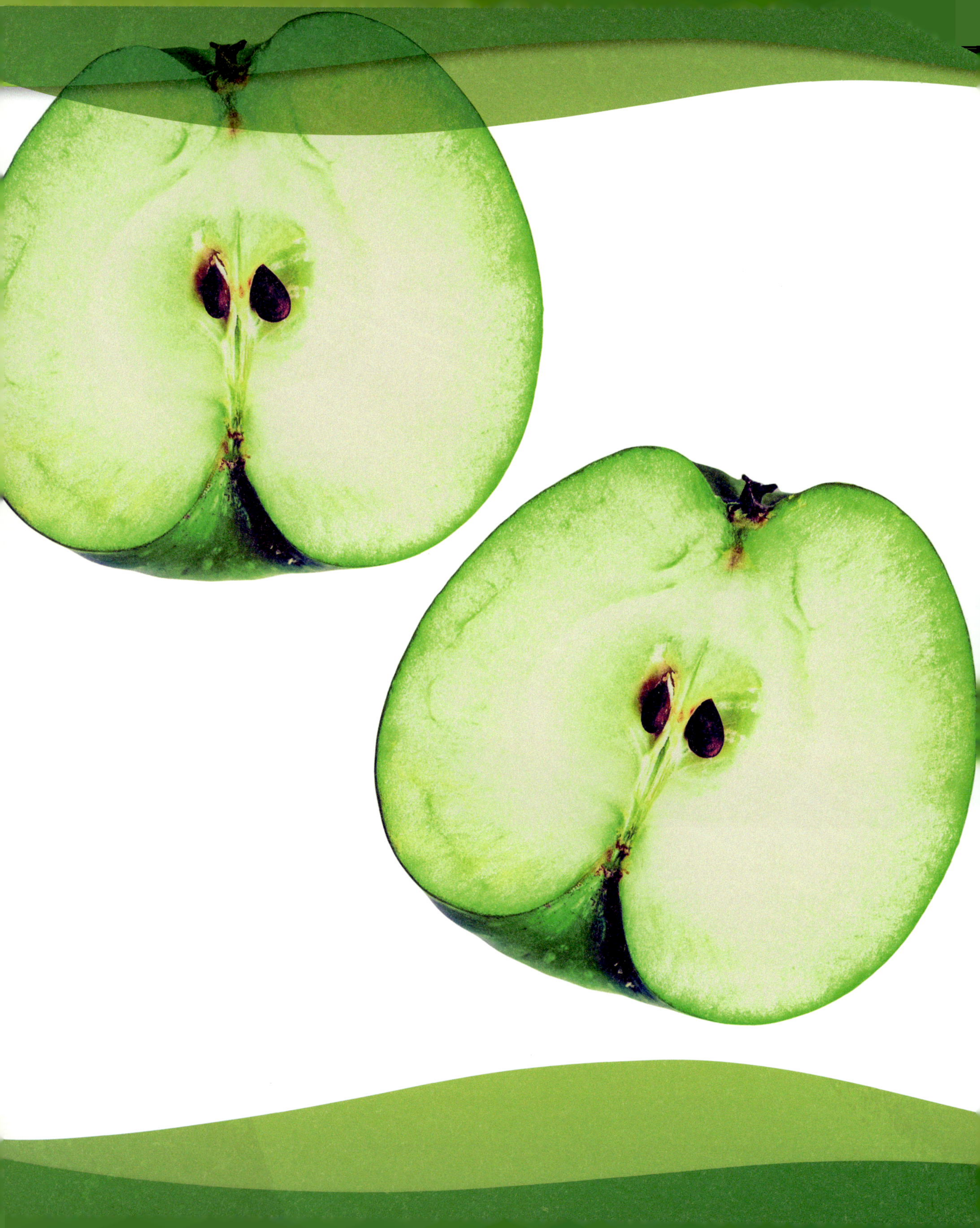

DIE KUNST der ZUBEREITUNG veganer Vitalkost

Die Vitalkost-Küche

Wer gleich voll in die vegane Vitalkost-Ernährung einsteigen möchte – egal, wie hoch der Rohkost-Anteil in den täglichen Mahlzeiten dabei ausfällt –, braucht ein gewisses Equipment für die Zubereitung. Wer sich die favorisierten Geräte der Rohkost-Zubereitung leisten kann, hat es leicht, die feinsten Konsistenzen zu schaffen und die schnellsten und besten Ergebnisse zu erzielen. Wer auf günstige Geräte ausweichen muss, wird aber ebenso ans Ziel kommen. Die Zubereitung dauert dann einfach ein bisschen länger. Lassen Sie sich also nicht entmutigen, wenn Sie noch nicht über die passenden Geräte verfügen. Versuchen Sie sich zuerst mit dem, was Sie haben. Die Zubereitung von veganer Vitalkost ist eine sehr erfreuliche und kreative Beschäftigung. Ihr Essen wird Ihnen immer gelingen, auch mit ganz einfachen Mitteln und Zutaten. Sie müssen nur über ein bisschen Grundlagenwissen verfügen, dann ist alles ganz einfach. Dieses Wissen und die Motivation, selbst kreativ zu werden, möchte ich Ihnen mit diesem Buch vermitteln.

Mit der Zeit können Sie sich nach und nach Profi-Geräte zulegen. Wenn Sie z. B. Geburtstag oder Weihnachten feiern und Gäste einladen, schreiben Sie eine Wunschliste, dann können Ihre Gäste anstatt irgendwelcher Geschenke, die Sie nicht wirklich brauchen, für ein großes Geschenk zusammenlegen, das auf Ihrer Wunschliste steht. Oder Sie halten nach gebrauchten Geräten Ausschau, die oft günstig zu erstehen sind. Mit der Zeit wird Ihre Küche immer besser ausgerüstet sein. Lassen Sie sich die Zeit, die es braucht, und beginnen Sie mit dem, was Sie schon haben. Improvisieren geht immer und ist auch von größter Bedeutung. Wer das beherrscht, kann sich immer und überall selbst helfen!

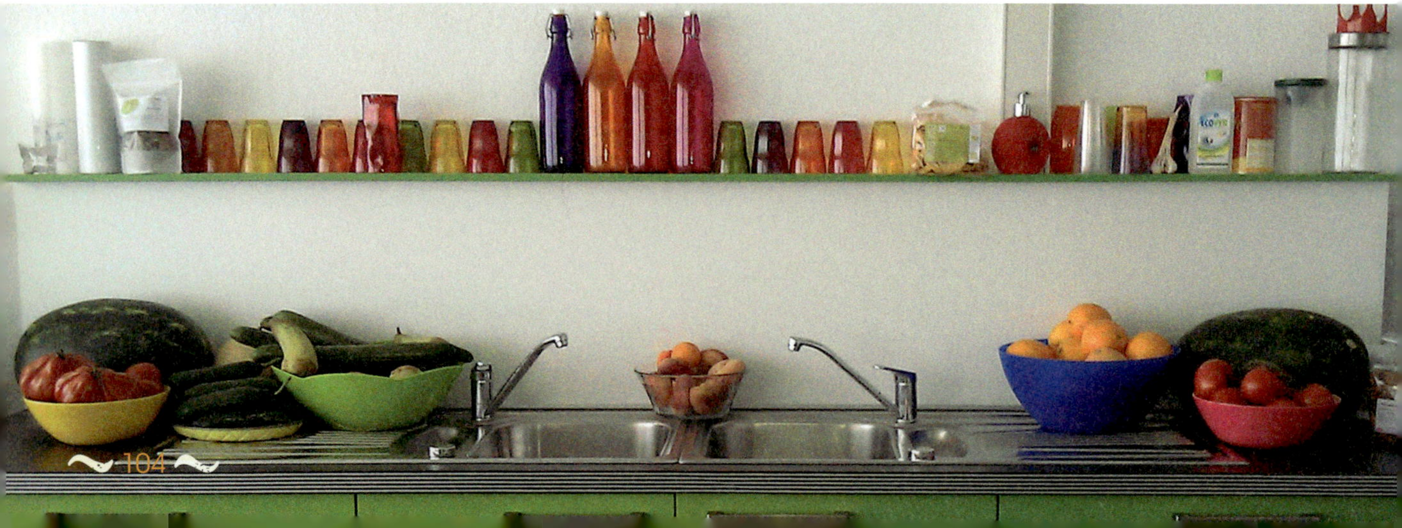

Ein ganz wichtiger Tipp:
Egal, was Sie sich im Leben vornehmen, schieben Sie es niemals vor sich her, bis Sie denken, dass alle Voraussetzungen für den Erfolg geschaffen sind, wie z. B. »Ich beginne mit der Vitalkost-Zubereitung, wenn ich alle dazu nötigen Geräte zur Verfügung habe«, »wenn ich wieder etwas mehr Zeit für mich selbst habe« oder »wenn meine Familie sich bereit erklärt mitzumachen«. Wer wirklich etwas in seinem Leben erreichen möchte, nimmt das, was gerade da ist, und beginnt mit seinem Vorhaben im Hier und Jetzt. Alles andere, was noch gebraucht wird, kommt nach und nach automatisch dazu, denn auch hier gilt: Der Weg ist das Ziel. Wer sich nicht auf den Weg macht, kann auch nicht am Ziel ankommen. Und ist man erst einmal auf dem Weg, geht es ganz von selbst weiter. Also haben Sie Mut, und beginnen Sie alles, was Ihnen wichtig erscheint, jetzt, auch wenn nicht alles gleich perfekt ist. Denn aus dem, was wir heute denken und tun, erschaffen wir unser Morgen. Wollen wir ein besseres Morgen, müssen wir es heute schon vorbereiten!

Geräte für die Vitalkost-Küche

Mixer

Das erste Gerät, das ich Ihnen als Anschaffung empfehlen möchte, ist ein starker Mixer. Wenn Sie nur einen schwachen Mixer haben, nehmen Sie diesen, und schneiden Sie die Zutaten vorher sehr klein, damit das Gerät nicht überbeansprucht wird. Es ist gut, wenn ein Mixer über eine Abschaltautomatik verfügt. Falls er zu heiß läuft, verhindert dies ein Durchbrennen des Motors.

Für wirklich glatte Smoothies ist ein leistungsstarker Mixer eine große Hilfe. Für Nüsse, harte Wurzelgemüse usw., die ohne Wasserzusatz gemixt werden sollen, würde ich eher eine Küchenmaschine mit einem S-Messer verwenden oder einen sehr starken Mixer, wie z. B. VitaMix, Bianco, BlendTec oder Revoblend. Hier ist die Auswahl an passenden Geräten sehr groß. Sie können die Zutaten auch erst in einem Food-Prozessor zerkleinern und dann in den Mixer geben. Auf diese Weise schafft auch ein schwächeres Gerät eine einigermaßen glatte Konsistenz. Starke Mixer können allerdings die Nährstoffe besser aufschließen, und die Anschaffung lohnt sich auf jeden Fall, da leistungsschwächere Mixer bei unseren Ansprüchen leicht kaputtgehen. Greifen

Sie also lieber zu einem starken Gerät, denn aus ganzheitlicher Sicht und langfristig betrachtet ist eine Investition in beste Qualität stets von Vorteil!

Einen Mixer brauchen Sie zur Herstellung von Smoothies, Shakes, Energiedrinks, Suppen, Soßen, Mayonnaisen, Nussbuttern, Nusskäsen, Eiscremes, Sorbets, Kuchen, Torten, Babynahrung, Heilnahrung, Breien, Puddings usw. Für mich ist der Mixer das wichtigste Küchengerät überhaupt. Fein gemixte Rohkost kann der Körper leicht aufnehmen, denn die Nährstoffe liegen bereits aufgeschlossen zur Verstoffwechselung vor. So können sich sogar Menschen mit schlechten Zähnen oder Problemen mit den Verdauungsorganen mit veganer Vitalkost ernähren. Sportbegeisterte und gesundheitsbewusste Menschen mixen sich immer gern ihren individuellen Energiedrink oder ihre roh-veganen Proteinshakes aus frischen Komponenten, Superfoods und Nahrungsergänzungsmitteln. Auch dafür ist der Mixer das optimale Gerät und aus der Küche kaum noch wegzudenken.

Kleine Mixer für kleine Mengen, für unterwegs und fürs Büro

An kleineren Mixern gibt es z. B. Personal-Blender mit Mixaufsatz und Mahlaufsatz, mit dem man im Handumdrehen einen Smoothie, ein Süppchen, Pesto, eine Soße oder eine Gewürzmischung zubereiten kann. Die handlichen Geräte kann man auch mit auf Reisen nehmen und in jedem Büro oder Hotelzimmer einsetzen. Solche kleinen Mix- und Mahlgeräte gibt es auch im Elektrofachhandel unter verschiedenen Bezeichnungen und von verschiedenen Firmen. Achten Sie immer auf gutes Material und auf einen starken Motor, der eine gute Leistung hat. Denken Sie daran: Billigplastik ist gesundheitlich bedenklich und geht schnell kaputt.

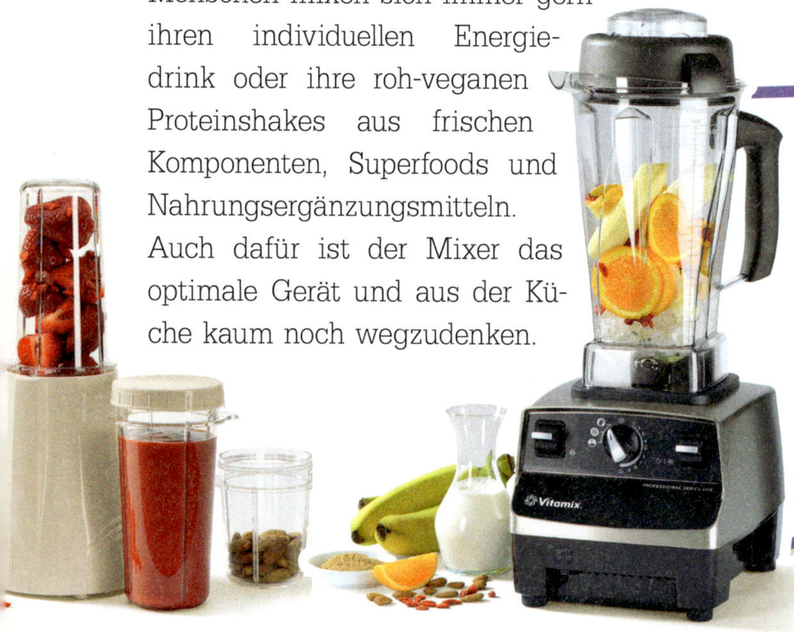

Tipp: Oft ist es schwierig, den Inhalt des Mixers komplett zu entnehmen. Das gelingt aber mit einem schmalen Teigschaber mit langem Stiel. Mit einer Stielbürste für Geschirr bekommen Sie den Mixer wieder wunderbar sauber, auch im Bereich der Messer.

Küchenmaschine zum Zerkleinern / Food-Prozessor

Hierbei handelt es sich um ein Gerät mit einem S-Messer, das sich im Kreis bewegt. Damit lassen sich Gemüse, Früchte, Kräuter, aber auch Nüsse und Samen in unterschiedlichste Konsistenzen zerkleinern, bis hin zu Pasteten oder Nuss-Frucht-Teigen. Es gibt diese Geräte als Zerkleinerer mit S-Messer oder als Food-Prozessor mit verschiedenen Aufsätzen, mit denen man auch raspeln oder Scheiben und Schnitze schneiden und manchmal sogar Zitrusfrüchte auspressen kann.

Mit einem Food-Prozessor stellen Sie verschiedene Gemüsegerichte, Kuchen- und Plätzchenteige, roh-veganen Spinat und viele andere Zutaten her. Solche Geräte verkürzen die Arbeitszeit bei der Zubereitung erheblich, und man kann auch schnell größere Mengen herstellen oder besonders feine Konsistenzen erreichen. Wenn Sie weniger Zeit zum Zubereiten brauchen, haben Sie mehr Zeit für ein gemütliches und genussreiches Essen, selbst im hektischen Arbeitsalltag, wenn die Pausen nur kurz sind.

Wenn Sie keine Küchenmaschine besitzen, tut es anfangs auch ein V-Hobel oder eine Raspel mit verschiedenen Aufsätzen, sofern es nicht um das Zerkleinern von Krautigem und Blättern geht. Die besseren Raspeln und Hobel haben meist ein Schutzteil, auf das das Gemüse aufgesteckt wird, damit man nicht direkt mit den Fingern an die Messer kommt.

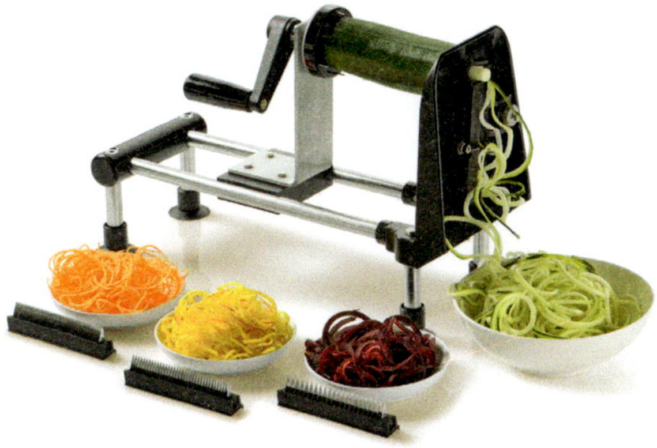

Lebensmitteltrockner / Dehydrator

Mit einem Lebensmitteltrockner können wir nicht nur frische Gerichte zubereiten, auch Übriggebliebenes kann weiterverarbeitet und für einige Zeit haltbar gemacht werden. Stellen Sie sich leckere Fruchtleder, Kekse, Plätzchen, Cracker, BroHte, Pizzen und Kuchen her, indem Sie die Rohkost bis maximal 42° Celsius erwärmen und/oder dehydrieren. Mariniertes Gemüse, Gemüsespießchen, vegane Hackbällchen auf Nuss- oder Sonnenblumenkernbasis, Chips und allerlei rohköstliches Knabberzeug gelingen auf diese Weise unkompliziert. Die Anschaffung eines Dehydrators ist auf jeden Fall lohnenswert. Sie können anfangs auch im Backofen bei Umluft und einer Temperatur bis maximal 50° Celsius trocknen. Stecken Sie dabei aber einen Kochlöffel in die Tür, sodass sie etwas offen bleibt. Energieeffizient ist das jedoch auf Dauer gesehen nicht, mit einem Dehydrator ist Ihr »ökologischer Fußabdruck« deutlich kleiner.

Auch bei den Dehydratoren gibt es unterschiedliche Modelle. Die Rezepte für dieses Buch habe ich alle mit dem Excalibur, der über neun Einschübe verfügt, entwickelt. Für mich ist er aktuell das optimale Gerät, was Effizienz, Trockendauer und Qualität des fertigen Trockenguts angeht. Es gibt auch viele andere gute Geräte auf dem Markt, und derzeit entwickeln noch viele Firmen neue Geräte. Sehen Sie sich einfach alles an, und entscheiden Sie sich intuitiv für das Gerät, das Sie am meisten anspricht. Wenn Sie unsicher sind, fragen Sie jemanden, der schon Erfahrung mit dem Gerät hat. Wenn Ihnen die Rezepte mit Ihrem Trocknermodell nicht gelingen, experimentieren Sie ein bisschen, und trocknen Sie das Trockengut längere Zeit oder nehmen Sie es früher heraus. Wenn wir mit Naturstoffen arbeiten, müssen wir stets flexibel bleiben, da die Ergebnisse niemals gleich sind und jedes natürliche Material seine Eigenheiten aufweist.

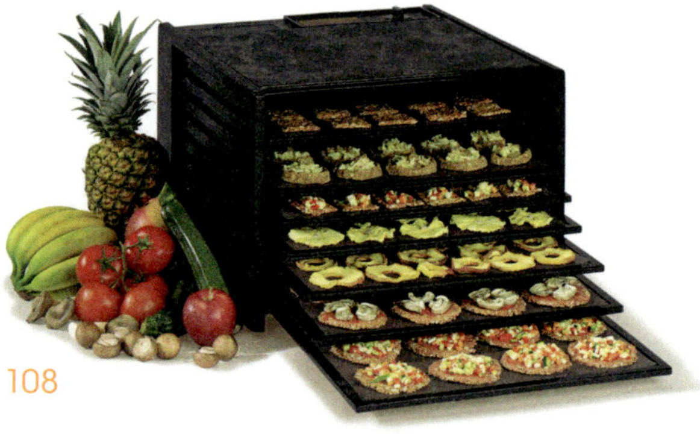

Eismaschine

Eine Eismaschine muss man nicht unbedingt haben, aber wer Eiscremes und Sorbets mag, erleichtert sich das Zubereiten damit erheblich. Suchen Sie sich ein Gerät aus einem umweltfreundlichen Material aus, das ohne größere Umstände verwendet und gereinigt werden kann.

Küchenwerkzeuge

Für die Vitalkost-Küche brauchen wir viele Werkzeuge, die wir auch sonst in der Küche verwenden. Kunststoffschüsseln und -werkzeuge sind heutzutage kaum noch aus unserer Welt wegzudenken. Jedoch wissen wir inzwischen alle, dass Kunststoffe durch Abnutzung, Temperatureinwirkung und Strahlung bedenkliche Substanzen freisetzen können, die dann durch Getränke und Nahrung in unseren Organismus geraten und Schaden anrichten können. Natürliche Materialien schonen die Umwelt, Pflanzen und Tiere, auch langfristig gesehen! Bemühen Sie sich stets, nur Geräte und Produkte aus gut geprüften und lebensmittelechten Kunststoffen zu kaufen, und gehen Sie ordnungsgemäß mit ihnen um. Und auch hier gilt: Qualität hat ihren Preis. Billigprodukte erkennen Sie leicht am Plastikgeruch, der unter Hitzeeinwirkung noch schlimmer wird. Sie zerkratzen und zerbrechen auch leicht und landen daher schnell im Müll, was wiederum zur Umweltbelastung beiträgt. Am besten wäre es, Sie verwenden Glasschüsseln, Edelstahl, Keramik, Holz, Bambus, Bio-Einweg-Produkte usw.

Dokumentarfilme zum Thema wie »Plastic Planet« und ähnliche kann ich nur empfehlen! Wenn wir schon beim Plastik und beim Schutz unserer Umwelt sind: Auch im Garten sollten wir so wenig wie möglich Kunststoffe verwenden, da sie dort rund um die Uhr unterschiedlichsten Witterungseinflüssen, Hitze und Sonnenstrahlen ausgesetzt sind, die den Kunststoff angreifen und zerfallen lassen. Die freigesetzten Gifte können dann in den Boden und in unsere Pflanzen eindringen.

Doch zurück zu den Werkzeugen der Rohkost-Küche. Wichtig ist ein Sortiment von guten, scharfen Messern, weil wir damit am schonendsten zubereiten. Die Anschnitte sind glatt und zerreißen das Nahrungsmittel nicht unnötig. So kommt es zu weniger Oxidation. Keramikmesser eignen sich besonders gut zur Vitalkost-Zubereitung.

Um die Rezepte aus diesem Buch zuzubereiten, sind folgende Utensilien von Vorteil:

- Zitruspresse, manuell und/oder elektrisch
- scharfe Messer in unterschiedlichen Größen
- ein Sparschäler
- Julienneschneider, Spiralschneider
- Gewürzmühlen
- Raspel
- V-Hobel mit verschiedenen Aufsätzen
- Zestenreißer
- Ananasschneider
- Kirschentsteiner
- Nussknacker
- Schneebesen
- Teigschaber
- spachtelähnliche Werkzeuge
- Garnier-Set
- Ausstechförmchen
- Silikonförmchen
- Schokoladen- und Pralinenförmchen
- Springform für Kuchen
- Randformen für Kuchen, rechteckig, rund oder Herzform
- normale Formen für Tortenböden
- scharfe Scheren in verschiedenen Größen
- Zickzack- oder Wellenschere
- Kräuterschere
- Keimschalen und Sprossengläser
- Messbecher
- Glas- und Keramikschüsseln in unterschiedlichsten Größen
- Glaskaraffen für Wasser, Säfte und Smoothies
- natürlich auch Geschirr

Nahrungsmittel und Rohstoffe

Tipps zur Beschaffung von Nahrungsmitteln und Rohstoffen

! Unsere Lebensmittel sollten möglichst frisch sein, mindestens unbehandelt, besser noch in Bio-Qualität, aus dem eigenen Garten und aus unbelastetem Wildwuchs.

! Kaufen Sie am besten in Bioläden und Reformhäusern, Biomärkten, Bioabteilungen in Supermärkten oder auf Wochenmärkten ein. Auf dem Wochenmarkt erhalten Sie saisonale Waren direkt vom Erzeuger. Auch beim Händler Ihres Vertrauens oder bei Frische-Versandhändlern im Internet können Sie zugreifen.

! Ein türkischer Obst- und Gemüsehändler in meiner Gegend besorgt mir auf Bestellung auch gern größere Mengen Bioware direkt vom Großmarkt. Saisonal hat er auch getrocknete Nahrungsmittel aus Wildwuchs aus seiner Heimat und Produkte aus frischer Ernte von Erzeugern aus unserer Region. Fragen Sie die Händler ruhig, ob sie Produkte in ihr Sortiment aufnehmen oder extra für Sie besorgen. Lassen Sie sich auch neue Produkte zeigen, so bleibt Ihre Speisekarte immer interessant und wird niemals einseitig oder gar langweilig.

! Da oft auch Biofelder neben Autobahnen zu finden sind und Wildpflanzen an Stellen wachsen können, an denen unterschiedlichste Umweltbelastungen vorliegen oder Hunde ihr Geschäft verrichten, ist es empfehlenswert, seine Produkte nicht immer von demselben Händler zu beziehen oder an den gleichen Stellen zu sammeln. Unterstützen Sie mehrere Händler, kaufen Sie auf verschiedenen Märkten und in unterschiedlichen Geschäften ein. Sammeln Sie Kräuter und Wildkräuter an verschiedenen Stellen. So beugen Sie einer einseitigen Vitalstoffversorgung und eventuellen Giftansammlungen vor. Eine richtig gute Option ist der eigene Garten, da wissen Sie, was drin ist und was drauf kommt!

Tipps zum Einkauf und zur Lagerung

! Grüngemüse, Blattsalate und Kräuter sollten immer frisch und knackig aussehen. Sind sie welk, können Sie nicht mehr viel damit anfangen, außer sie vielleicht zu trocknen und zu pulverisieren. Mit selbst gemachtem Grünpulver können Sie im Winter das fehlende Grün ersetzen. Kaufen Sie also nur frisch und saftig aussehende Ware ein, wenn Sie Wert auf beste Qualität und höchstmöglichen Vitalstoffgehalt legen.

! Obst, das Sie gleich zu verzehren gedenken, sollte reif sein, weil es sonst leicht zu Verdauungsproblemen und Übersäuerung kommen kann. Lagern Sie Früchte nebeneinander, und gehen Sie schonend mit ihnen um. An Druckstellen faulen Früchte schnell. Im Sommer schützen Sie Früchte unbedingt vor Fruchtfliegen. Legen Sie unreife Früchte zu reifen, z. B. reifen Bananen, dann reifen sie schneller nach. Jedoch reifen nicht alle Früchte nach, die zu früh und unreif geerntet und behandelt wurden, damit sie lange Transportwege überstehen. Vermeiden Sie unbedingt den Genuss von unreifen und behandelten Früchten!

! Beeren sind das leckerste und gesundheitsförderndste Obst aus unseren Regionen. Allerdings sind sie sehr empfindlich und sollten möglichst bald nach der Ernte verspeist werden. Sie haben sicher schon erlebt, dass bei einer Schale frischer Beeren die unteren angeschimmelt waren. Schauen Sie beim Kauf also immer genau hin, auch auf der Unterseite. Nehmen Sie die Beeren zu Hause gleich aus der Schale, und verwerten Sie sie am besten sofort. Den größten Wert haben Beeren für uns, wenn sie regional, saisonal und frisch geerntet auf den Tisch kommen. Um das ganze Jahr diese wertvollen Lebensmittel zur Verfügung zu haben, lohnt es sich, sie entweder zu trocknen oder einzufrieren. Sie verlieren zwar einen kleinen Teil ihrer Vitalstoffe, aber bei ihrem Vitalstoffreichtum fällt das nicht stark ins Gewicht. Der Vitalstoffgehalt ist immer noch deutlich höher als bei frischer Ware, die aus fernen Regionen importiert wird und lange Transportwege hinter sich hat.

! Nüsse sollten Sie immer gut verpackt aufbewahren, am besten vakuumiert, kühl und dunkel, aber nicht im Kühlschrank. Ohne Schale werden Nüsse leicht ranzig und können gesundheitsschädigende Aflatoxine entwickeln. Je frischer Nüsse sind, desto besser! Das Einweichen von Nüssen, je nach Art etwa 12–24 Stunden, macht sie wesentlich leichter verdaulich. Man kann sie danach auch wieder zurücktrocknen, dann haben Sie »aktivierte« Nüsse.

! Samen sollten ebenfalls immer kühl, dunkel und sicher verpackt werden, damit sie nicht von Lebensmittelschädlingen befallen werden. Am besten in Gläsern mit dichten Schraubverschlüssen. Mehlmotten z. B. sind echte Plagegeister. Überprüfen

Sie regelmäßig Ihre Vorräte, denn oftmals entpuppen sich eingeschleppte Schädlinge in bereits kontaminierten, verpackten Cerealien, fressen sich durch die Tüten und vermehren sich ungestört.

! Wurzelgemüse kann längere Zeit gut in Erde aufbewahrt werden, ansonsten sollte man es auch kühl und dunkel lagern. Stecken Sie es nicht in Plastik, sonst schimmelt es leicht. Wenn Wurzelgemüse nicht verwendet wird und wieder austreibt, kann man es in einen Blumentopf oder in den Garten eingraben und der Pflanze die Gelegenheit geben, zu wachsen und ihre Bestimmung zu erfüllen.

! Frisch geerntetes Grün, Wildkräuter, Blätter, Gräser und Blüten können Sie in einer Frischhaltebox im Kühlschrank aufbewahren, die mit einem feuchten Baumwolltuch oder Ähnlichem ausgelegt ist. So hält sich das Grün mehrere Tage lang frisch.

! In der Rohkostszene ist es auch üblich, Kräuter und Wildkräuter nicht zu waschen, damit sie noch ein bisschen Vitamin B12 von den Bodenbakterien an sich tragen. Ich spüle alles mindestens einmal unter fließendem Wasser ab oder lege es einige Minuten in basisches oder saures Wasser. Danach schleudere ich es kurz trocken, dann verwende ich es. Wenn Sie ein bisschen Vitamin B12 aus der pflanzennahen Gartenerde möchte, können Sie ja eine Messerspitze Gartenerde entnehmen und Ihrem Essen hinzufügen. Zumindest ist somit sichergestellt, dass keine Parasiteneier oder andere Kontaminationen aufgenommen werden. Es gibt unter Parasiten ganz schön resistente Vertreter. Seit eine Freundin auf ihren In- und Auslandstouren wildes Grünzeug direkt ungewaschen gegessen und sich dadurch Parasiten eingefangen hatte, halte ich das Thema wirklich für erwähnenswert. Meine Freundin ist damals extrem abgemagert und hat etwa drei Monate gebraucht, um die Parasiten loszuwerden und wieder zu Kräften zu kommen. Einige Rohköstler werden nun behaupten, sie essen schon immer alles ungewaschen, und es ist nie etwas passiert. Das kann durchaus sein, ich habe auch schon vieles ungewaschen gegessen, und es ist nie etwas passiert. Wer ein gutes Immunsystem hat und nicht total gestresst und überarbeitet ist, hat gute Chancen, dass sein Körper mit allen »Gästen« klarkommt. Wer stark, gesund und in Balance ist mit einem richtig starken Immunsystem, kann sich viel mehr zutrauen und wird auch mit fast allem fertig. Hören Sie einfach auf Ihre Intuition, dann machen Sie es richtig!

! Sprossen und Keimlinge sollten immer frisch gezogen werden und täglich mehrmals gespült, bis sie das gewünschte Stadium erreicht haben. Nach der Ernte können Sie sie bis zu einer Woche im Kühlschrank aufbewahren.

Grundzutaten

Die Grundzutaten für die vegane Vitalkost-Küche bestehen größtenteils aus frischen, rohen Nahrungsmitteln wie Obst, Gemüsefrüchten, Gemüse, Stängeln, Kraut, Blättern, Blüten, Knollen, Wurzeln, Nüssen, Samen und Keimlingen. Des Weiteren können wir getrocknete, marinierte, fermentierte und gefrorene roh-vegane Nahrungsmittel verwenden, die wir entweder selbst hergestellt haben oder aus dem Bio- und/oder Rohkosthandel beziehen.

Naturgesunde Süßungsmittel

Meist verzichte ich auf Süßungsmittel, da die natürlichen Nahrungsmittel von sich aus alles mitbringen, was wir brauchen, und weil sie so möglichst unverfälscht ihre Informationen und Vitalstoffe an uns weitergeben können. Wenn ich zusätzliche Mittel zum Süßen in den Rezepten nenne, dann vorwiegend solche, die entweder im natürlichen Verbund vorliegen, oder Stoffe, die aus natürlichen Produkten schonend gewonnen werden und unsere Gesundheit nicht negativ beeinflussen.

Xylitol, Birkenzucker genannt, gehört zu den Zuckeraustauschstoffen (Zuckeralkohole), die aus natürlichen Rohstoffen gewonnen werden. Es schmeckt nicht ganz so süß, aber ähnlich neutral wie Zucker, jedoch angenehmer mit einem leicht kühlenden Effekt. Xylitol enthält weniger Kalorien als Zucker und wird auch langsamer ans Blut abgegeben, was keine Blutzuckerschwankungen verursacht. Es lässt sich ohne die Hilfe von Insulin verstoffwechseln und eignet sich somit auch für Diabetiker. Wenn wir an das Säure-Basen-Gleichgewicht denken, dann zeichnet sich Xylitol dadurch aus, dass es nur sehr schwach säurebildend ist und damit auch nicht den Zähnen schadet. Es gehört zu den gesundheitlich am wenigsten bedenklichen Zuckerarten, und ich experimentiere derzeit viel damit. Fein gemahlen ergibt es sogar einen wunderbaren Puderzucker und mit Vanille vermischt einen hervorragenden Vanillezucker.

Kokosblütensirup wird aus dem Saft der frischen Kokosblüten gewonnen und – jedenfalls in der Herstellung von Dr. Goerg – bei nur 60°–70°Celsius eingedickt. Kokosblütenzucker entsteht, wenn Kokosblütensirup so lange weitererhitzt wird, bis er auskristallisiert. Sowohl Kokosblütensirup als auch Kokosblütenzucker sind reich an Mineralstoffen und Spurenelementen und haben einen sehr niedrigen Glykämischen Index und ebenfalls einen sehr niedrigen Fruktosegehalt. Daher gehören auch sie zu den hochwertigsten, gesunden Zuckerarten. Wenn auch nicht in Rohkostqualität, dann doch sehr sorgfältig und schonend hergestellt. Beides ist eine gute Alternative, auf die man bei bestimmten Rezepten einmal zugreifen kann.

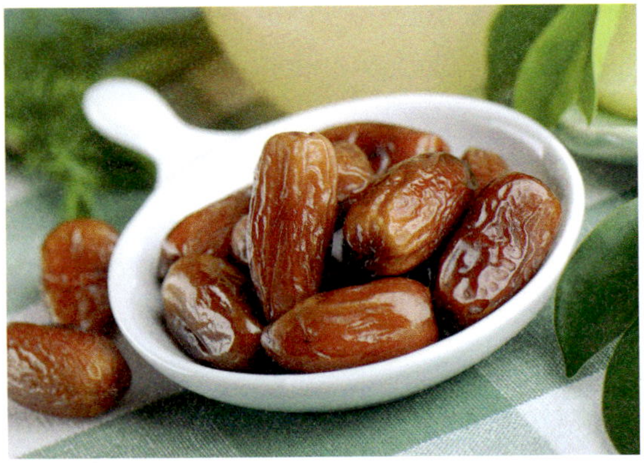

Datteln sind KEINE Dickmacher und enthalten reichlich Kalium, Eisen und Zink und sogar B-Vitamine und Tryptophan. Ihr hoher Zuckeranteil sorgt für eine schnelle und gleichbleibende Energiezufuhr. Datteln sind also eine super Kopf- und Nervennahrung fürs Büro, die Schule und das Studium! Diese wertvollen, süßen, mineralstoffreichen und aromatischen Früchte werden als Trockenfrüchte gemixt oder eingeweicht zu Dattelmus verarbeitet. So kann man sie etwa wie Honig verwenden. Für haltbare Vitalkost-Kreationen nehmen Sie getrocknete, weiche Datteln. Für alles, was zügig aufgegessen werden muss, eignen sich eingeweichte Datteln bzw. Dattelmus. Bitte seien Sie auch hier sparsam. Allerdings verursachen die vielen klebrigen Trockenfrüchte eher Karies. Je länger wir uns von Vitalkost ernähren, desto feiner und reiner werden unsere Sinne und desto weniger Extrasüße brauchen wir.

Süßes Mus kann aus vielen Arten von Trockenfrüchten, wie z. B. verschiedenen Rosinensorten, Feigen, Aprikosen, Pflaumen, Äpfeln, Bananen, Mangos, Papaya, Ananas usw. hergestellt werden.

Dicksäfte, die in einer weitverbreiteten Linie der Rohkosternährung häufig zum Einsatz kommen, sind z. B. Agaven-, Apfel- und Birnen-Dicksaft. Bei der Verarbeitung zum Dicksaft verdampft das Wasser aus der Flüssigkeit, und der Zuckergehalt, vorwiegend Fruchtzucker, steigt auf etwa 90 % an. Dicksäfte und Sirups sind hoch konzentrierte Fruchtzuckerbomben, die Leber und Darm belasten und die Darmflora mit der Zeit außer Gefecht setzen können. Sirup ist grundsätzlich stärker hitzebehandelt als Dicksäfte, die angeblich auch im Rohkostbereich hergestellt werden. Sirup aus Kokosblüten, Ahorn, Datteln, Reis oder Gerstenmalz hat einen niedrigeren Fruktoseanteil, ist aber hitzebehandelt.

Als **Trockenfrüchte** finden Sie Ananas, Äpfel, Aprikosen, Bananen, Birnen, Brombeeren, Erdbeeren, Johannisbeeren, Himbeeren, Maulbeeren, Heidelbeeren, Waldbeeren, Datteln, Feigen, Granatapfelkerne, Mangos, Papaya, Physalis, rote Drachenfrucht, Sauerkirschen, Süßkirschen, Pfirsiche, Nektarinen, Kiwis, Kakis, Orangen u. v. a. m. Im Grunde können wir so ziemlich alles zerkleinern, im Dehydrator trocknen und damit etwas länger haltbar machen. Getrocknete Früchte haben einen intensiveren Geschmack und ein stärkeres Aroma, weil durch den Entzug von Wasser alle Vital- und Geschmacksstoffe viel konzentrierter sind. Das verleitet aber auch dazu, mehr davon zu essen, als benötigt und vertragen wird. Wenn Trockenfrüchte in Rezepten verwendet werden, ohne sie vorher in Wasser einzuweichen, sind die Kreationen einige Tage bis Wochen haltbar. Wenn eingeweichte Trockenfrüchte eingesetzt werden, sind die Speisen etwa bis zu drei Tagen gekühlt haltbar, weil durch die Zugabe von Wasser ein enzymatischer Prozess in Gang kommt und der Zucker der Trockenfrüchte mit dem Rest der Masse bald zu gären beginnt. Trockenfrüchte beinhalten viel Zucker, gehen Sie daher eher sparsam damit um. Wenn Sie getrocknete Nahrungsmittel essen, sollten Sie grundsätzlich auch mehr trinken!

Pflanzensamen und Nüsse

Chia-Samen, goldene und dunkle Leinsaat, Buchweizen, Quinoa, Hanfsamen, Sonnenblumenkerne, Kürbiskerne, Zedernkerne, Pinienkerne, Brennnesselsamen, Erdmandeln, Erdnüsse, Mandeln, Kokosnüsse, Cashewkerne, Macadamianüsse, Paranüsse, Pecannüsse, Pistazien, Walnüsse und Hanfnüsschen sind wichtige Nahrungsmittel in der veganen Vitalkost.

Samen und Nüsse können pur und trocken verwendet werden oder aber vor dem Genuss für einige Stunden in Wasser eingeweicht. Die Einweichzeit richtet sich nach Art der Nüsse und Samen. Nüsse und Samen quellen dann auf, und Sie können leicht die Häutchen z. B. von Mandeln oder Sprossen entfernen. Eingeweichte Nüsse und Samen sind wesentlich leichter verdaulich. Trotzdem enthalten Nüsse und Samen Fressschutzstoffe, die ungünstige Auswirkungen auf unsere Gesundheit haben können, wenn wir sie in größeren Mengen zu uns nehmen. Essen Sie daher Nüsse und Samen immer nur in Maßen. Samen und Nüsse eignen sich für Samen- und Nussmilch, Pestos, Pasteten, BroHt und Cracker, allerlei Naschwerk, Kuchen, Torten und ganz besonders auch für Nuss- und Samenkäse! Auch wenn in einigen Rezepten größere Mengen an Nüssen und Samen verwendet werden, dienen diese Speisen eher zum

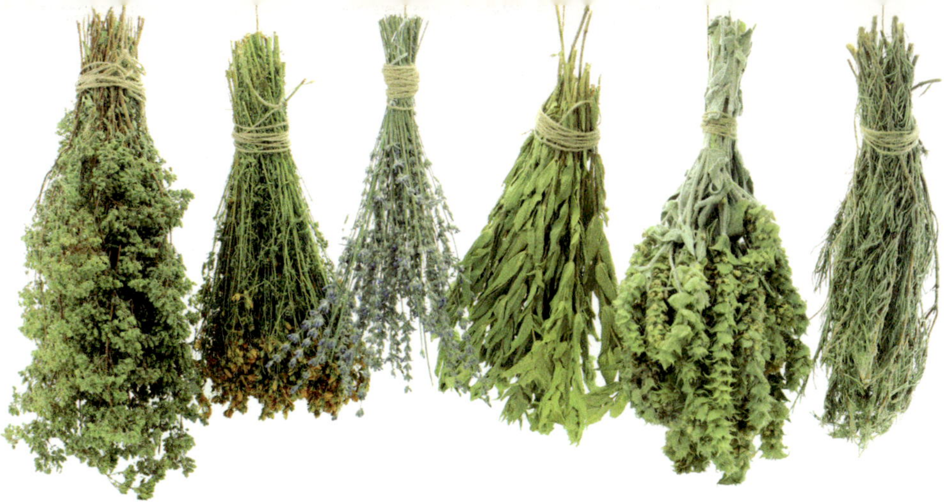

gelegentlichen Genuss und sollten nicht täglich verzehrt werden. Ich selbst esse vielleicht einmal die Woche eine Handvoll Nüsse und/oder Samen oder Kreationen, in denen sie vorkommen.
Chia-Samen, Leinsamen und Flohsamenschalen haben eingeweicht und aufgequollen eine hervorragende Wirkung auf unser Verdauungssystem und dienen sowohl der Gesundheitsvorsorge als auch zur Herstellung wunderbarer Rezepturen. Sie sind sehr quellfähig, ballaststoffreich und helfen beim Andicken oder Gelieren. Uneingeweicht und nicht aufgequollen sollten sie nicht verzehrt werden, weil dies zu Verdauungsproblemen führen kann.

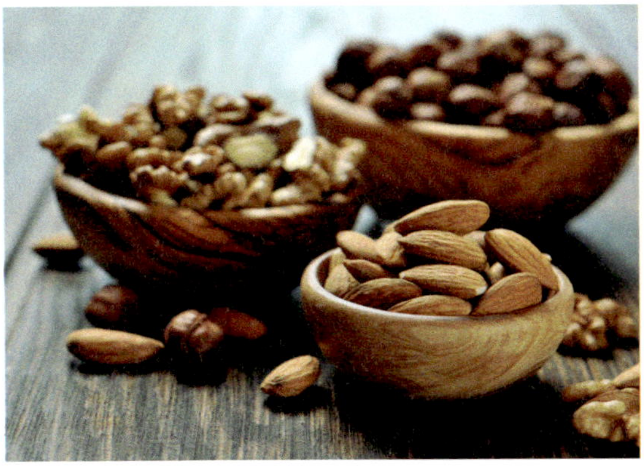

Kräuter und Gewürze in der veganen Vitalkost

Mit Gewürzen und Kräutern bekommen wir nicht nur die wundervollsten Geschmacksnuancen in unsere Kreationen, mit ihren intensiven Aromen und Inhaltsstoffen tragen sie auch erheblich zum Erhalt der Gesundheit bei. Gewürze werden oftmals gegen Bakterien und Pilze eingesetzt und können sogar vor Ungeziefer in Haus und Garten schützen. Als Küchenkräuter bezeichnet man Pflanzen, deren Blätter und Blüten, frisch oder getrocknet, Verwendung in der Küche finden. Botanisch gesehen muss es sich dabei aber nicht um krautige Pflanzen handeln. Grundsätzlich können Gewürze auch aus Blüten, Früchten, Samen, Rinde und Wurzeln hergestellt werden. Meist können wir aus der Zugehörigkeit zur gleichen Pflanzenfamilie oder -gattung auf ein ähnliches Erscheinungsbild, einen ähnlichen Geschmack oder ähnliche Wirkstoffe schließen.

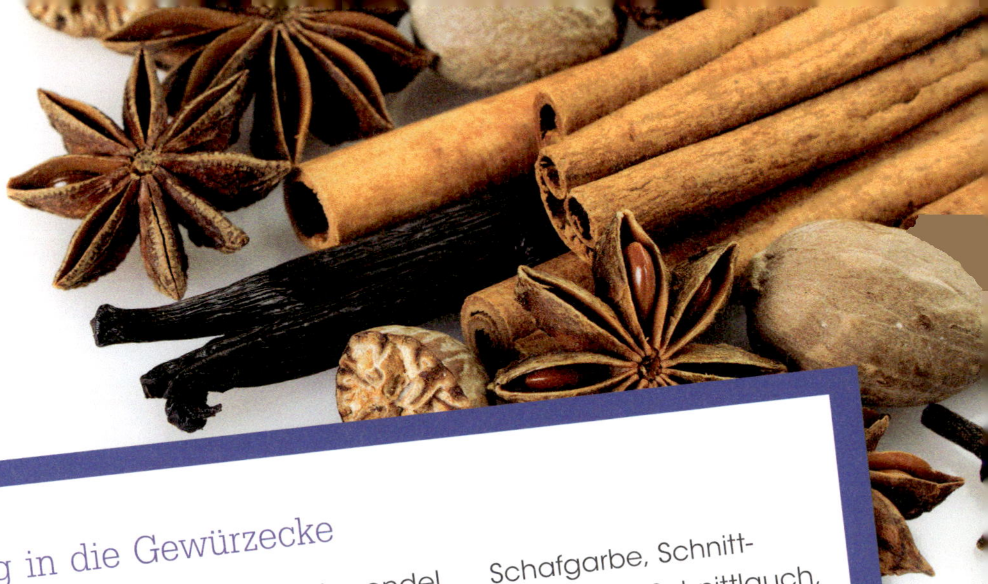

Ein kurzer Ausflug in die Gewürzecke

Anis, Bärlauch, Basilikum, Borretsch, Brunnenkresse, Cayennepfeffer, Chili, Cilantro, Cumin, Curryblätter, Currykraut, Currypulver, Dill, Engelwurz, Gewürzsumach, Estragon, Färberdistel (Blütenblätter als Safranersatz), Fenchel, Fetthenne, Galgant (ähnlich dem Ingwer), Gänseblümchen, Garam Marsala, Gewürznelke, Habaneros, Huflattich, Ingwer, Jalapeños, rohes Kakaopulver, Kalmus, Kapern, Kapuzinerkresse, Kardamom, Kerbel, Knoblauch, Koriander, Kresse, Königskerze, Kreuzkümmel (Cumin), Kümmel, Kürbiskerne, Kurkuma, Lavendel, Liebstöckel, Limette, Lorbeer, Löffelkraut, Macis (Muskatblüte), Majoran, Melde, Melisse, Minze, Mohnsamen, Myrrhenkerbel (Süßdolde), Nelke, Nelkenpfeffer, Orangenschale, Oregano (Wilder Majoran), Meerrettich, süße und scharfe Paprika, Rosenpaprika, Pastinake, Peperoni, Perilla, Petersilie, grüner, weißer und schwarzer Pfeffer, Pfefferminze, Piment, Pimpinelle, Portulak, Quendel, Rosmarin, Rucola, Safran, Salbei, Salz (Natursalz), Sauerampfer, Schabzigerklee (Brotklee), Schalotte, Schafgarbe, Schnittknoblauch, Schnittlauch, Schwarzkümmel, Sellerie, Senf, Spitzwegerich, Sternanis, Stevia, Süßdolde, Süßholz, Szechuanpfeffer, Tamarinde, Tonkabohne, Thymian, Tripmadam, Trüffel, Vanille, Wasabi, Wacholder, Waldmeister, Wald-Weidenröschen, Wasserpfeffer, Weinblätter, Weinraute, Ysop, Zichorie, Zimt, Zitronengras, Zitronenmelisse, Zitronenschale, Zitronenthymian, Zwiebel

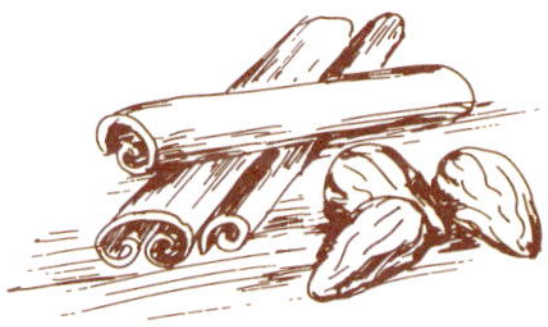

Anti-Aging Kräuter in Küche und Garten

In der Vitalkost-Küche kann ich als Anti-Aging-Zutat für die täglichen Grünen Smoothies an erster Stelle die **Jiaogulan-Pflanze** erwähnen. Ich habe viel damit experimentiert und verwende sie gern in Smoothies und anderen Rezepten. Jiaogulan wirkt stärker als Ginseng, Sie können es leicht selbst ziehen, und bei guter Erde haben Sie eine sehr ertragreiche Schlingpflanze, die bis -18° Celsius winterhart ist, sich im Spätherbst einzieht und im Frühling wieder austreibt. Jiaogulan mag keine pralle Sonne und wächst in der Wohnung das ganze Jahr hindurch. Ihr Geschmack ist einzigartig, und sie ist als süße Teeranke und Gemüsepflanze verwendbar. Man bezeichnet sie als echtes Adaptogen, das keinerlei Nebenwirkungen aufweist. Sie wirkt immer ausgleichend und balancierend, unterstützt das Herz-Kreislauf-System, reguliert den Blutdruck, senkt den Cholesterin-Spiegel, unterstützt die Gewichtsregulation, reguliert Blutfette und Blutzucker, dient dem Zellschutz, stärkt das Immunsystem, fördert den Stoffwechsel, steigert die Ausdauerleistung, unterstützt den Stressabbau und vieles mehr. Diese Pflanze wirkt bei Mensch und Tier gleichermaßen gut! Man nennt sie nicht umsonst die »Pflanze der Unsterblichkeit«.

Ein paar weitere Anti-Aging-Pflanzen kann ich Ihnen empfehlen, die man auch bei uns kaufen kann. Sie müssen sich diese Pflanzen jetzt nicht alle besorgen. Sie sollen nur wissen, dass es sie gibt. Wenn Sie gern gärtnern und damit experimentieren wollen, könnten Sie sich jederzeit damit befassen. Auch diese Pflanzen eignen sich für Smoothies, nicht nur Wildkräuter!

Gotu Kola ist ein indisches Heilkraut. 1–2 Blättchen täglich sorgen für ein super Gedächtnis!

Cystus enthält dreimal so viele Polyphenole wie grüner Tee und Rotwein. Es ist ein starkes Antioxidans!

Ashitaba, eine japanische Heilpflanze, verlangsamt Alterungsprozesse und schafft Balance.

Brahmi verbessert ähnlich wie Jiaogulan und Gotu Kola die geistige Leistungsfähigkeit.

Moringa – asiatische Moringa – ist eine nachwachsende Multi-Vitamin-Bombe.

Maca, eine Kulturpflanze der Inkas aus den peruanischen Anden, wirkt wie Ginseng, also stark stimulierend.

Sambung Nyawa, »Blatt des Lebens«, reinigt auch Blut und Lymphe und ist reich an Steroid-Glykosiden.

Tulsi, indisches Basilikum, ist ein Heilkraut aus dem Orient, ein bedeutendes Adaptogen und reich an Triterpenen.

Goji-Beere, Medizin und Küchenkraut aus China, stärkt das Immunsystem und regt die Regeneration an.

Fo-Tieng, eine Kletterpflanze aus China, ist ein Anti-Aging-Elixier, deren Wurzeln zur Blutreinigung dienen.

Ginkgo, Anti-Aging fürs Gehirn, verbessert auch die Fließeigenschaften des Blutes.

Kalmegh, eine Bitterpflanze aus dem Ayurveda, ist sehr erfrischend und ein starkes Antioxidans.

Sanikel, eine heimische Pflanze, dient für kräftigende Elixiere.

Shatavari, eine indische Spargelart, ist ein Aphrodisiakum und wird in Indien als Universalheilmittel angesehen.

Natursalze

Natursalze sind nicht raffiniert und enthalten noch ihr volles Spektrum an Mineralstoffen und Spurenelementen. Handelsübliches Kochsalz, wie auch jodiertes Speisesalz, wird in der veganen Vitalkost aus ganzheitlichen und gesundheitlichen Gründen nicht verwendet.

Empfehlenswert sind natürliche und vollwertige Salze, z. B. Himalaja-Kristallsalz, Hunza-Kristallsalz, Persiensalz, Karpatensalz, Alpensalz, Halitsalz, natürliches Meersalz, rotes Hawaiisalz, schwarzes Hawaiisalz, Bambussalz, Inka-Sonnensalz, Steinsalz, Algensalz, Meersalz, Blütensalz, Kräutersalz, Fleur de Sel, Ozeansalz, Quellwassersalz.

Obwohl nicht viele alle Salze kennen werden, ist es doch wichtig zu wissen, dass die kristallinen Strukturen von hochwertigen Salzen uralte, elementare und hoch schwingende Informationen in sich tragen. Experimentieren Sie mit den unterschiedlichsten Salzen. Selbstverständlich schmecken alle nach Salz, und kulinarisch gesehen haben sie einen sehr ähnlichen Charakter, energetisch jedoch ist jedes einzelne Salz aus anderen Teilen dieser Welt ein ganz besonderer Schatz. Ich habe mir z. B. eine Mischung aus allen Salzen gemacht, nur wenige Körnchen pro Sorte, und davon eine Sprühsalz-Sole hergestellt – mit einem sehr globalen und ganzheitlichen Flair!

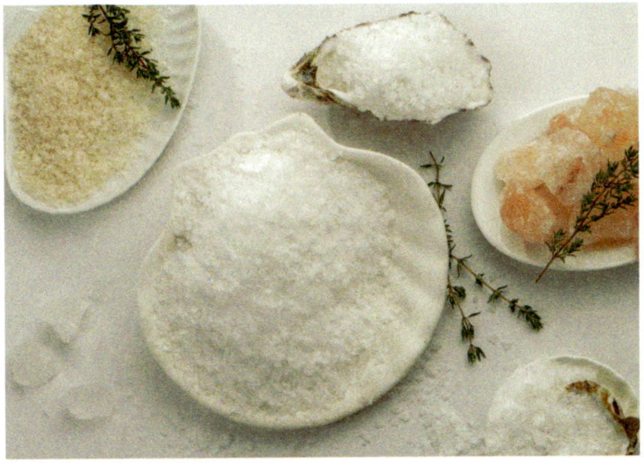

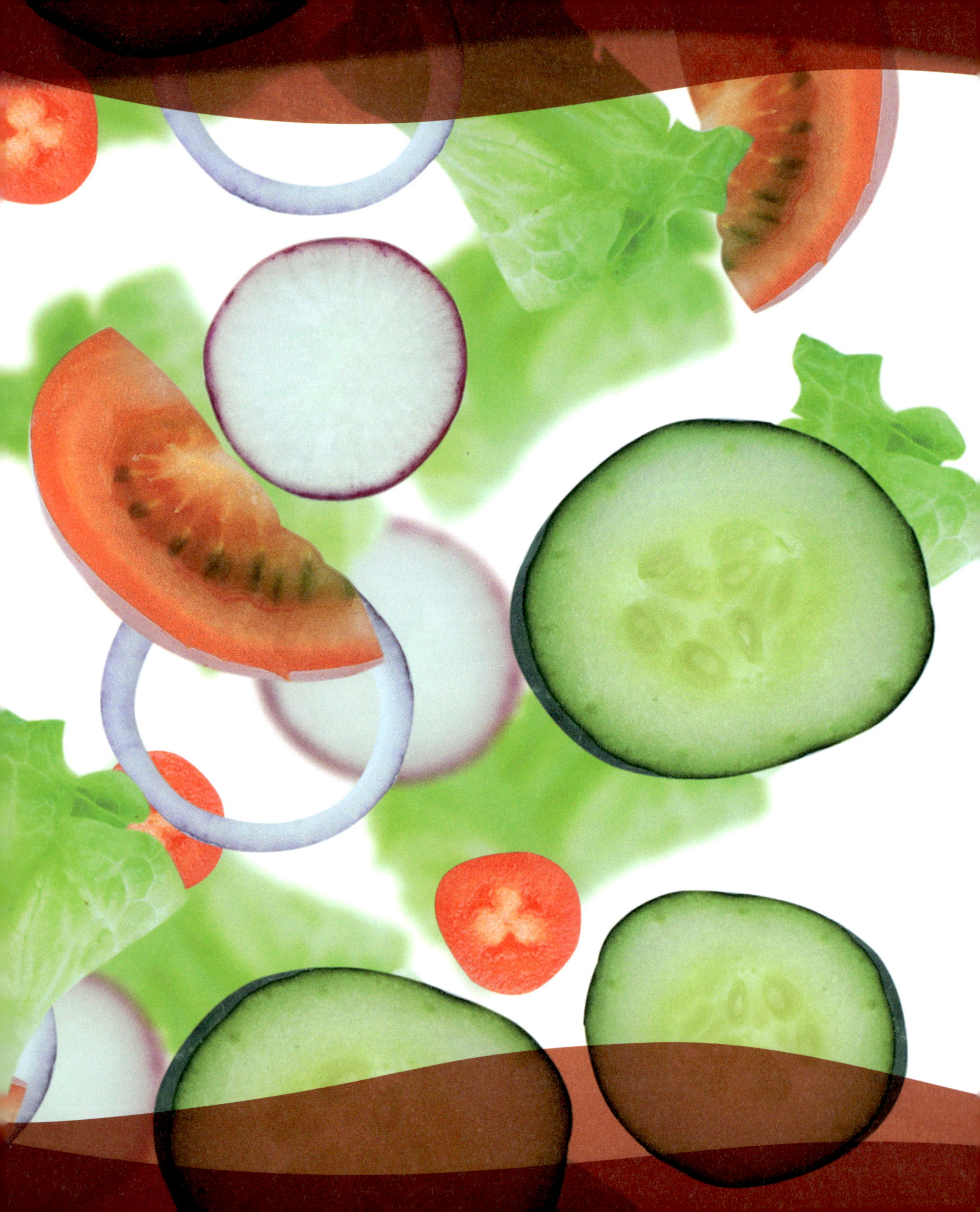

REZEPTTEIL

Vitalköstliche Getränke, Suppen, Salate, Aufstriche, Nusskäse, Gemüsegerichte, BroHte, Torten und Desserts

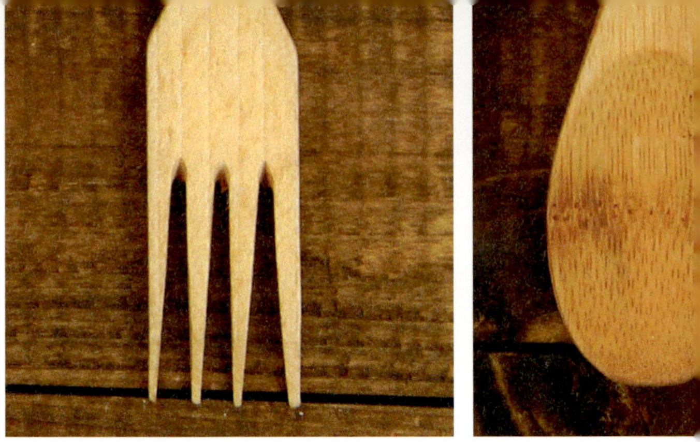

Allgemeines zur Zubereitung

Die vegane Vitalkost ist eine sehr kreative Ernährungsform, bei der jedes Rezept auf die individuellen Bedürfnisse des Menschen abgewandelt werden kann. Sie können die Rezepturen genau einhalten, aber auch jederzeit Zutaten tauschen oder Mengenverhältnisse verändern, wie es Ihnen gerade beliebt. Entwickeln Sie Ihren individuellen Bezug zu den rohen, frischen Nahrungsmitteln, zu Kräutern und Gewürzen, und spielen Sie mit den Konsistenzen. Genießen Sie die Freiheit, jedes Rezept so zu gestalten, dass es Ihren aktuellen Bedürfnissen entspricht. Wenn eine Zutat fehlt, ersetzen Sie diese durch etwas, was Sie gerade zur Hand haben, sofern es als Alternative passt.

Mengenangaben

Da jeder Mensch seinen Essgewohnheiten, seiner Größe, seinem Körpergewicht und seiner Lebensweise entsprechend größere oder kleinere Mengen an Essens bevorzugt, ist es wichtig, Rezepte passend zuzubereiten. Rechnen Sie die Zutaten hoch, wenn Sie die Rezepte für mehrere Personen zubereiten. Bei der Vitalkostzubereitung gelingen die Rezepte fast immer. Sollte etwas nicht ganz mit dem gewünschten Geschmack oder der Konsistenz übereinstimmen, improvisieren Sie ruhig ein bisschen. Das ist wichtig, damit Sie ihre eigenen Erfahrungen mit der veganen Vitalkost sammeln. Auch den Geschmack können Sie durch Auswahl und Menge von Kräutern und Gewürzen in jede beliebige Richtung verändern.

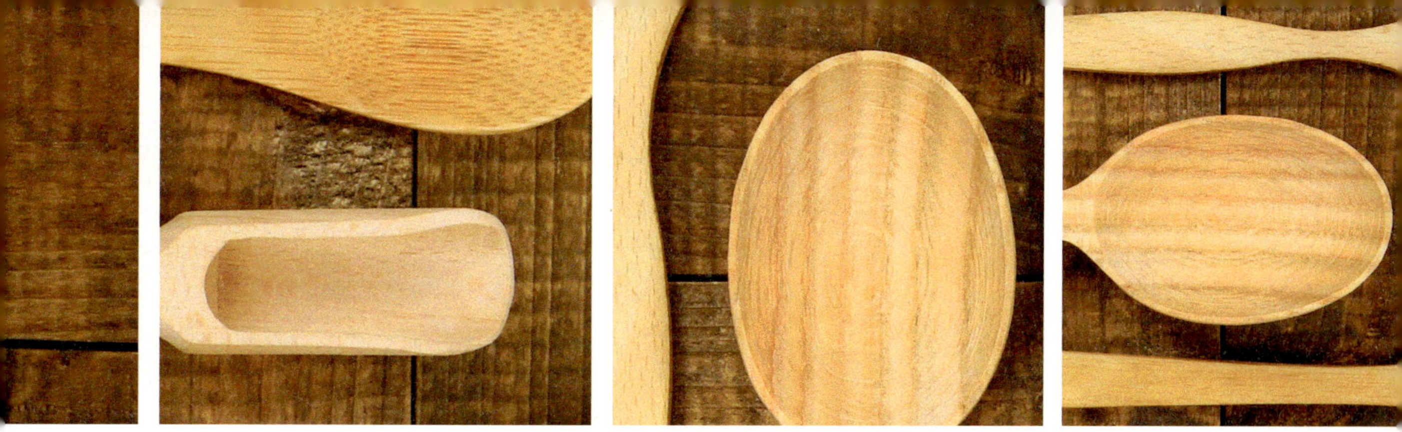

Maßeinheiten

1 Ta	Tasse, ca. 120 ml (8 EL)
1 Handvoll	passt von der Größe her zum Magen des Menschen
1 EL	Esslöffel, ca. 12–15 g
1 TL	Teelöffel, ca. 3–5 g
1 Msp	Messerspitze, ca. 1–2 g
1 Pr	Prise, etwa das, was zwischen zwei Fingerspitzen passt
1 Schuss	etwa so viel, wie beim kurzen Kippen aus einer Flasche herausfließt

Variationen und kreative Möglichkeiten

Die Rezepte sind für ein bis vier Personen entwickelt. Wenn etwas übrig ist, können Sie es im Kühlschrank aufbewahren oder durch Trocknen im Dehydrator haltbar machen. Bei sämtlichen Grundrezepten finden Sie auch Tipps, die aufzeigen, wie viele Variationsmöglichkeiten die vegane Vitalkost bietet. Durch Variieren lernen Sie, Ihre Rezepte kreativ zu gestalten. Seien Sie mutig, und probieren Sie ein bisschen herum. Kein Gericht muss zweimal gleich schmecken. Vegane Vitalkost soll bunt, lecker, kreativ und vielseitig sein und uns immer wieder aufs Neue begeistern und überraschen.

Getränke

Wasser

Trinkwasser aus der Leitung

Im Optimalfall kommt gutes Trinkwasser aus unserer Wasserleitung, denn das Leitungswasser wird strengen Kontrollen unterzogen und muss weitgehend unbelastet sein. Aber das ist von Stadt zu Stadt und von Region zu Region verschieden. Auf der Website der Wasserwerke Ihres Wohnortes können Sie sich detailliert über die Qualität Ihres Trinkwassers informieren. Alter, Material und Qualität der Rohrleitungen Ihres Hauses spielen jedoch auch eine Rolle und natürlich, ob Ihrem Trinkwasser Zusatzstoffe zur Entkeimung zugesetzt wurden. Auf der sicheren Seite sind Sie stets, wenn Sie Ihr Trinkwasser durch einen qualitativ guten Wasserfilter reinigen.

Es gibt inzwischen eine beachtliche Auswahl an unterschiedlichen Wasserfiltern und Filtermethoden. Wer Lust und Zeit hat, kann sich ausführlich damit befassen. Ich empfehle Ihnen, immer reines, gutes Wasser wie z. B. Quellwasser, qualitativ gutes Wasser in Glasflaschen, gefiltertes Wasser und/oder ionisiertes, elektronenreiches Wasser zu verwenden. Probieren Sie die verschiedenen Wässer aus, und bleiben Sie flexibel. Dogmatismus bezüglich der Wasserauswahl ist ebenso unsinnig wie Dogmatismus in anderen Bereichen.

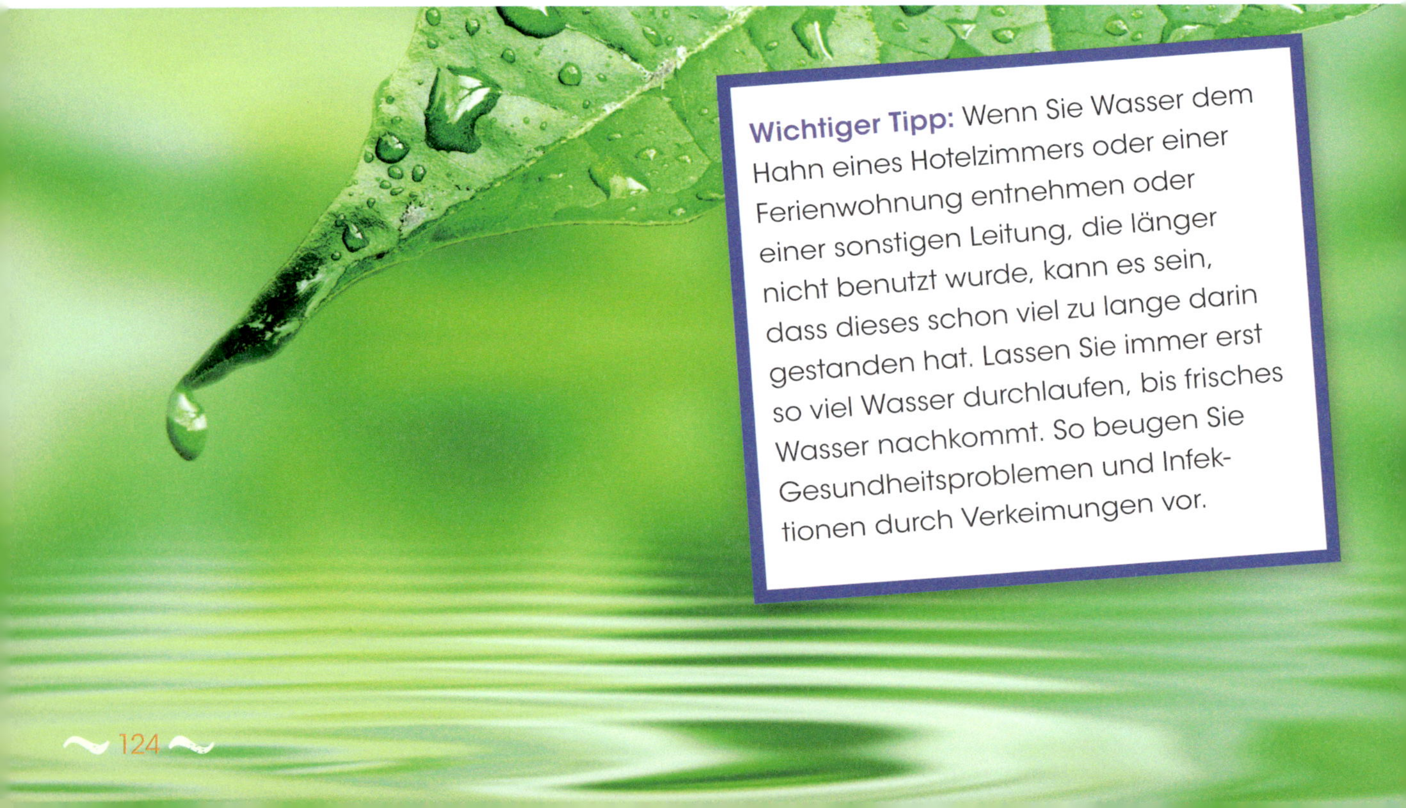

Wichtiger Tipp: Wenn Sie Wasser dem Hahn eines Hotelzimmers oder einer Ferienwohnung entnehmen oder einer sonstigen Leitung, die länger nicht benutzt wurde, kann es sein, dass dieses schon viel zu lange darin gestanden hat. Lassen Sie immer erst so viel Wasser durchlaufen, bis frisches Wasser nachkommt. So beugen Sie Gesundheitsproblemen und Infektionen durch Verkeimungen vor.

Es gibt unterschiedlichste Geräte zur Herstellung von

- destilliertem Wasser
- Umkehrosmosewasser
- gefiltertem Wasser mit unterschiedlichsten Filtermedien
- basischem Wasser
- ionisiertem, elektronenreichem Wasser
- energetisiertem Wasser
- verwirbeltem Wasser
- Geräte mit einer oder mehreren dieser Funktionen gibt es sowohl für den mobilen Gebrauch als auch zum Anschluss am Wasserhahn oder direkt an der Leitung.

Destilliertes Wasser oder Osmosewasser würde ich generell mit basischen Tropfen, einer Basen-Mineral-Mischung oder ein paar Tropfen oder einem Sprühstoß hochwertiger Natursalz-Sole versehen, damit es mindestens in den pH-neutralen Bereich kommt. Vielseitiger, günstiger und auch zeitgemäßer sind Wasser-Ionisatoren, mit denen man von purem, gefiltertem Wasser über leicht basisches Wasser bis hin zu stark basischem Wasser alles selbst herstellen kann. Derart aufbereitetes Wasser ist – im Gegensatz zu den meisten anderen Wässern – auch elektronenreich, hat also ein gutes Redoxpotenzial. Greifen Sie zu einem wirklich guten Ionisator mit allerbester Filterleistung, langer Garantie, hochwertigstem Material, hinter dem bekannte und vertrauensvolle Wissenschaftler und Hersteller stehen. Wer möchte, kann sich noch eine Blume des Lebens auf die Karaffe kleben, sein Wasser nach Emoto selbst informieren, Edelsteine oder EM-Keramiken verwenden, sein Wasser zusätzlich durch verschiedene Mineralschichten (auch hier gibt es hervorragende Filtergeräte) filtern, beleben, informieren, energetisieren oder verwirbeln. Experimentieren Sie, damit Sie das beste Wasser für sich finden.

Die beiden Fotos zeigen einen Ionisator für den Anschluss am Wasserhahn oder an der Leitung und eine mobile Karaffe, die ich aktuell selbst verwende, um zu Hause und unterwegs immer gesundes, sauberes Wasser zur Verfügung zu haben.

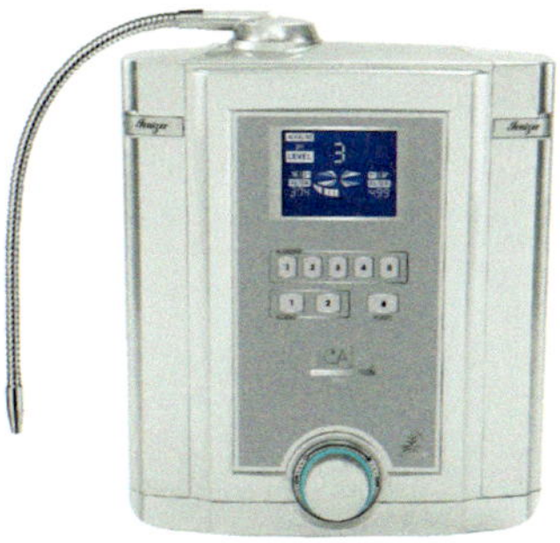

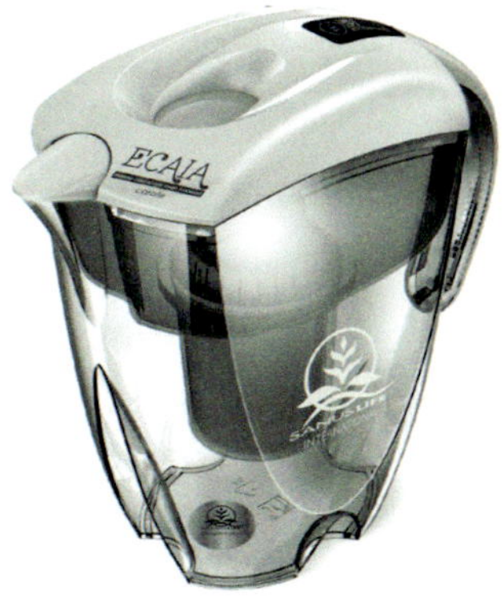

Flaschenwasser

Wenn Sie Flaschenwasser kaufen, achten Sie darauf, dass Sie ein gutes, reines Wasser in Glasflaschen erhalten. Verwenden Sie kein Wasser, das Kohlensäure enthält, und vermeiden Sie Wasser in Plastikflaschen. Kunststoffe können durch Transport-, Temperatur- und Strahlungseinflüsse Schaden nehmen und giftige Stoffe an ihre Umgebung oder eben ihren Inhalt abgeben. Wasser in Plastikflaschen sollte somit auch nicht Frost, übermäßiger Hitze oder intensiver Sonneneinstrahlung ausgesetzt werden. Für Ihr Zuhause empfehle ich Ihnen Glaskaraffen zur Aufbewahrung des frisch gezapften Trinkwassers, für unterwegs oder beim Sport können Sie zu lebensmittelechten Kunststoffflaschen greifen. Fürs Auto oder fürs Büro lohnt es sich, eine Glasflasche mitzunehmen oder sogar eine mobile Filterkaraffe, durch die Sie überall Wasser filtern und in den basischen Bereich bringen können.

Trinkbares Licht und Farben für unsere Zellen

Anstelle von puren Frucht- und Gemüsesäften, die nicht als Getränke, sondern eher als Nahrung einzustufen sind, können Sie ohne großen Aufwand leichte, nicht süße und bunte Fruchtwässer herstellen, die den Durst löschen, das Wassertrinken etwas abwechslungsreicher gestalten und auch ein bisschen Geschmack, Farbe, wertvolle sekundäre Pflanzenstoffe und Informationen des Lichts und der Elemente mit ins Getränk bringen. Diese stark verdünnten Säfte bzw. angereicherten Wässer eignen sich als Erfrischungsgetränke zu jeder Jahreszeit. Mit ihnen bewahren Sie auf der Arbeit und ihre Kinder in der Schule einen klaren Kopf, Sie können sie auch im Rahmen von Gesundheits- und Fastenkuren trinken.

Frisch gepresste Säfte

Verwenden Sie hochwertige Früchte, Gemüse und andere Pflanzenteile, die sich zum Entsaften eignen. Ob Wurzeln, Stängel, Kraut, Früchte, Blätter oder Blüten, in allen Pflanzenteilen finden sich wertvolle Vitalstoffe, Schutzstoffe, Farben und Aromen! Ihre Saftpresse sollte dabei eine schonende Verarbeitung ermöglichen. Es gibt manuelle Weizengras- und Beerenpressen, wie z. B. die Z-Star, aber auch elektrische Entsafter, wie z. B. Green Star, Juice-Presso, Excalibur, Champion, Solo Star und viele andere mehr. Pressen Sie eine Frucht oder ein Gemüse Ihrer Wahl mit einer geeigneten Saftpresse aus. Geben Sie etwa 1–2 EL frisch gepressten Saft auf 200 ml Wasser. Die Verdünnung des Fruchtsaftes mit Wasser ist variabel. Sie können jede Frucht verwenden, die gerade Saison hat, die Sie mögen und die Sie in unbelastetem Zustand kaufen oder sogar selbst ernten können.

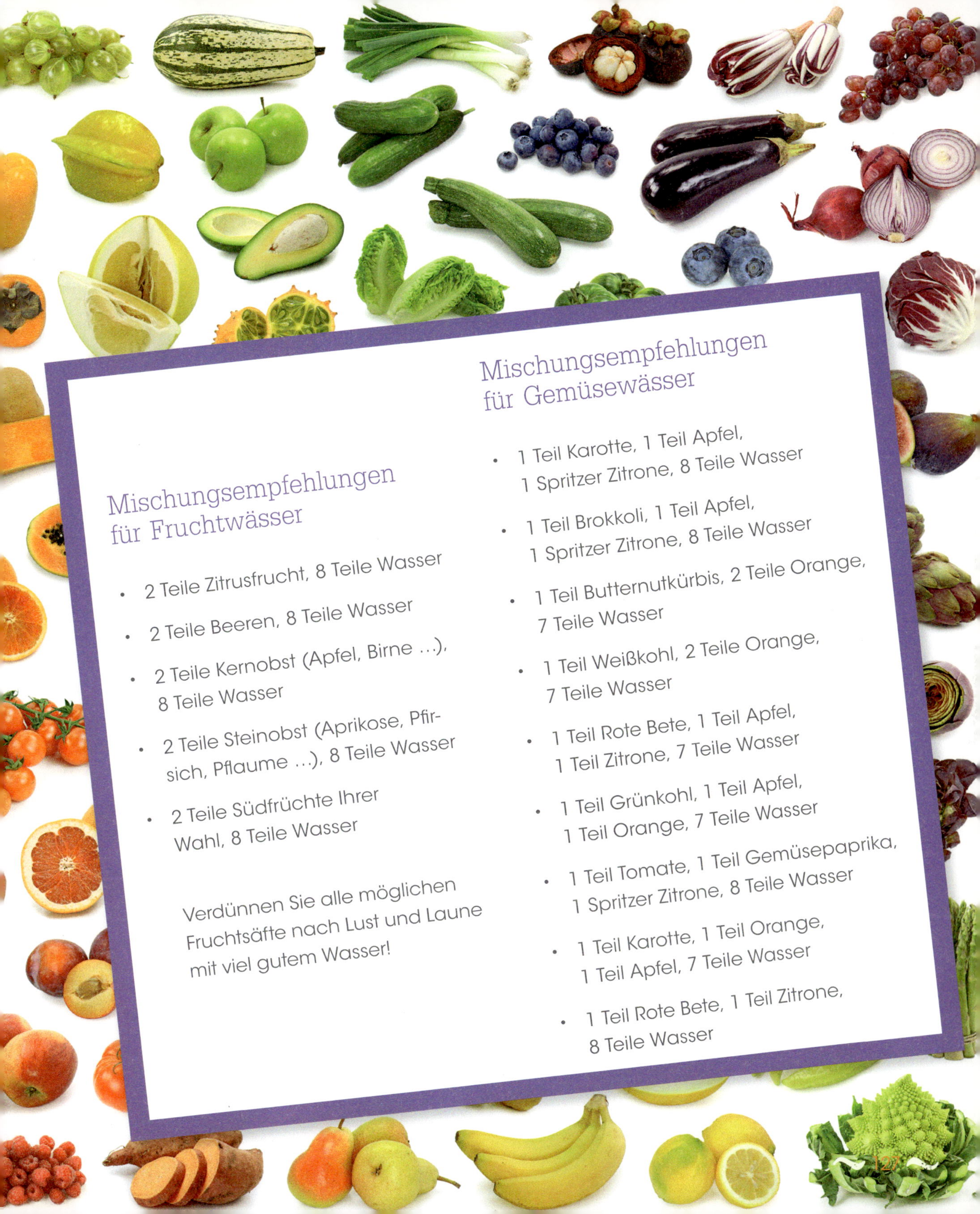

Mischungsempfehlungen für Fruchtwässer

- 2 Teile Zitrusfrucht, 8 Teile Wasser
- 2 Teile Beeren, 8 Teile Wasser
- 2 Teile Kernobst (Apfel, Birne …), 8 Teile Wasser
- 2 Teile Steinobst (Aprikose, Pfirsich, Pflaume …), 8 Teile Wasser
- 2 Teile Südfrüchte Ihrer Wahl, 8 Teile Wasser

Verdünnen Sie alle möglichen Fruchtsäfte nach Lust und Laune mit viel gutem Wasser!

Mischungsempfehlungen für Gemüsewässer

- 1 Teil Karotte, 1 Teil Apfel, 1 Spritzer Zitrone, 8 Teile Wasser
- 1 Teil Brokkoli, 1 Teil Apfel, 1 Spritzer Zitrone, 8 Teile Wasser
- 1 Teil Butternutkürbis, 2 Teile Orange, 7 Teile Wasser
- 1 Teil Weißkohl, 2 Teile Orange, 7 Teile Wasser
- 1 Teil Rote Bete, 1 Teil Apfel, 1 Teil Zitrone, 7 Teile Wasser
- 1 Teil Grünkohl, 1 Teil Apfel, 1 Teil Orange, 7 Teile Wasser
- 1 Teil Tomate, 1 Teil Gemüsepaprika, 1 Spritzer Zitrone, 8 Teile Wasser
- 1 Teil Karotte, 1 Teil Orange, 1 Teil Apfel, 7 Teile Wasser
- 1 Teil Rote Bete, 1 Teil Zitrone, 8 Teile Wasser

Frisch gepresste Saft-Cocktails

Frisch gepresste Säfte, unverdünnt genossen, sind sehr hochwertig und gehaltvoll. Man kann sie eigentlich schon als Vitamin- und Nährstoffbomben bezeichnen. Wenn süße Früchte und Wurzelgemüse überwiegen, haben wir sogar Fruchtzuckerbomben, die unseren Organismus ziemlich überfordern. Wenn Sie Säfte frisch pressen, dann trinken Sie keine großen Mengen pur, sondern nur so viel, wie Sie essen würden. Auf diese Weise halten Sie die Balance und können trotzdem die leckeren Säfte genießen. Kauen Sie jeden Schluck, und bewegen Sie ihn lange im Mund hin und her. Dabei wird schon ein Teil der durch das Pressen aufgeschlossenen Vitalstoffe im Mund aufgenommen. In Zeiten des Mangels und extremer körperlicher und geistiger Anforderungen können Sie natürlich auch größere Saftmengen zu sich nehmen, um »leere« Depots aufzufüllen!

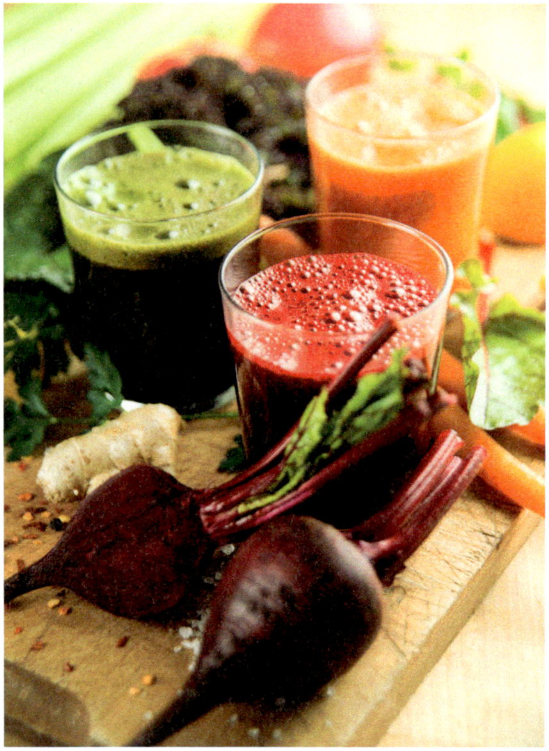

Empfehlenswerte Mischungsverhältnisse

- 100 % Früchte oder Gemüse nach Wunsch von einer Sorte
- 90 % blaue, violette oder schwarze Beeren, 10 % Zitrone
- 50 % Früchte, 50 % Gemüse
- 50 % Früchte, 30 % Gemüse, 20% Kräuter oder Wildkräuter
- 60 % Früchte, 40 % grüne Blätter

Harmonische Saftmischungen im Spektrum des Regenbogens

Diese Saftmischungen stecken voller Vitalstoffe und sekundärer Pflanzenstoffe!

- 50 % Karotten, 40 % Äpfel, 10 % Zitrone
- 60 % Karotten, 30 % Orange, 10% Zitrone
- 60% rote Bete, 30% Apfel, 10% Zitrone
- 30% Karotten, 30% Mango, 30% Papaya, 10% Zitrone
- 70% Apfel, 30% Weißkohl
- 70% Apfel, 30% Rotkohl
- 50% Spitzkohl, 30% Apfel, 20% Orange
- 70% Apfel, 30% Brennnessel
- 70% Apfel, 27% Brennnessel, 3% Minze
- 50% Möhre, 40% Orange, 10% wilde Möhre und Kraut
- 50% Orangen, 40% Grapefruit, 10% Zitrone
- 30% Papaya, 30% Mango, 30% Ananas, 10% Grapefruit oder Zitrone
- 30% Karotten, jeweils 10% Papaya, Mango, Ananas, Kaki, Aprikose, Orange, Zitrone
- 50% Aprikose, 30% Pfirsich, 20% Nektarine
- 50% Birne, 50% Apfel, eine Prise Zimt
- 50% Granatapfelsaft, 50% Mango
- 50% Granatapfelsaft, 30% Papaya, 20% Mango
- 50% Ananas, 30% Papaya, 20% Mango
- 50% Erdbeere, 50% Mango
- 30% Schwarze Johannisbeere, 30% Brombeere, 30% Papaya, 10% Zitrone

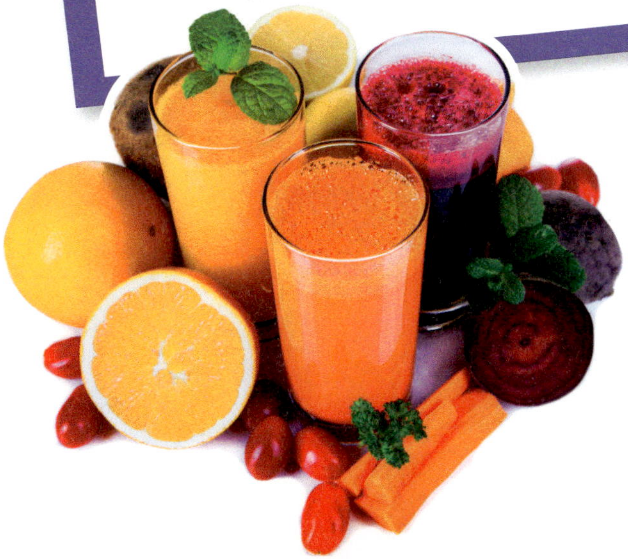

Mit der Zeit entwickeln Sie ein Gespür für die Mischungen, die Ihnen gerade guttun! Sie werden Ihre helle Freude an der Vielseitigkeit haben und auch an den Farben, der Frische, dem Geschmack.

Frische Chlorophyllsäfte

Pressen Sie etwa zwei Handvoll chlorophyllreiche Blätter, Gräser, Kräuter und Wildkräuter entweder mit einer manuellen Saftpresse oder mit einer geeigneten elektrischen Saftpresse aus. Wenn Sie die Gräser und Kräuter frisch gewaschen und noch tropfnass hineingeben, kann der Entsafter sie besser fassen. Grundsätzlich erhalten Sie weniger Saft, als Sie es von wasserreichen Früchten gewohnt sind. Dafür ist der Saft aber hoch konzentriert und kann eine starke Reinigungs- und Erneuerungswirkung haben. Purer Chlorophyllsaft wird mit bestem, reinstem Wasser verdünnt, gern mit basischem, ionisiertem Wasser. Gutes Quellwasser, gefiltertes Wasser oder Osmosewasser ist auch in Ordnung, wenn ein paar Tropfen basische Mineralien hinzugefügt werden. Wenn Sie keine Saftpresse haben oder die grünen Blätter lieber gleich mit dem Wasser mischen wollen, können Sie auch 1–2 Handvoll Blätter in den Mixer geben, bis zur Füllhöhe mit Wasser auffüllen und das Ganze fein mixen. Anschließend gießen Sie alles durch ein feines Sieb, einen Nussmilchbeutel, eine Gaze, einen Filter oder ein großporiges Leinentuch und drücken es danach aus. Besonders für ein Fastengetränk ist dieser Schritt wichtig.

Chlorophyllsäfte und bunte Pflanzensäfte können für sich allein schon als Jungbrunnen und Lebenselixiere bezeichnet werden! Ich verwende am liebsten 1–2 EL Chlorophyllsaft von frisch gepressten Brennnesseln oder wilden Gräsern auf 500 ml Wasser. Manchmal dosiere ich aber auch stärker oder schwächer.

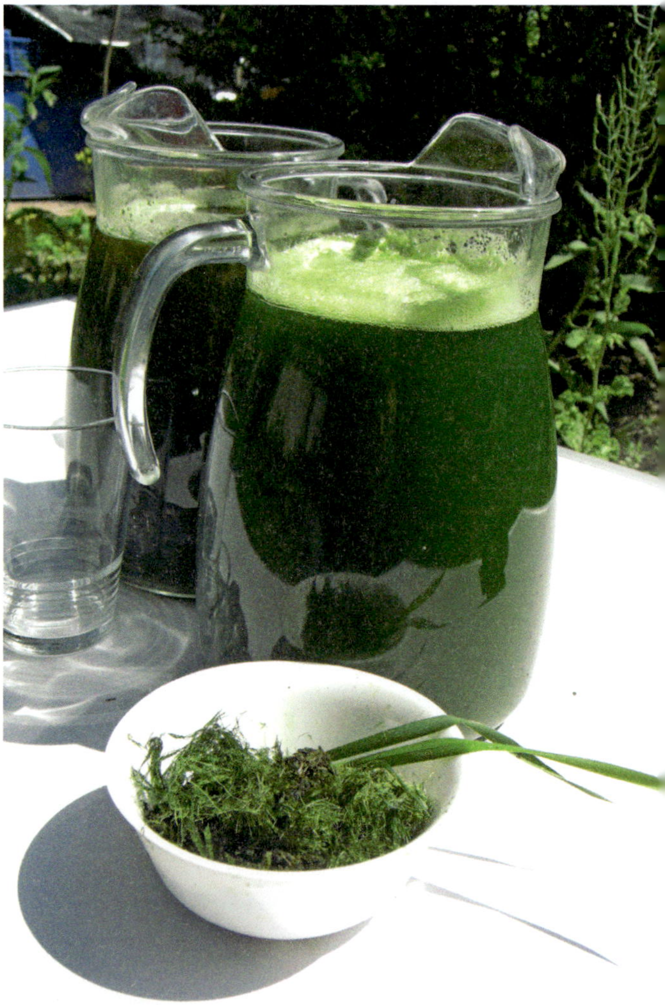

Als erste Richtlinie orientieren Sie sich an folgenden Mischungsverhältnissen

- 1 Teil Brennnesseln, 9 Teile Wasser
- 1 Teil Vogelmiere, 9 Teile Wasser
- 1 Teil Giersch, 9 Teile Wasser
- 1 Teil Wildkräuter Ihrer Wahl, 9 Teile Wasser
- 1 Teil grüne Blattsalate, 9 Teile Wasser
- 1 Teil grüne Kohlblätter, 9 Teile Wasser
- 1 Teil Getreidegräser oder wilde Gräser, 9 Teile Wasser

Probieren Sie unterschiedliche Varianten aus, und finden Sie Ihre persönlichen Favoriten unter den Blättern, Gräsern, Kräutern und Wildkräutern und ebenso das für Sie optimale Mischungsverhältnis! Mit der Zeit können Sie den Grünanteil erhöhen, wenn sich Ihr Organismus an diese hochwertigen Naturstoffe gewöhnt hat. Da die Reinigungswirkung beeindruckend sein kann, steigern Sie die Menge an Grün nach und nach, und lassen Sie Ihrem Körper die Zeit, sich auf die neue Trinkmenge, die neuen Zutaten und/oder auf die neue Ernährungs- und Lebensweise einzustellen. Eine Verbesserung der Ernährungsweise sollte nicht in einer Hau-Ruck-Aktion, sondern in einem Prozess geschehen, dem wir die nötige Zeit und Aufmerksamkeit geben sollten.

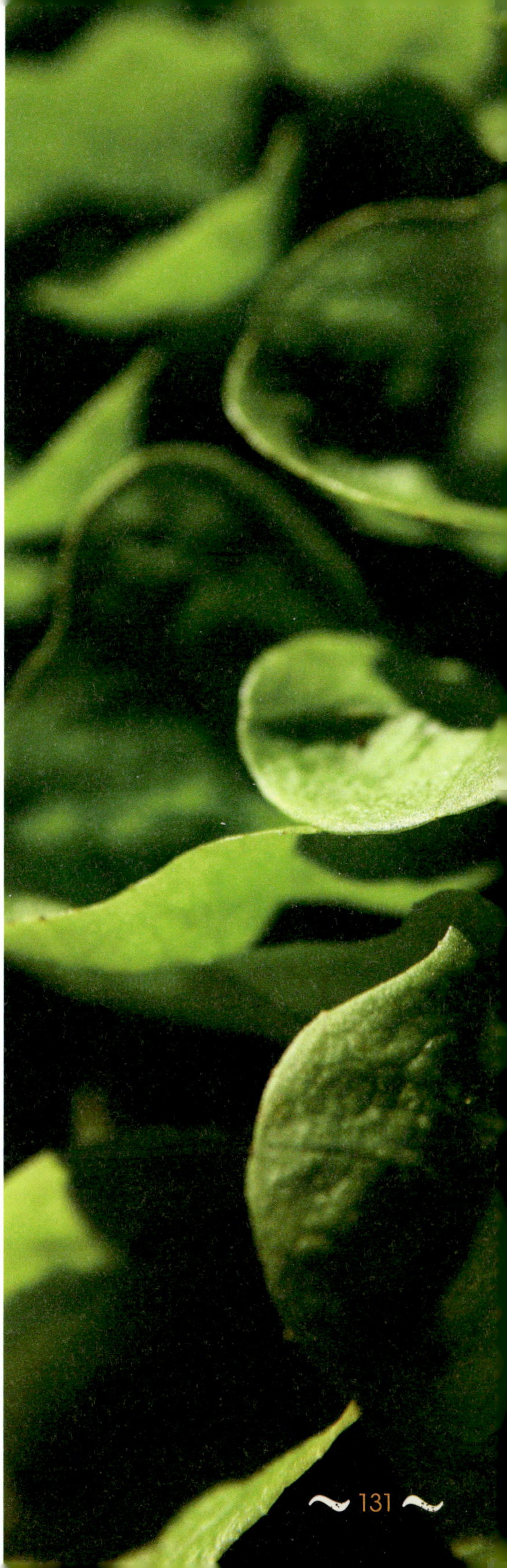

Wenn Sie keine Zeit haben, sich täglich frische Gräser und Kräuter zu pressen, können Sie sich auch einen Vorrat anlegen. Pressen Sie eine größere Menge Saft, und gießen Sie ihn in Eiswürfelformen. Das geht sowohl mit Chlorophyllsäften als auch mit Frucht- und Gemüsesäften. Stellen Sie die Eiswürfelformen ins Gefrierfach. Entnehmen Sie bei Bedarf einfach einen Würfel, legen ihn in eine Karaffe und füllen diese mit gutem Wasser auf. Beim Einfrieren und auch beim Trocknen gehen immer ein paar Nährstoffe verloren, aber diese hochwertigen Nahrungsmittel bringen Ihnen trotzdem noch weit mehr Nährstoffe als konventionelle Nahrung oder Fertigsäfte aus dem Supermarkt. Für die Kreativen, Vielbeschäftigten und Workaholics unter uns sind solche Säfte – neben fertigen Grünsaftpulvern und flüssigem Chlorophyll aus dem Fachhandel – der optimale Plan B, um jederzeit frische Grünsäfte zur Verfügung zu haben.

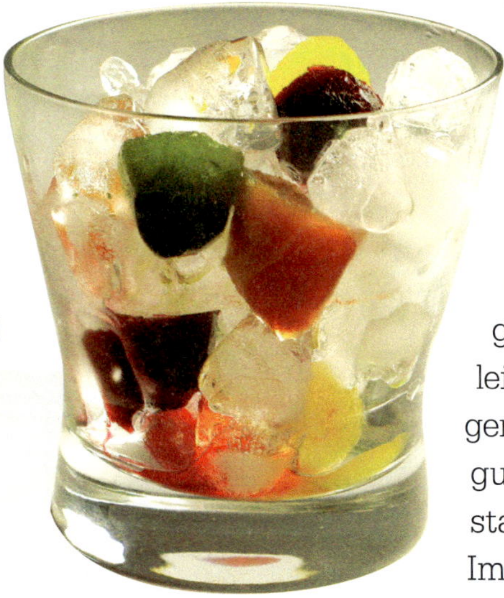

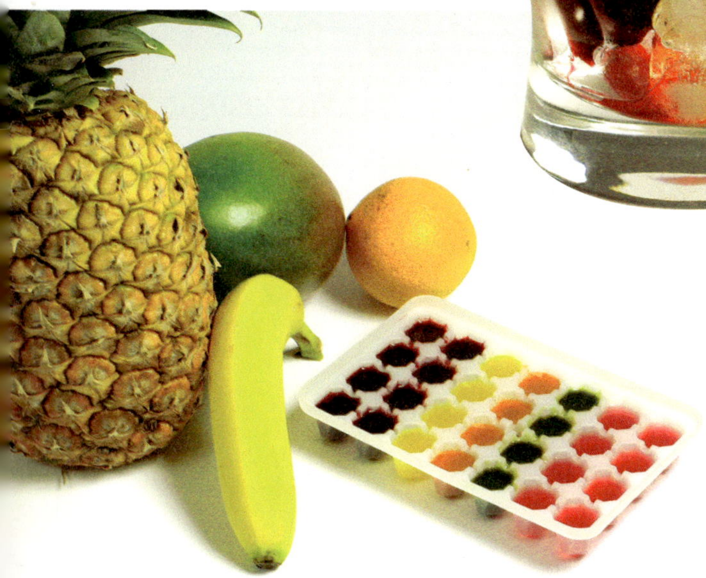

Egal, wie Sie sich bisher ernährt haben, bald werden Sie auf die bunten Wässer und die grünen Energiedrinks nicht mehr verzichten wollen. Dieses grüne Gold schmeckt angenehm, ist extrem günstig, leicht assimilierbar, ein Segen für unsere Zellen, schafft gutes Blut, schöne Haut und starke Muskeln, stärkt das Immunsystem, hat einen Anti-Aging-Effekt und ist auch in der Regel sehr gut verträglich! Schon wenn Sie auf kohlensäurehaltige Getränke und Fertigprodukte verzichten und stattdessen verdünnte, frisch gepresste Säfte und gute Wässer trinken, können Sie Ihre Gesundheit und Lebensqualität spürbar beeinflussen!

Feuerwasser

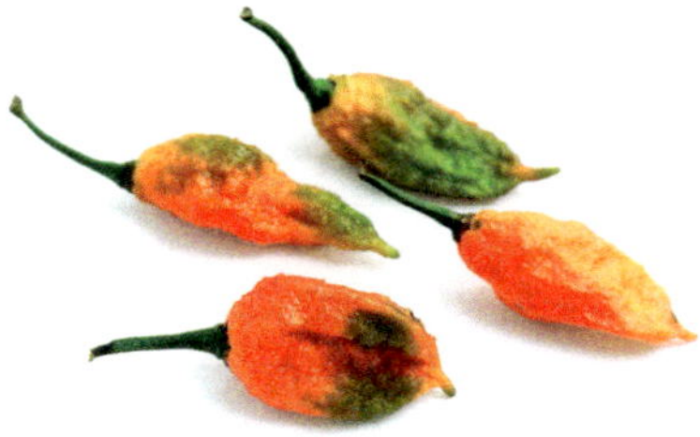

Nehmen Sie ein gutes, reines, möglichst basisches Wasser, und geben Sie etwas »Feuer« hinein, z. B. durch scharfe Gewürze wie Cayenne oder Ingwer.

- 1 Tropfen Cayenne-Extrakt (500 000er-Schärfe) auf 1 Liter Wasser
- 1 EL Zitronensaft und 1 Tropfen Cayenne-Extrakt auf 1 Liter Wasser
- 1 TL frischer Ingwersaft und 1 EL Zitronensaft auf 1 Liter Wasser
- 1 TL frischer Meerrettichsaft und 1 EL Apfelsaft auf 1 Liter Wasser
- 2–4 Tropfen frisch gepresste Chili, Cayenne oder Habanero auf 1 Liter Wasser

Feuerwasser pustet unsere Gefäße frei, unterstützt das Herz-Kreislauf-System, hemmt Parasiten, befreit von Verschleimungen, und im Winter wird uns schnell warm davon. Es passt auch wunderbar in wärmende Suppen und Soßen.

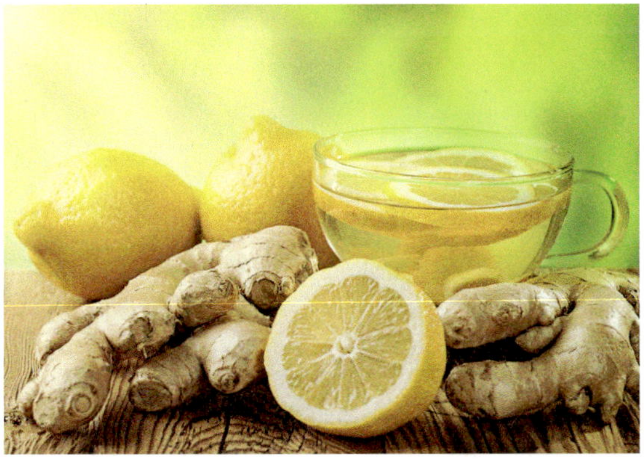

Solewasser

Um Solewasser herzustellen, benötigen Sie die natürlichsten und besten Salze. Am einfachsten ist es, eine Packung Himalaja-Kristallsalzbrocken zu kaufen. Legen Sie 3–4 Brocken in ein Glasgefäß mit Deckel. Füllen Sie es mit Wasser auf. Mit der Zeit löst sich ein Teil des Salzes auf, bis eine gesättigte, maximal 26 %ige Lösung entstanden ist. Nachdem Sie etwas Sole entnommen haben, füllen Sie die Karaffe einfach so lange wieder mit Wasser auf, bis sich die Brocken ganz aufgelöst haben. Zum Trinken geben Sie einen TL Sole in 250 ml Wasser. Solewasser können Sie täglich oder alle paar Tage trinken, um Ihren Elektrolythaushalt wieder in Schwung zu bringen. Mit zusätzlichem Salzen sollten Sie dann aber sparsam sein.

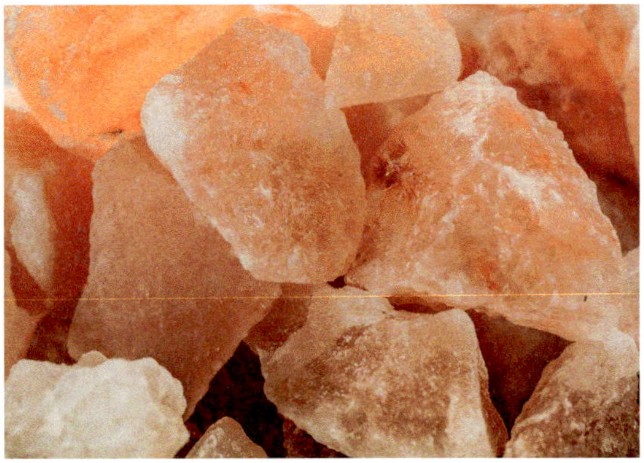

Grüne Smoothies

Wer kennt sie nicht, die grüne Lebenskraft aus dem Mixer! Chlorophyll ist grünes Licht für graue Zellen – und nicht nur das, es bietet auch Ordnungsinformationen und Vitalstoffe in Hülle und Fülle. Durch einen Hochleistungsmixer werden die Pflanzenstrukturen so aufgeschlossen, dass sie all ihre wertvollen Inhalte unserem Organismus sofort zur Verfügung stellen, und das bei geringstem Verdauungsaufwand. Smoothies haben eine extrem hohe Energieeffizienz! Viele Autoren haben schon über die Kraft der grünen Smoothies geschrieben, allen voran Victoria Boutenko. Dieser naturgesunde Trend ist längst schon weltweit in aller Munde, auch viele Stars und Sternchen haben Smoothies in ihre Ernährungsweise integriert und optimieren ihre Vitalität und ihre Schönheit mit ihnen. Ich muss dem also nicht noch ein weiteres Smoothie-Werk hinzufügen, sondern möchte Ihnen einige meiner liebsten Kreationen zur Verfügung stellen. Falls Ihr Verdauungssystem noch nicht kernsarniert und in optimalem Zustand ist, können Sie bei anfänglichen Unverträglichkeiten täglich eine Heilerde Ihrer Wahl trinken oder einen gestrichenen TL Heilerde gleich mit dem Smoothie mitmixen.

Zitrusfrüchte können Sie geschält und zerkleinert in den Mixer geben. Lassen Sie noch etwas vom Weißen dran wegen der Bioflavonoide. Oder Sie nehmen nur den frisch gepressten Saft. Alle Biozutaten können Sie waschen und zerkleinern. Konventionell angebaute Zutaten oder solche, über deren Herkunft Sie unsicher sind, sollten Sie schälen, bevor sie in den Mixer kommen. Im Grunde ist die Herstellung von grünen Smoothies sehr schnell und einfach.

Hinweis: Bei vielen Rohköstlern ist es üblich, Zutaten mitsamt Kerngehäuse und Schale im Mixer zu verarbeiten. Bedenken Sie aber, dass alle Pflanzen und deren Früchte und Samen über Fressschutzstoffe verfügen. Im Smoothie spüren wir nicht mehr, wann wir von etwas genug oder gar zu viel haben, und es kann zu Verdauungsproblemen und Überreaktionen kommen. Geben Sie nur so viel von Kern oder Schale dazu, wie Sie auch pur essen und gut vertragen würden. Sie würden wohl niemals eine ganze Wassermelone mit Schale essen oder eine komplette Zitrone mit Kernen und Schale, geschweige denn mehrere. Bevor Sie etwas Neues ausprobieren, testen Sie es immer erst in kleinen Mengen. Kauen Sie darauf herum, schmecken und fühlen Sie hinein, lernen Sie das, was Sie essen, intensiv kennen … und wenn Sie alles gut vertragen, können Sie auch mutig experimentieren.

Auch hier möchte ich wieder darauf hinweisen: Häufigkeit und Menge des Verzehrs entscheiden darüber, ob das, was wir zu uns nehmen, sich als Nahrungsmittel, als Heilmittel oder als Gift auswirkt.

Grundrezept

Für das Grundrezept nehmen Sie zur Hälfte Früchte, zur Hälfte grüne Blätter. Schneiden Sie alle Zutaten klein, geben Sie sie in den Mixer, und gießen Sie ihn bis zur Füllhöhe mit reinstem Wasser auf. Mixen Sie dann alles zu einem cremigen Smoothie. Wenn Sie die Früchte mit dem Grün pur mixen, erhalten Sie ein sättigendes, püreeähnliches Getränk. Je mehr Wasser Sie dazugeben, desto flüssiger wird der Smoothie. So können Sie die Konsistenz nach Lust und Laune verändern. Bleiben Sie auch bei der Zubereitung der Smoothies kreativ, und verändern Sie die Rezepte nach Saison, Anlass und Verträglichkeit. Testen Sie verschiedene Rezepte, und lernen Sie Ihren Körper und seine Reaktionen kennen. Es gibt keine Rezepte, die für alle Menschen gleichermaßen passen, daher passen Sie die Rezepte stets an Ihre Bedürfnisse an.

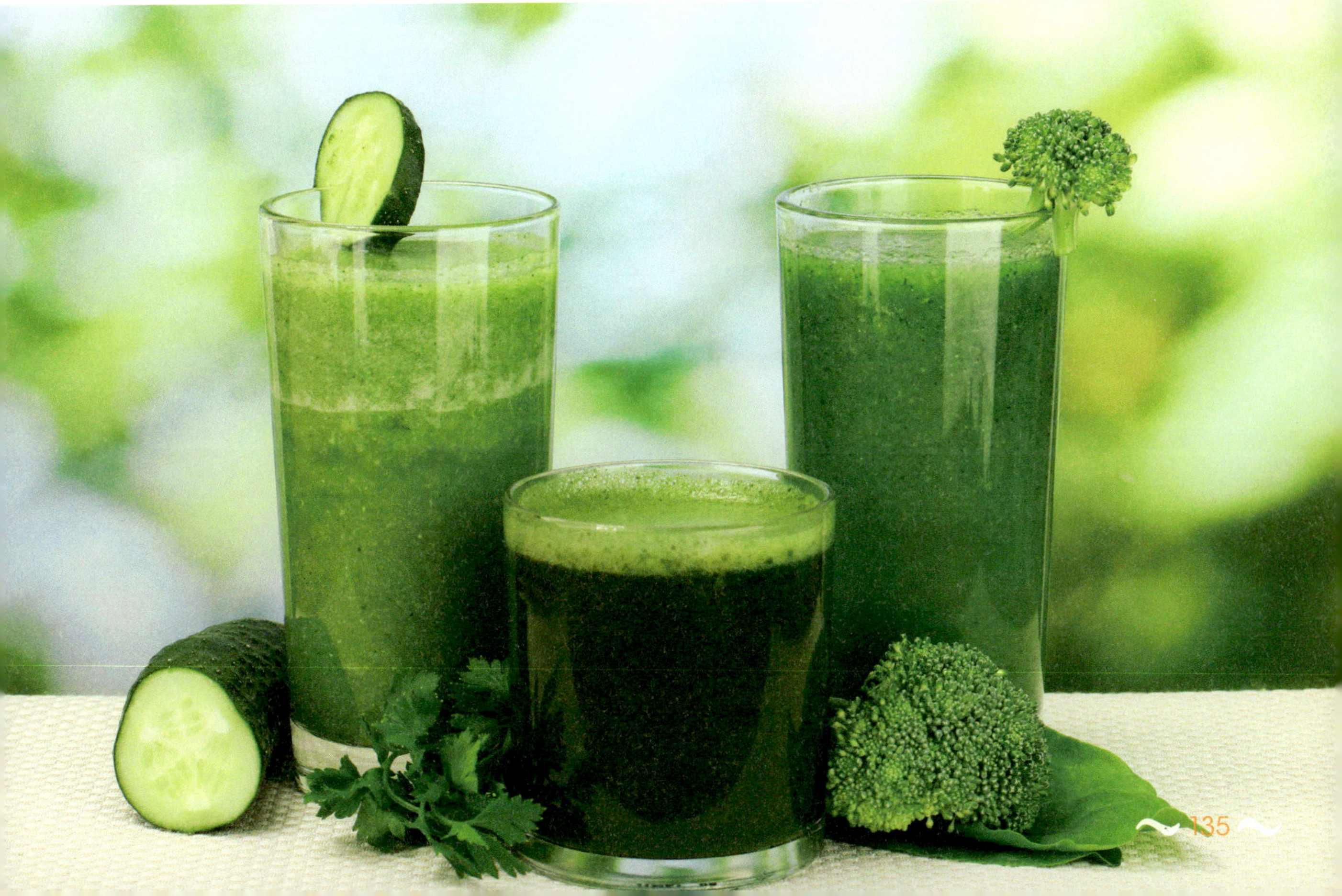

Grüne Blätter

Sie sind hervorragende Sonnenenergiespeicher, und ihr grüner Saft ist für unsere Gesundheit von größter Bedeutung. Grüne Blätter, die toll in einem Smoothie schmecken, sind z. B. Grünkohlblätter, Feldsalat, Schwarzkohlblätter, sonstige Kohlblätter, Babyspinat, Blattspinat, Portulak (Postelein), grüne Blattsalate, Pflücksalate, Kopfsalate, Schnittsalate, Mangold, Pak Choi, Brennnesseln, Vogelmiere, Spitzwegerich, Giersch, Guter Heinrich, Melde, Franzosenkraut, Klettenlabkraut, weißer Gänsefuß, Rote-Bete-Blätter, Himbeerblätter, Brombeerblätter, Erdbeerblätter, Ahornblätter, Malvenblätter, Buchenblätter und vieles andere. Verwenden Sie keine Pflanzen oder Wildkräuter, die Sie nicht kennen. Mit wachsendem Pflanzenwissen können Sie die Rezepte immer wieder erweitern. Wenn Sie besondere Anti-Aging-Pflanzen daheim haben, peppen Sie Ihre Smoothies damit auf!

Grüne Blätter mit viel Eigengeschmack und/oder mit ätherischen Ölen, starken Wirkstoffen und Bitterstoffen sollten Sie nur in kleineren Mengen verwenden und nach Bedarf dosieren. Manche Kräuter und Blätter verträgt man, manche weniger, andere wiederum schicken uns in eine größere Reinigungs- und Ausscheidungsphase, wenn wir zu viel davon zu uns nehmen. Am besten probieren Sie jede Art von Grünzeug, von dem Sie SICHER sind, dass es UNGIFTIG ist, und das Sie für Ihre Smoothies verwenden wollen, vorher allein aus. So lernen Sie Ihre Nahrungsmittel wesentlich besser kennen und auch Ihren Körper und seine Vorlieben für bestimmte altbewährte und völlig neue Nahrungsmittel!

Aufgrund der schützenden Schleimstoffe sind Blätter von Malvengewächsen, wie z. B. Malvenblätter, Lindenblätter, Spitzwegerich, Breitwegerich und Eibisch, ein Balsam für den Magen.

Früchte

Als Früchte eignen sich grundsätzlich alle essreifen Früchte! Ananas, Avocados, Bananen, Mangos, Papayas, Kaki, Äpfel, Zwetschgen, Pflaumen, Aprikosen, Pfirsiche, Nektarinen, Granatäpfel, Orangen, Grapefruits, Zitronen, Limonen, Himbeeren, Brombeeren, Erdbeeren, Johannisbeeren, Heidelbeeren, Maulbeeren, Stachelbeeren, Loganbeeren, Jostabeeren, Drachenfrüchte, Maracuja und alles, was sie sonst noch an Früchten mögen.

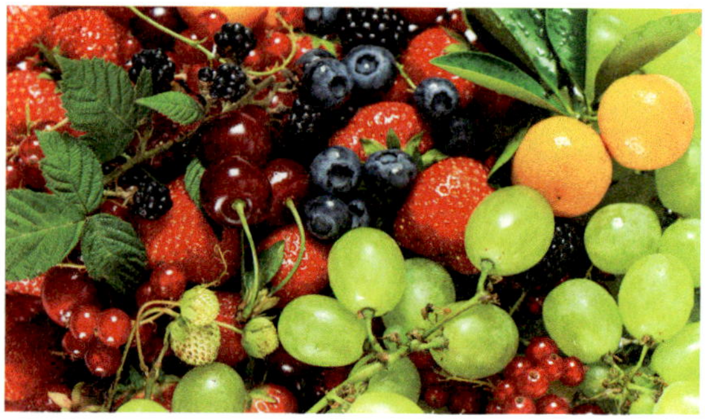

Die goldene Regel beim Zubereiten

Nehmen Sie immer nur so viel von einem Nahrungsmittel, wie sie pur verzehren könnten und wie es sich vor, während und nach dem Essen gut anfühlt. Frisch gepresste Säfte und Mixgetränke wie Smoothies verleiten dazu, einzelne Zutaten überzudosieren, weil sie in Mischungen anders schmecken und weniger angenehme Zutaten angenehmer erscheinen. Wenn Zutaten sehr geschmacks- oder wirkungsintensiv sind, verwenden Sie sie nur in verträglichen Mengen. Die Rezepte sind funktionierende Vorschläge und Inspirationen. Im Rahmen der veganen Vitalkost können Sie diese 1:1 übernehmen oder Ihren eigenen Bedürfnissen anpassen. Behalten Sie in allen Dingen Ihre individuelle Freiheit, und entwickeln Sie stets Ihre Intuition. Ihr Körper weiß genau, was ihm guttut. Lernen Sie, seine Sprache zu verstehen, und hören Sie auf ihn!

Ein paar kleinere Hinweise sollten Sie jedoch beachten: Verwenden Sie hauptsächlich frisches Obst. Außerhalb der Saison können Sie z. B. auf gefrorene Beeren zurückgreifen. Lassen Sie getrocknete Zutaten stets vorher einweichen. Je einfacher die Rezepte sind, desto besser ist die Verträglichkeit.

Optimale Mischungsverhältnisse für grüne Smoothies

50 % Früchte und 50 % Grün

Je nach Intensität der Früchte oder des Grüns verändern Sie die Anteile, bis ein harmonisches Gleichgewicht hergestellt ist und der Smoothie schmeckt.

Geräte für die Zubereitung

Starker Mixer, Messer, Schneidbrettchen und/oder Schere

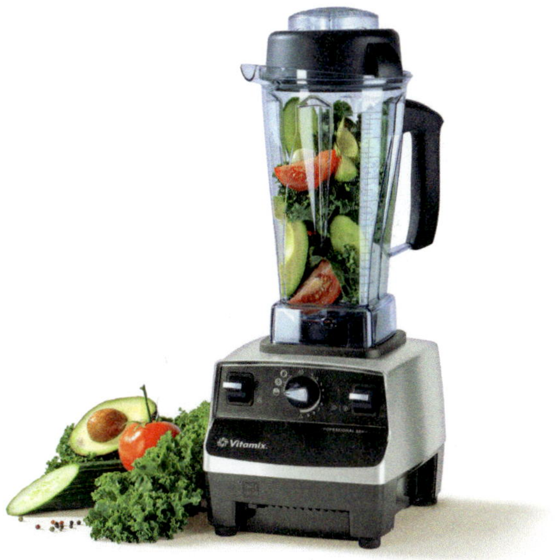

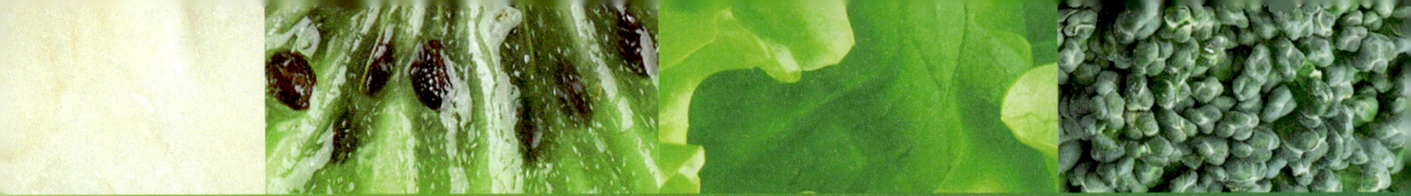

Sieben GRÜNE Smoothies

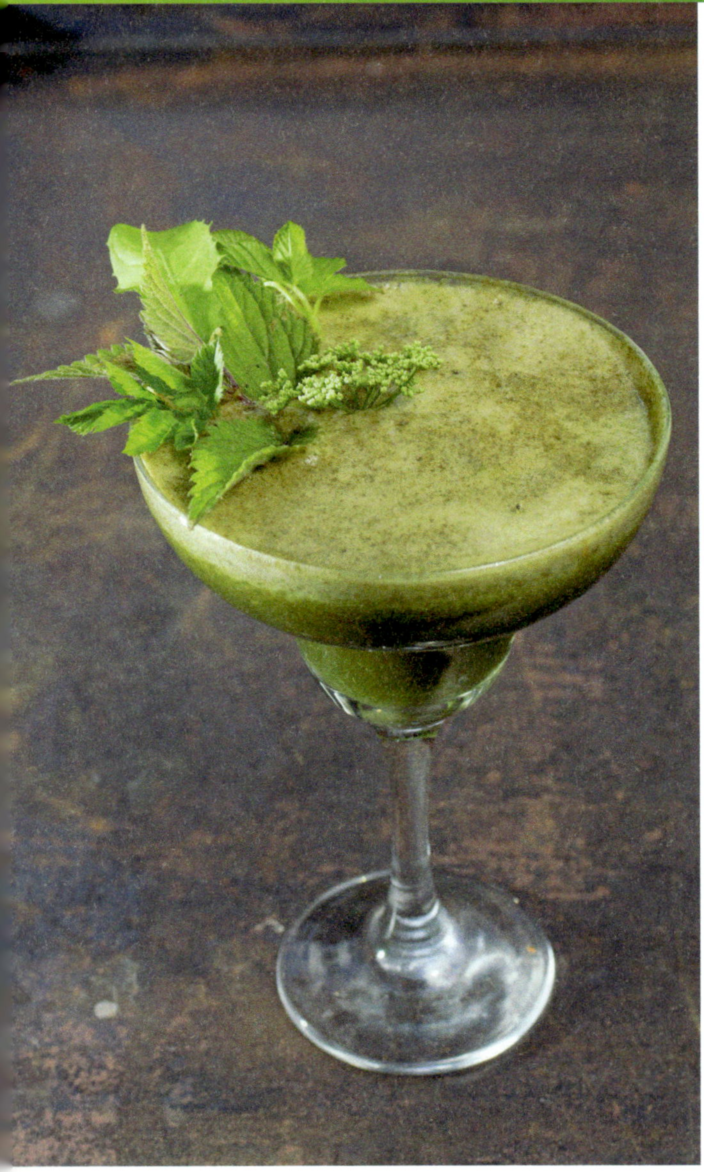

Grüner Smoothie 1

1 große Handvoll geschnittene Grünkohlblätter (oder anderes Grün)

1 geschälte und in Stücke geschnittene Mango

1 geschälte und zerkleinerte rosa Grapefruit, z. B. Florida, oder ihr Saft

1 geschälte Orange

1 Banane

Saft 1 Zitrone

Wasser nach Wunsch

Grüner Smoothie 2

1 große Handvoll geschnittener Grünkohl (oder andere grüne Blätter)

½ Salatgurke

½ Avocado

1 geschälte Grapefruit oder ihr Saft

1 Apfel

Wasser nach Wunsch

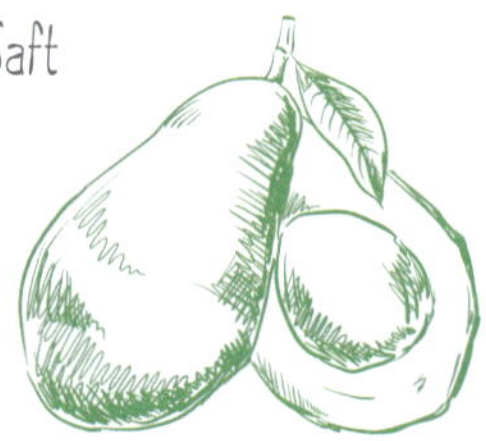

Grüner Smoothie 3

1 große Handvoll Brokkoliröschen
2–3 Brokkoliblätter
2 aromatische Äpfel
1 reife Avocado
Saft 1 kleinen Zitrone
Wasser nach Wunsch

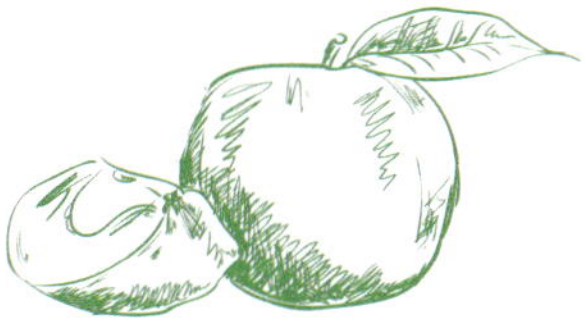

Grüner Smoothie 4

1 Handvoll Himbeerblätter
1 Handvoll Brennnesselblätter
2 Handvoll Himbeeren
Blütenblätter 1 roten Rose
1 geschälte Orange oder ihr Saft
1 kleine Banane oder 2 EL Dattelmus
Wasser nach Wunsch

Grüner Smoothie 5

1 Handvoll Brombeerblätter
2 Handvoll Brombeeren
5 Jiaogulan-Blätter oder Brennnesselblätter
½ Papaya
½ Banane
Saft ½ Zitrone
Wasser nach Wunsch

Grüner Smoothie 6

1 große Handvoll junger Spinat oder Feldsalat
etwa 3 Ringe frisch geschnittene oder eingeweichte getrocknete Ananas
1 geschälte Papaya mit 1 TL frischen Papayakernen
½ Avocado und/oder ½ Banane
3 Jiaogulan-Blätter
3 Gotu-Kola-Blätter
Wasser nach Wunsch

Grüner Smoothie 7

3–5 Malvenblätter
1 Handvoll Wegerichblätter, Lindenblätter und Brennnesselblätter
1–2 Malvenblüten
1 geschälte Papaya
3–4 Erdbeeren oder 1 Ta Brombeeren
1 TL eingeweichte Leinsamen (oder Flohsamenschalen, Chia-Samen)
3 Jiaogulan-Blätter (optional)
3 Gotu-Kola-Blätter (optional)
Wasser nach Wunsch

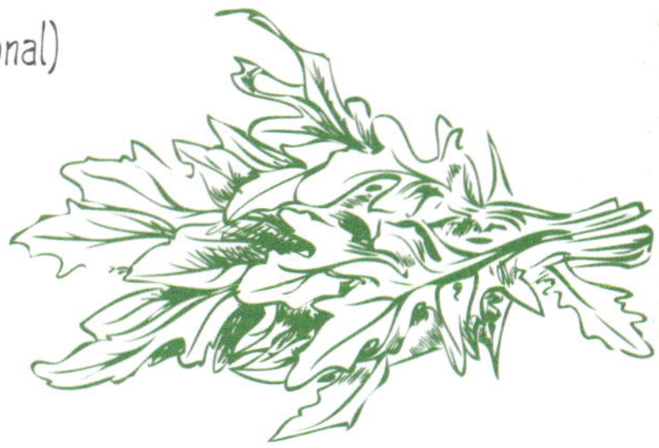

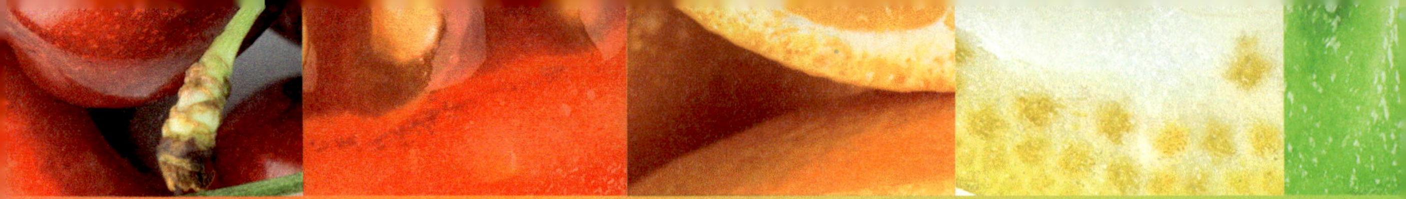

SMOOTHIES im Spektrum des REGENBOGENS

RainbowWay-Smoothies

»Goldgelbe Lebensfreude«

½ Mango

¼ Ananas

½ Papaya

1 TL Papayakerne

1 TL Kurkuma

Wasser nach Wunsch

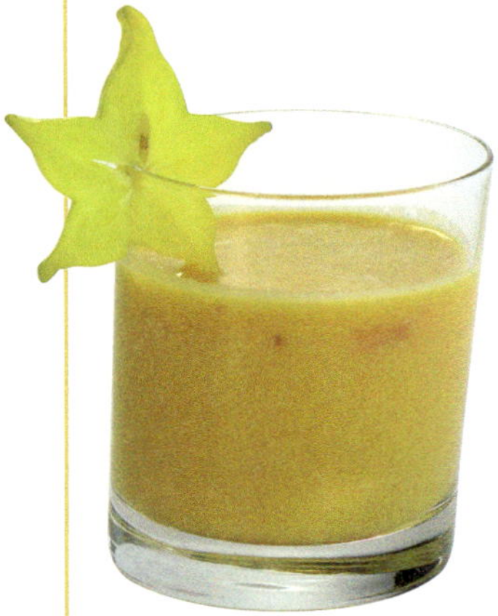

»Sonnengruß«

2 geschälte, geschnittene oder gepresste Orangen

1 geschälte, geschnittene oder gepresste Grapefruit

1 geschälte, geschnittene oder gepresste Zitrone

7 Jiaogulan-Blätter

1 EL Kokosöl

1 kleine Banane

1 EL geschälte Hanfsamen oder Hanfproteinpulver

Wasser nach Wunsch

»Zellenschutz«

1 süße rosa Grapefruit

2 Saftorangen

1 Zitrone

jeweils 1 TL Kokosöl, Kokosmus und Leinöl

1 TL Kurkumapulver oder ein Stück Kurkumawurzel

½ TL schwarzer Pfeffer

½ TL organischer Schwefel MSM-Pulver (optional)

Wasser nach Wunsch

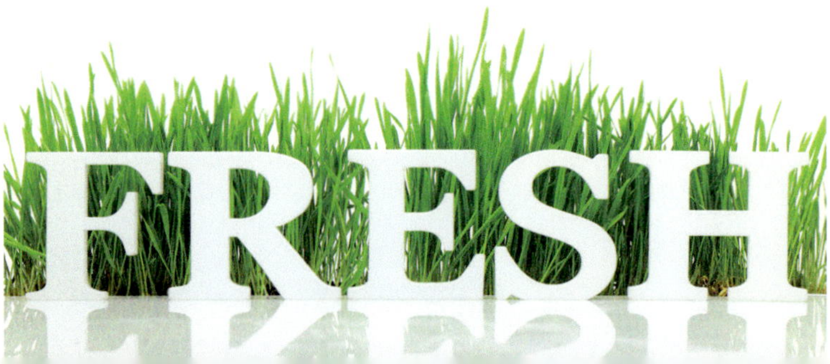

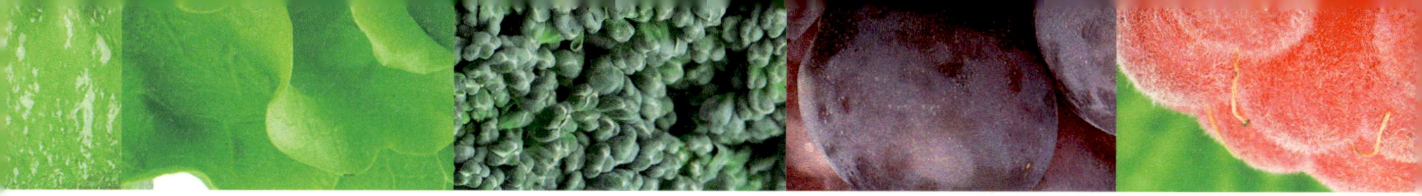

»Erdbeer-Power«

2 Ta Erdbeeren

1 Banane oder 2 entsteinte Datteln

1 TL Mandelpüree

1 EL Carobpulver oder Rohkakao

1 TL Maca

Wasser nach Wunsch

Variante: plus 2 Erdbeerblätter

»Black-C-Miracle«

2 Ta Schwarze Johannisbeeren

1 Banane oder 2–3 entsteinte Medjoul-Datteln

Saft ½ Limone

5 Jiaogulan-Blätter

Wasser nach Wunsch

Variante: plus 2–4 Johannisbeerblätter, 2 Nachtkerzenblätter und 4 Nachtkerzenblüten

»Brom-Bären-Kräfte«

2 Ta Brombeeren

2 Brombeerblätter

1 Apfel

1 Birne (oder Banane)

1 TL Mandelmus

Saft 1 Zitrone

Wasser nach Wunsch

Varianten: plus 2 Malvenblätter und 2 Malvenblüten oder 5 Jiaogulan-Blätter

»Zimt-Zwetschi«

2 Ta entsteinte Zwetschgen oder blaue Pflaumen

3 EL Dattelmus

1 EL Mandelmus oder 1 Ta eingeweichte, enthäutete Mandeln

1 TL Zimt

Wasser nach Wunsch

»Löwenkraft«

5 große entsteinte Aprikosen

5 eingeweichte Aprikosenkerne (dicke Schale entfernt!)

2 Orangen oder ihr Saft

Saft ½ Zitrone

1 EL geschälte Hanfsamen

3 Löwenzahnblätter

2 Löwenzahnblüten

Wasser nach Wunsch

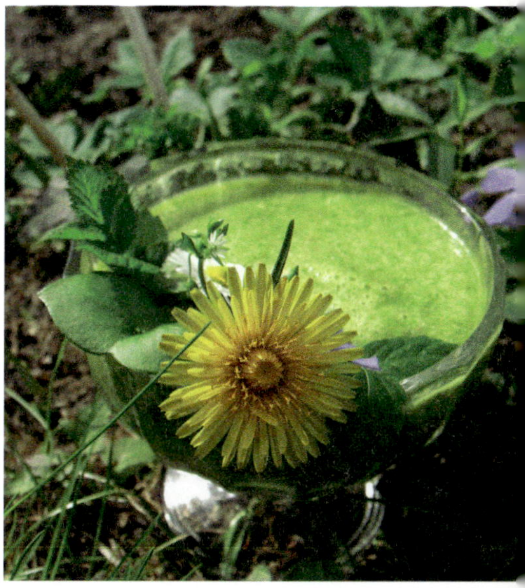

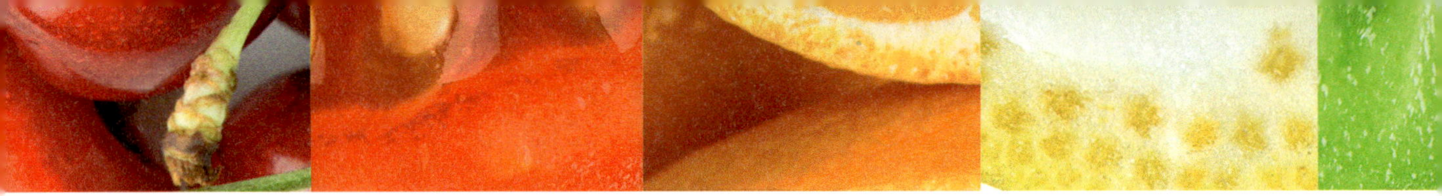

»Black Cherry«

1 Ta entsteinte schwarze Kirschen

1 Banane

1 TL Rohkakao

Wasser

Variante: plus 2 dunkle Malvenblüten

»Exotic Strawberry«

1 Ta Erdbeeren

1 Ta geschnittene Ananas

1 Mango

1 TL Hanfsamen

Wasser nach Wunsch

Varianten: plus 2 Erdbeerblätter, 5 Jiaogulan-Blätter oder anderes Superfood oder Anti-Aging-Kraut nach Wunsch

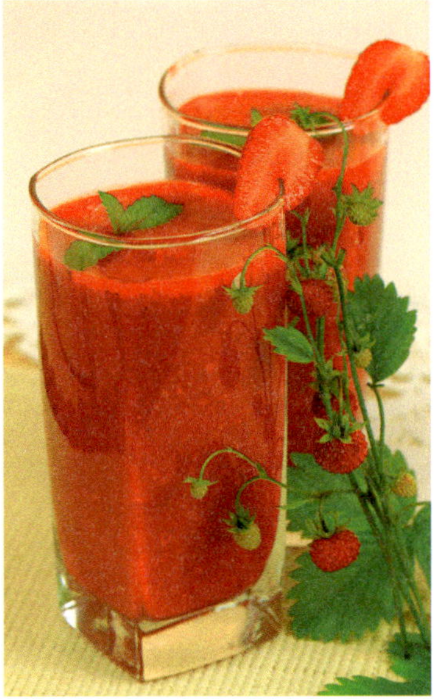

»Enzym-Cocktail«

2 Kaki

1 rosa Grapefruit

1 Orange

½ Papaya

1 TL Papayakerne

1 Scheibe Ananas

½ TL Kurkumapulver

Wasser nach Wunsch

»Kirschzauber«

2 Ta entsteinte rote Kirschen

1 EL Mandelmus oder ½ Ta eingeweichte geschälte Mandeln

1 Banane oder 2 Datteln

½ TL rohes Vanillepulver

Wasser nach Wunsch

Varianten: 1 TL Carobpulver oder Rohkakaopulver

»Himbeerglück«

2 Ta Himbeeren

2 Himbeerblätter

ein paar Rosenblütenblätter (etwa ½ Rosenblüte)

1 Banane

1 EL Hanfsamen oder 1 TL Mandelmus

Wasser nach Wunsch

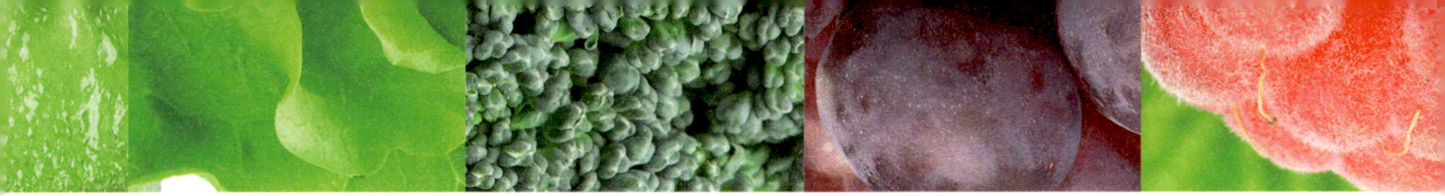

»Spirulina-Smoothie«

1 Apfel
1 Banane
1 Orange
½ Avocado
1 TL Spirulina-Pulver
Wasser nach Wunsch

Varianten: plus 1 Blättchen Minze, AVA-Algen-Pulver statt Spirulina

»Winterzauber«

2 Birnen
1 Apfel
1 Orange
1 EL Mandelmus
1 TL Zimt
Wasser nach Wunsch

»Augenfreude«

½ Papaya
3 Aprikosen
2 Orangen
1 Karotte
etwas abgeriebene Orangenschale
1 EL Hanfsamen
1 TL Chia-Gel
Wasser nach Wunsch

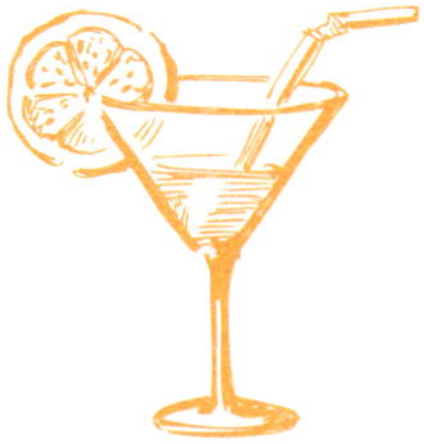

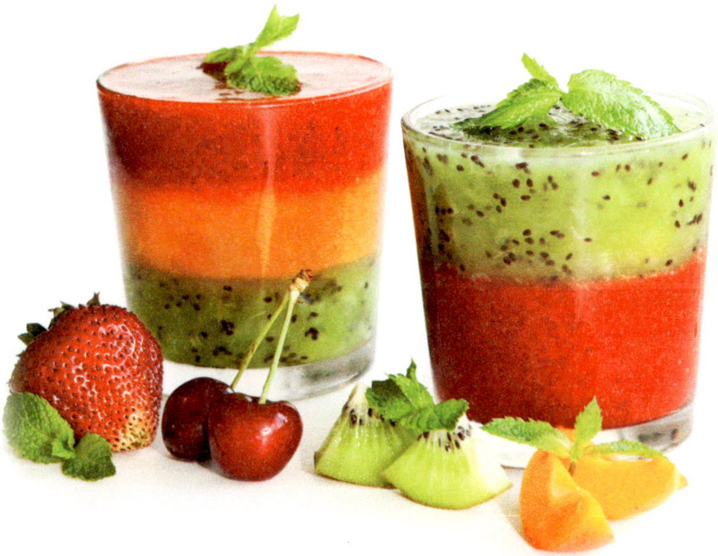

Nuss- und Samenmilch

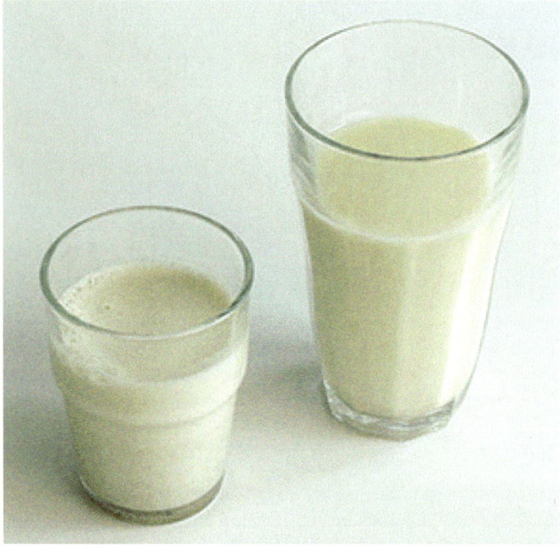

Nuss- und Samenmilch aus z. B. Mandeln, Paranüssen, Haselnüssen, Walnüssen, Pekannüssen, Zedernkernen, Pinienkernen, Pistazien, Cashewkernen, Sonnenblumenkernen, Sesam, Hanfsamen, Quinoa oder Buchweizen sind wertvolle Vital- und Mineralstoffspender. Ihr Geschmack hängt von der verwendeten Nuss- und Samenart ab. Sie sind pur ein Genuss, können aber auch in unterschiedlichsten Geschmacksrichtungen hergestellt werden. Nuss- und Samenmilch können pur getrunken oder im Vitalkost-Müsli verwendet werden, sind aber auch eine gute Grundlage für Desserts, Eiscreme, Kuchen, Soßen und Suppen. Wenn Sie Ihre erste frische Hanfmilch oder Sonnenblumenmilch probiert haben, möchten Sie diesen Geschmack nicht mehr missen.

Entweder verwenden Sie für die Herstellung einen Mixer und einen Nussmilchbeutel oder den Veggiefino und einen starken Stabmixer.

Schnelle Nuss- und Samenmilch aus fertigem Mus

Verwenden Sie ein Samen- oder Nussmus Ihrer Wahl in Bio- und Rohkostqualität. Mandelmus ist am leichtesten verdaulich und verstoffwechselt basisch. Je nach Konsistenzwunsch, Verwendungszweck und Anzahl der Personen wählen Sie die jeweilige Menge an Mus und Wasser aus. Grundsätzlich gilt: 1 EL Mus auf 250 ml Wasser für eine Person. Geben Sie Mus und Wasser in den Mixer, und mixen Sie eine feine Samen- oder Nussmilch. Für eine andere Geschmacksrichtung geben Sie beim Mixen z. B. 1–2 Datteln, Xylitol, Banane, Saft 1 Orange, frische Beeren oder andere Früchte, Vanille, Zimt, Rohkakao oder Superfoods dazu.

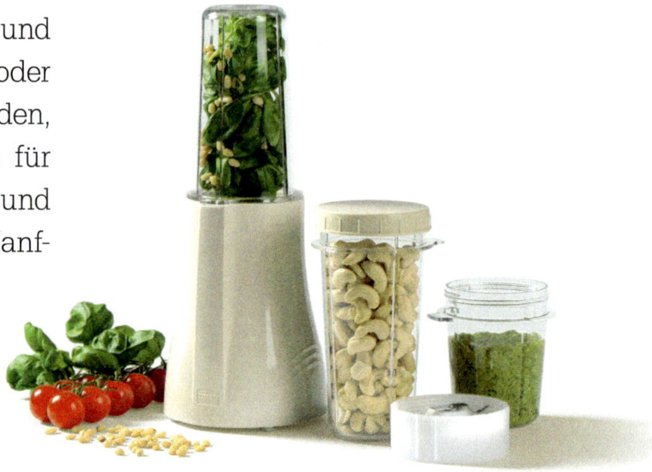

Nuss- und Samenmilch aus Nüssen und Samen

Für die Herstellung aus Nüssen und Samen gibt es zwei Möglichkeiten. Spülen Sie die Nüsse und Samen kurz unter fließendem Wasser ab, und geben Sie sie mit Wasser und allen anderen Zutaten in den Mixer. Auf höchster Stufe gemixt ergeben sie dicke und sahnige Milch oder leichte und wässrige, je nach Nussart. Sie können die Samen und Nüsse aber auch spülen und über Nacht einweichen lassen. Mandeln sollten Sie grundsätzlich 24 Stunden einweichen lassen. Nach dem Einweichen verarbeiten Sie die Nüsse im Mixer zu Milch weiter. Als Richtwert für die Herstellung der Nuss- und Samenmilch gilt: 1 Teil Nüsse auf 5–7 Teile Wasser.

Milch aus geschälten Samen wie Cashewkernen, Sonnenblumenkernen und Hanfsamen können direkt nach dem Mixen verwendet werden. Alle Nüsse, die noch ihr braunes Häutchen haben, werden durch einen Nussmilchbeutel oder ein feines Sieb gegossen. Drücken Sie den Beutel gut aus.

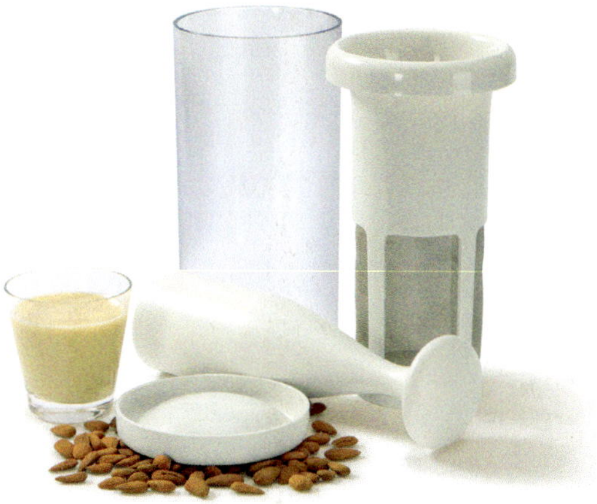

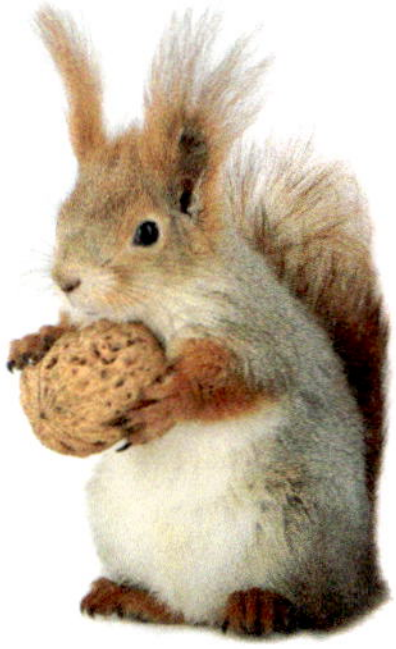

Wer keinen leistungsstarken Mixer hat, sondern nur einen Stabmixer, ist mit dem Veggiefino gut bedient. Dies ist ein Gefäß aus feinem Sieb, das in einem Auffangbehälter steht. Nüsse und Wasser werden eingefüllt und dann mit dem Stabmixer bearbeitet. Nach dem Mixen treibt man die Nussmasse mit einem Stößel durch die feinen Poren des Siebes. So ergibt sich eine feine Nussmilch ohne Feststoffe. Den Trester können Sie für andere Gerichte verwenden, wie Pasteten, Aufstriche, Nusskäse, Cracker, Kekse und BroHte. Auch wenn Sie einen leistungsstarken Mixer für die Nussmilch verwenden, können Sie den Veggiefino als Sieb einsetzen. Ich habe sehr gute Ergebnisse damit erzielt.

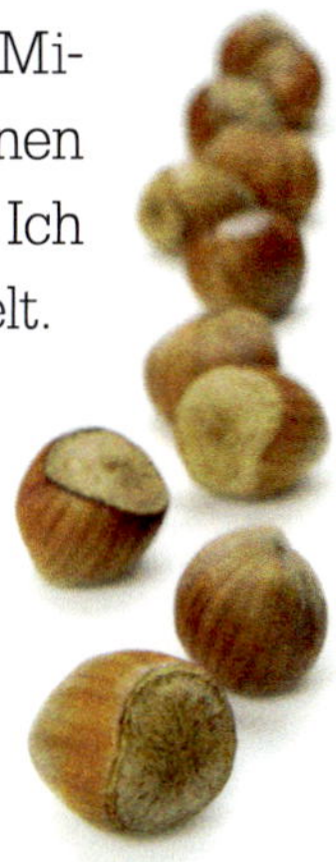

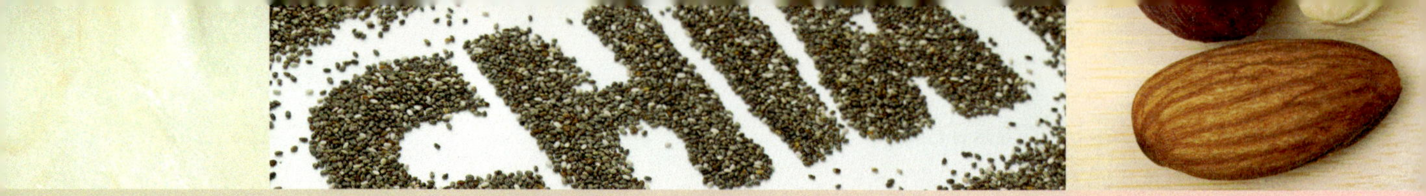

CHIA-Drinks

Chia sind eine Pflanzenart aus der Gattung der Salbeigewächse (Lippenblütler). Mexikanischer Chia (Salvia hispanica) kommt ursprünglich aus Mexiko und war eine wichtige Nahrungspflanze bei den Azteken. Chia-Samen sind besonders reich an Omega-3-Fettsäuren, Proteinen, Vitaminen (Retinol, Niacin, Thiamin, Riboflavin), Mineralstoffen (Kalzium, Phosphor, Kalium, Zink und Kupfer) und Ballaststoffen! Chia-Samen helfen beim Abnehmen, stecken voller Antioxidantien, haben eine positive Wirkung auf den Blutzuckerspiegel und fördern die Verdauung. Es gibt übrigens weiße und schwarze Samen, die in vielen unterschiedlichen Rezepten einsetzbar sind. Chia-Samen können roh, getrocknet und z. B. in Drinks, Puddings oder Soßen verwendet oder als Verdickungsmittel genutzt werden.

Chia-Drinks mit Wasser und frisch gepresstem Saft

Dieses Getränk ist etwas dickflüssig.

250 ml Wasser

250 ml frisch gepresster Fruchtsaft oder Gemüsesaft

5 EL Chia-Samen (mehr oder weniger, je nach Wunsch)

Xylitol, Dattelmus oder Kokosblütensirup nach Belieben

Geben Sie den Fruchtsaft und das Wasser in einen großen Krug oder in eine Schüssel. Rühren Sie die Chia-Samen mit dem Schneebesen schnell hinein, und lassen Sie diese darin 30 Minuten bis 2 Stunden aufquellen. Anschließend können Sie den Drink mit einer Frucht, frisch gemixtem Fruchtmus oder Nusssahne-Häubchen servieren.

Eine cremige Konsistenz erhalten Sie, wenn Sie die Samen etwa eine halbe Stunde in der Wasser-Saft-Mischung aufquellen lassen und dann so lange mixen, bis diese Konsistenz erreicht ist.

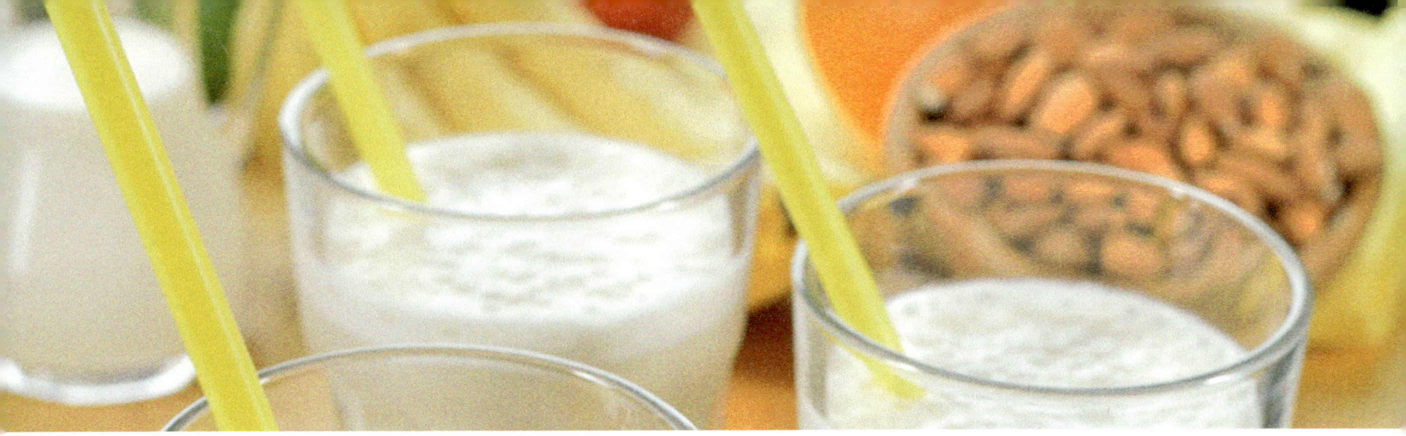

Chia-Drink mit Wasser, Mandelmus und Saft

Ein Energiekick für besondere Herausforderungen.

300 ml Wasser
200 ml frisch gepresster Fruchtsaft
1 EL Mandelmus
3–5 EL Chia-Samen

Mixen Sie Fruchtsaft, Mandelmus und Wasser. Rühren Sie anschließend schnell mit dem Schneebesen die Chia-Samen hinein, und lassen Sie diese darin 30 Minuten bis 2 Stunden aufquellen.

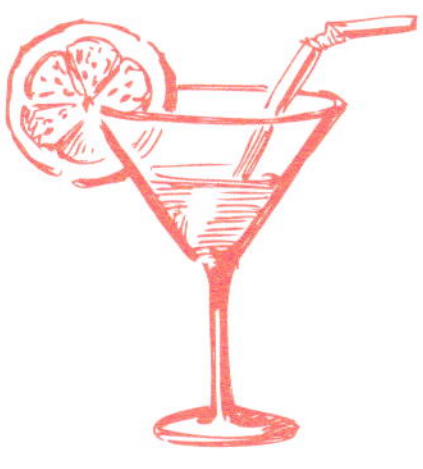

Chia-Drink mit Nuss- oder Samenmilch

700 ml Nuss- oder Samenmilch nach Wunsch
Xylitol oder Datteln nach Wunsch
30–50g Chia-Samen
Xylitol oder Dattelmus

Geben Sie Wasser, Nuss- oder Samenmilch und Süßungsmittel in den Mixer, und verarbeiten Sie das Ganze zu einer cremigen Milch. Rühren Sie die Chia-Samen schnell mit dem Schneebesen hinein. Lassen Sie diese mindestens 30 Minuten quellen. Anschließend können Sie Saft von frisch gepressten Früchten oder Fruchtmus hinzufügen. Geschmacksvariationen erhalten Sie durch die Zugabe von Vanille, Schoko- oder Carobpulver, Superfood oder Früchten.

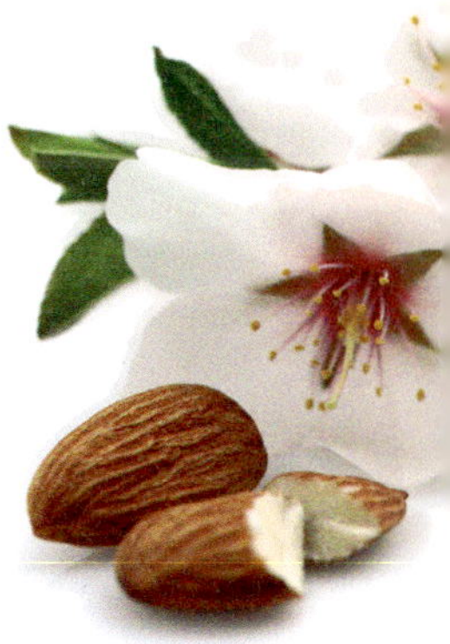

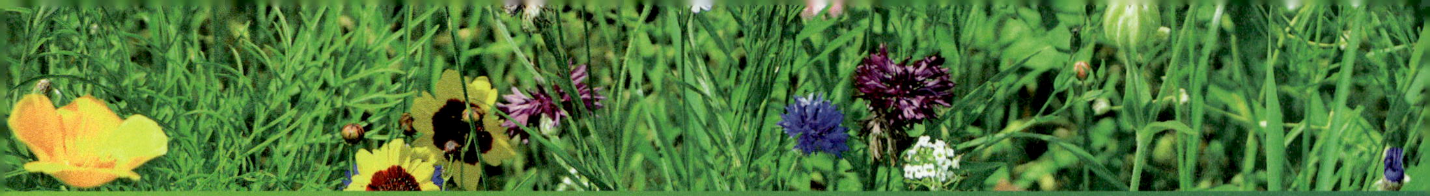

Roh-vegane Vitalkostsuppen

Um Suppen in Rohkostqualität herzustellen, verwenden wir frische, rohe Zutaten, Kräuter und Gewürze. Sie können Suppen sehr dünnflüssig gestalten, mit Einlagen versehen oder alle Zutaten mixen. Durch die Zugabe von Avocado, Mandelmus, eingeweichten Nüssen oder Samen oder Chia-Gel erhält jede Suppe mehr Konsistenz und Cremigkeit und damit auch einen höheren Sättigungsgrad. Sie können die Zutaten z. B. farblich auswählen, je nachdem, ob Sie eher Chlorophyll, Anthocyane, Betacarotene oder Lycopine wünschen. Um sich ausreichend mit allen Vitalstoffen und sekundären Pflanzenstoffen zu versorgen, können Sie jeden Tag eine Suppe, einen Saft oder einen Smoothie in einer anderen Farbe zubereiten! Langen Sie ruhig auch bei Kräutern und Gewürzen tüchtig zu. Verwenden Sie für warme Suppe 42° Celsius warmes Wasser.

Cremige Suppen aus dem Mixer

Grundrezept einer Suppe

400 g Gemüse Ihrer Wahl
250 ml Wasser oder mehr, je nach Konsistenzwunsch
1 EL Mandelmus oder ein anderes Nussmus
1 EL Kräuter nach Wunsch
sonstige Gewürze und Natursalz nach Belieben

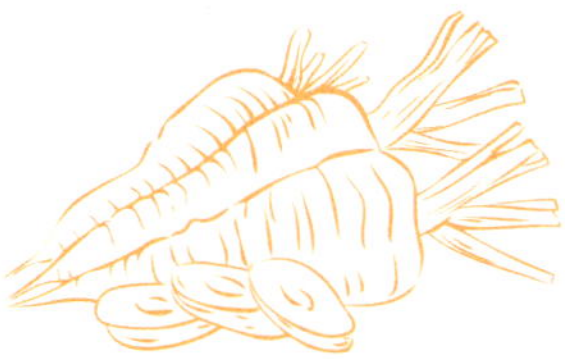

Verfahren Sie bei der Zubereitung wie bei allen folgenden Suppen: Putzen Sie Gemüse und Gemüsefrüchte, entfernen Sie die groben Schalen, z. B. von Zitrusfrüchten. Schneiden Sie das Gemüse und/oder die Früchte klein. Geben Sie alle Zutaten in den Mixer, und mixen Sie diese zu einer cremigen Suppe. Die Rezepte sind für 1–3 Personen, je nachdem, ob die Suppe als Hauptmahlzeit oder als Vorspeise verzehrt wird. Verändern Sie die Mengen je nach Konsistenzwunsch und Personenzahl. Bei wasserreichen Gemüsesorten und Gemüsefrüchten, wie z. B. Tomaten, benötigen Sie kein oder nur wenig zusätzliches Wasser. Bei kompakteren Gemüsesorten und stärkereichem Wurzelgemüse wie z. B. Kürbis, Süßkartoffel und Karotte benötigen Sie etwas mehr Wasser. Für die Cremigkeit können Sie statt Nüssen oder Musen auch eine essreife Avocado verwenden. Gern können Sie in die Suppen auch Einlagen geben. Ein paar Empfehlungen dazu finden Sie bei den Rezepten.

Karottencremesuppe

4 Karotten

1 EL eingeweichte Cashewkerne oder geschälte Mandeln (oder Mus)

1 geschälte Orange oder ihr Saft

etwas abgeriebene Orangenschale

1 Spritzer Zitronensaft

1 Prise Natursalz

etwas frisch gemahlener Pfeffer zum Garnieren

500 ml Wasser

Als Einlage empfehle ich Karottenchips: Schneiden Sie die Karotten in dünne Scheibchen, marinieren Sie diese in etwas Walnussöl, Kristallsalz und Pfeffer, und trocknen Sie sie im Lebensmitteltrockner. Sie können auch ein anderes Öl verwenden und zusätzlich noch Kräuter in die Marinade geben.

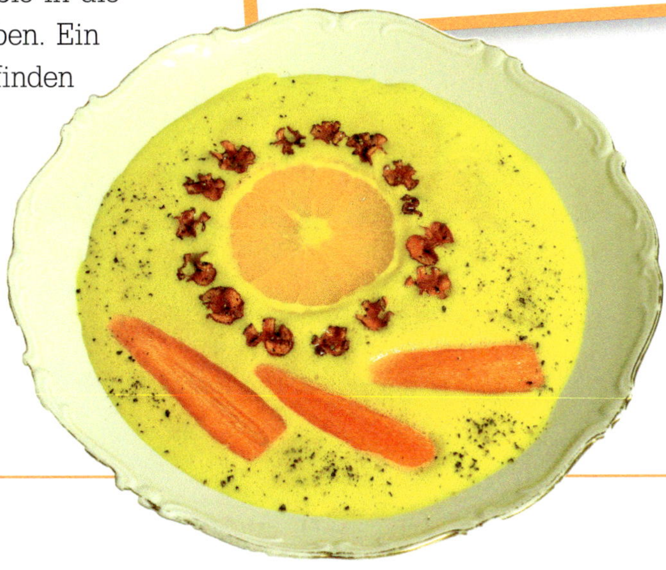

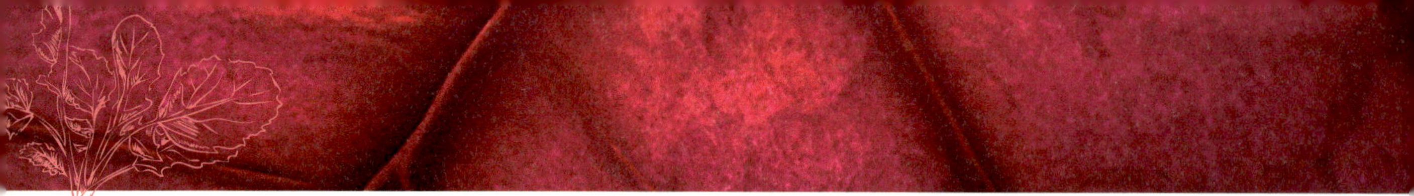

Rote-Bete-Cremesuppe

2 Rote Bete

1–2 EL Mandelmus oder eine Handvoll eingeweichte Mandeln (Haut vorher entfernen)

1 aromatischer Apfel, z. B. Elstar

Saft 1 Zitrone

jeweils 1 Prise Natursalz und Pfeffer

500 ml Wasser

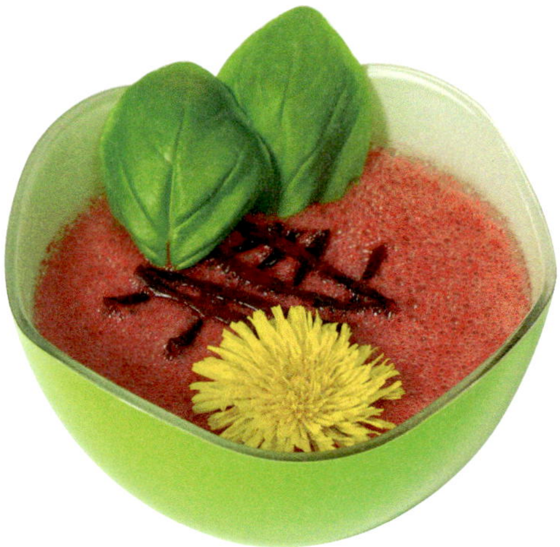

Butternut-Kürbissuppe

250 g Butternut-Kürbis

1 EL Mandelmus oder ½ Ta eingeweichte Mandeln (Haut vorher entfernen)

Saft von 2 Orangen

etwas abgeriebene Orangenschale

jeweils 1 Prise Pfeffer, Chili und/oder Curry und Himalaja-Kristallsalz

300 ml Wasser

Tomatencremesuppe

6 Romana-Tomaten

6 getrocknete Tomaten (ungesalzen, am besten selbst getrocknet)

1 Ta eingeweichte Cashewkerne oder Mandeln (Haut vorher entfernen)

jeweils ½ TL Schabzigerklee und Paprikapulver

1 Prise Kristallsalz

Basilikum oder andere Kräuter nach Belieben

250 ml Wasser

Als Einlage empfehle ich geviertelte Cocktailtomaten und eingeweichte Sonnenblumenkerne.

Spinat-Brennnessel-Giersch-Suppe

jeweils 1 Handvoll junge Brennnesseln, junger Giersch und junger Spinat

1 Ta eingeweichte Cashewkerne oder eingeweichte Mandeln (Haut vorher entfernen)

jeweils 1 Prise Muskatnuss und Kristallsalz

300–500 ml Wasser

Avocado-Spargel-Cremesuppe

250 g grüner Spargel

½ Avocado

1 EL Avocadoöl

Saft ½ Limone

frisch gemahlener grüner Pfeffer

1 Prise Kristallsalz

500 ml Wasser

1 EL zerteilte Pistazien

Als Einlage verwende ich gern die Spargelköpfe, die ich nicht mitmixe, sondern zerteile und anschließend mit Pistazien und Blüten auf der Suppe verteile.

Zucchinicremesuppe mit Zucchini-Julienne oder grünem Spargel

2 kleine Zucchini für die Suppe

½ Avocado oder 1 Handvoll eingeweichte Cashewkerne

jeweils ½ TL Oregano und Thymian nach Belieben

jeweils 1 Prise Pfeffer und Himalaja-Kristallsalz

500 ml Wasser

1 kleiner Zucchino für die Julienne oder in dünne Scheiben geschnittener grüner Spargel, 4 Cocktailtomaten und 3–4 Basilikumblättchen

Als Einlage empfehle ich für diese Suppe die Zucchini-Julienne oder die Spargelscheiben, geviertelte Cocktailtomaten und Basilikumstreifen.

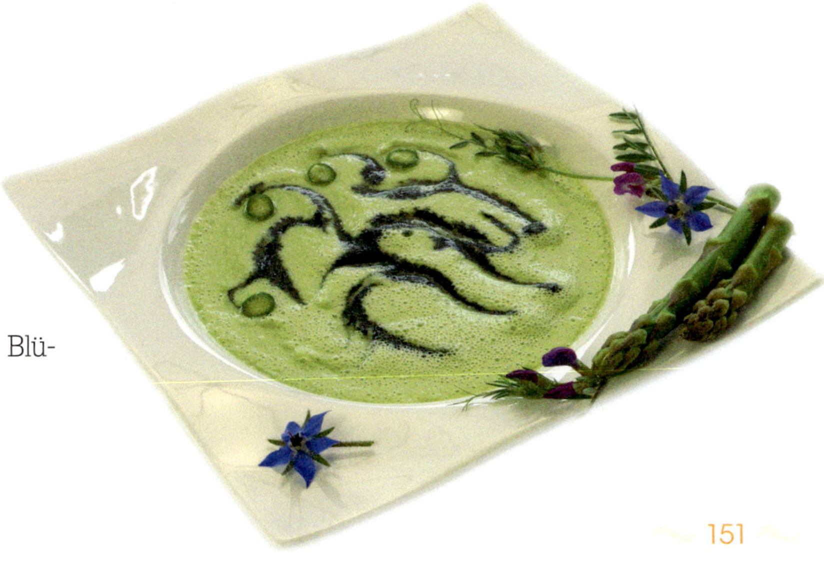

Indische Blumenkohlsuppe

200 g Blumenkohlröschen
1 Handvoll eingeweichte Cashewkerne
1 geschälte Orange oder ihr Saft
etwas Orangenzesten
2 Scheiben eingeweichte getrocknete Mango (oder frische)
2 Scheiben eingeweichte getrocknete Ananas (oder frische)
1 EL Curry
1 Prise Himalaja-Kristallsalz oder Hunza-Salz
Chili nach Wunsch
500 ml Wasser
winzige Blumenkohlröschen, Orangenfilets und ½ gewürfelte Mango

Mexikanischer Gemüseeintopf

3 getrocknete Tomaten (ungesalzen)
3 frische Tomaten
1 Karotte
1 Handvoll eingeweichte Cashewkerne
1 EL mildes Olivenöl oder Hanföl
1 TL Schabzigerklee
1 Prise Natursalz
1 kleine Chilischote oder scharfe Peperoni
400 ml Wasser

Als Einlagen verwenden Sie am besten Maiskörner, Paprika- und Zucchiniwürfel, Sonnenblumenkerne und frische Kräuter der Saison.

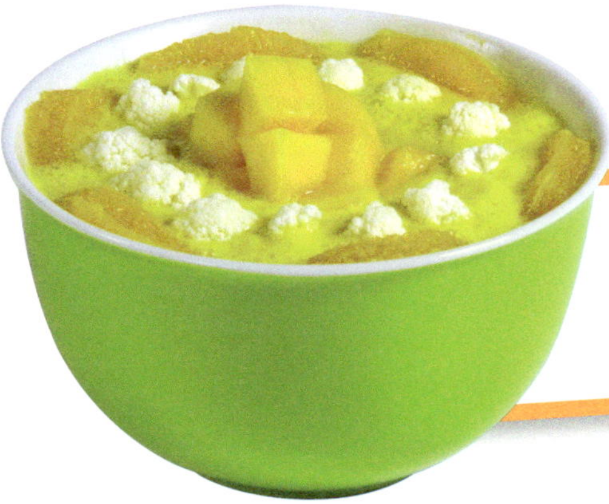

Garnieren Sie die Suppe mit kleinen Blumenkohlröschen, Orangenfilets und Mangowürfeln.

Exotischer Curryeintopf

- 2 eingeweichte getrocknete Ananasringe
- 2 eingeweichte getrocknete Mangostücke
- 1 Banane
- 1 geschälte und entkernte Orange
- 5 Pilze
- 4–5 gezupfte Spinatblätter
- 1 EL Kokosmus oder Fleisch und Wasser 1 Kokosnuss
- 1 EL Curry
- 1 Prise Natursalz
- 1 kleines Stück gelbe Habanero oder sehr scharfe Paprika
- 500 ml Wasser

Sehr lecker als Einlage schmecken die Früchte- und Gemüsewürfel und Brokkoliröschen. Mit Chilifäden oder frischen Kräutern garnieren!

Griechischer Bauerneintopf

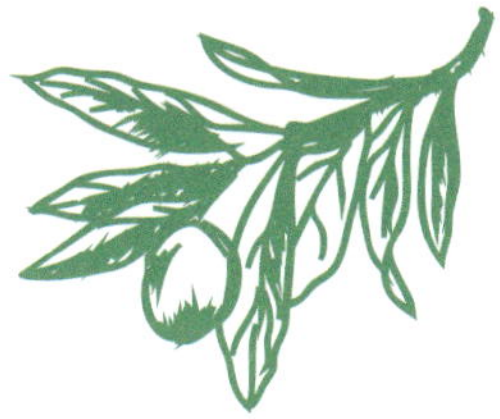

- 2 frische Tomaten
- 2 getrocknete Tomaten
- 1 Spitzpaprika
- 1 Ta Pinienkerne
- 1 EL Olivenöl
- jeweils 1 TL scharfes Paprikapulver und griechische Kräutermischung
- 1 kleine Prise Natursalz
- 500 ml Wasser

Als Einlage schneiden Sie Zucchini, rote, gelbe und orange Paprika, Salatgurke, Romana Tomaten, entsteinte Oliven, Avocado und Frühlingszwiebeln in kleine Würfel oder Stücke. Als Deko eignen sich frische Kräuter und essbare Blüten.

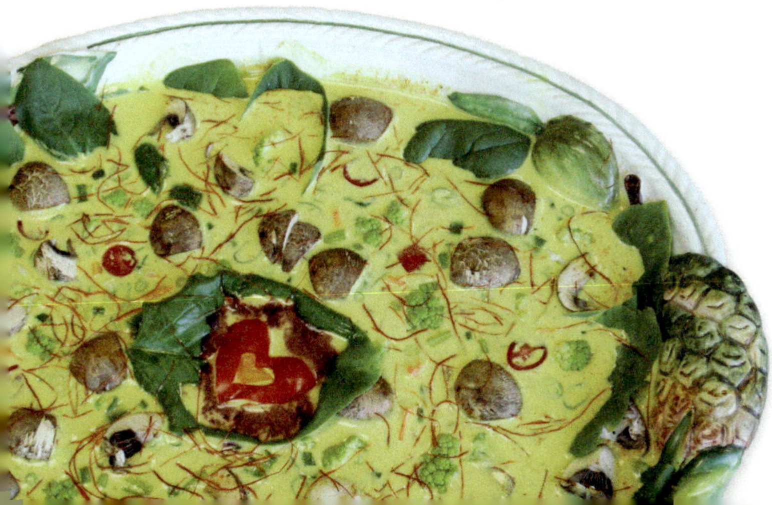

Arrangiert von Florian Sauer

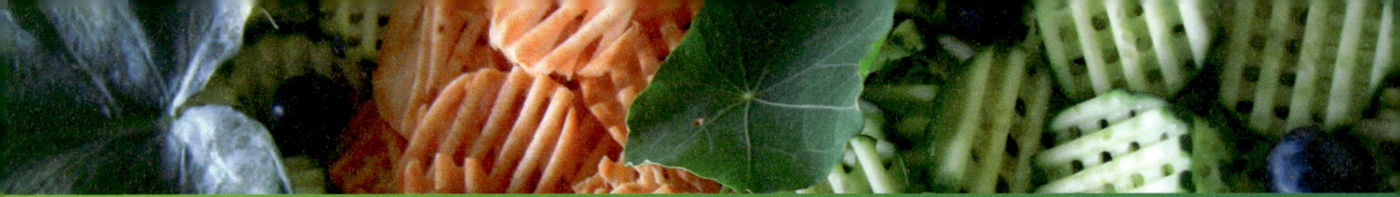

Mehr als nur BLATTSALATE mit Dressing

Grüne Blätter und/oder Blattsalate gehören zu den wichtigsten Lebensmitteln, die jeden Tag mindestens einmal auf den Teller oder in einen grünen Smoothie kommen sollten. Gönnen Sie sich diese vitalstoffreichen und leckeren Lebensmittel!

Es gibt unterschiedlichste, regionale, bekannte und seltene Salate und Blätter, die Sie für Ihren Salatteller verwenden können. Auch Blätter von Bäumen und Wildkräuter gehören dazu. Wenn Sie im Sammeln von Wildkräutern noch nicht erfahren sind, probieren Sie aus, was Sie mögen und was Ihnen guttut. Nehmen Sie ein Blatt eines essbaren Wildkrautes, riechen Sie daran, zerkauen Sie es, lassen Sie den Geschmack im Mund wirken, und spüren Sie in sich hinein, wie es sich anfühlt. Was sich gut anfühlt, damit können Sie Salate, Smoothies und Vitalkostgerichte bereichern. Kräuter und Pflanzen mit unangenehmem Eigengeschmack oder mit vielen Bitterstoffen sollten Sie nur sehr sparsam einsetzen. Doch auch Bitterstoffe – in Maßen – sind wichtig für unsere Gesundheit.

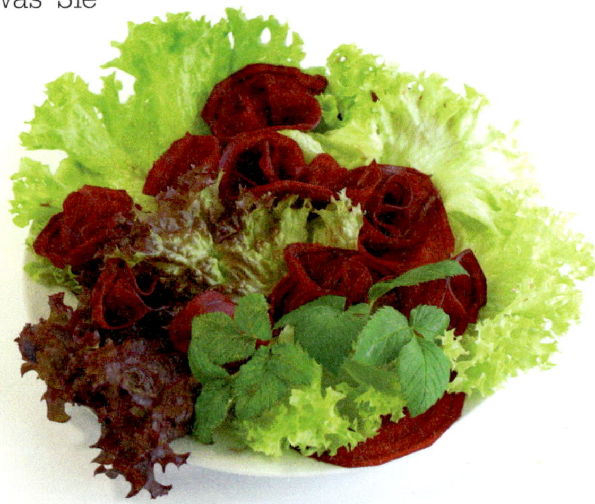

Arrangiert von Natalia Tretbar

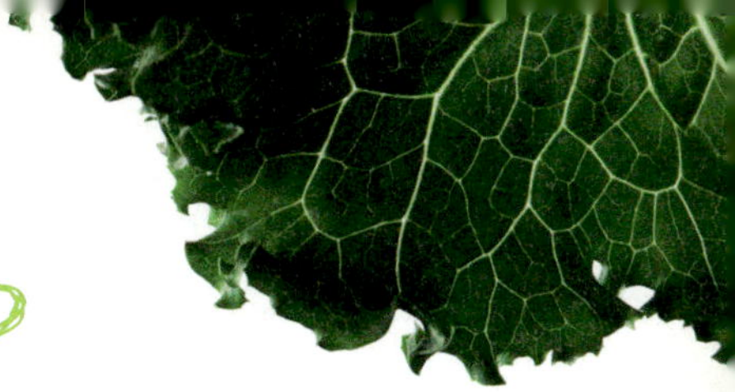

Grundrezept für alle Blattsalate

Waschen Sie die die Blätter, schleudern Sie sie trocken, zupfen oder schneiden Sie große Blätter klein. Zerkleinern Sie alle weiteren Zutaten, und arrangieren Sie alles zusammen auf einem Teller oder in einer Schüssel. Geben Sie die frisch gepressten Säfte, Marinaden oder Öle darüber, mischen Sie alles vorsichtig, und servieren Sie den Salat sofort mit den weiteren Zutaten wie Nüssen, Keimlingen, Früchten, Blüten oder Crackern.

An Kräutern und Blüten eignen sich für Blattsalate Schnittlauch und seine Blüten ebenso wie Kerbel, Zitronenmelisse, Löwenzahn, Kapuzinerkresse, Bärlauch, Knoblauchsrauke, Malve, Borretsch, Wilde Möhre, Nachtkerze, Franzosenkraut, Vogelmiere und viele andere Wildkräuter.

Feldsalat mit Orangenfilets und Walnüssen

100 g Feldsalat
Saft und Filets jeweils 1 Orange
Saft ½ Zitrone
7 frische oder eingeweichte Walnüsse
1–2 EL Walnussöl

Variieren Sie z. B. mit Saft und Filets einer Orange und einer Zitrone, Sonnenblumenkernen, Kürbiskernen und Kürbiskernöl. Als zweite Variante empfehle ich Ihnen Tomaten- und Paprikawürfel, Olivenöl und Frühlingszwiebeln. Sie können auch Erdbeeren, Zitronensaft und Kürbiskernöl oder Ananasstücke, Brombeeren und Sonnenblumenkeimlinge zum Feldsalat dazugeben.

Babyspinat-Salat mit Haselnüssen, Orange und Mango

100 g Babyspinat
Saft ½–1 Zitrone
½ gewürfelte Mango
Filets 1 Orange
½ Ta eingeweichte Haselnüsse
1 EL Hanfsamen
1 EL Hanföl (oder Walnussöl, Rapsöl, Kürbiskernöl)
Natursalz nach Wunsch

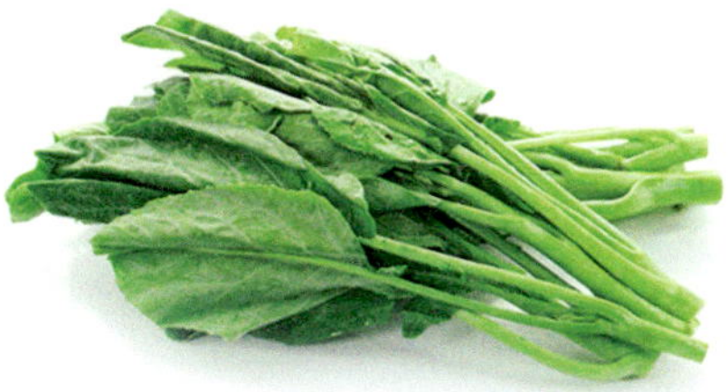

Wildkräutersalat mit Beeren und Pekannüssen

jeweils 20 g junger Giersch, Franzosenkraut, Vogelmiere

jeweils 10 g Spitzwegerichblätter, Nachtkerzenblätter, Ahornblätter

jeweils Saft 1 Orange und Zitrone

7 Pekannüsse (alternativ Walnüsse oder Haselnüsse)

10 g (essbare) Blätter der Beeren, die Sie zum Salat servieren

1 Ta Erdbeeren, Himbeeren, Brombeeren

Pfeffer und Natursalz nach Wunsch

Dressing Ihrer Wahl

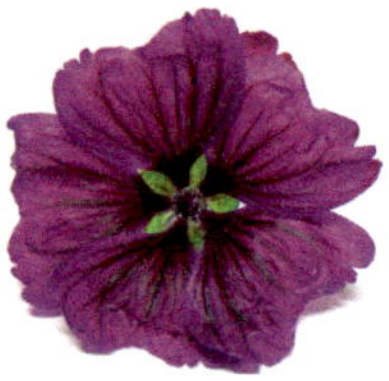

Blattsalat mit frischen Kräutern

100 g Blätter von unterschiedlichen Salatsorten

1 Ta geschnittene Kräuter wie Petersilie, Schnittlauch und Dill

Saft 1 Zitrone

1–2 EL Öl Ihrer Wahl (Hanföl, Rapsöl, Walnussöl, Olivenöl, Avocadoöl)

Löwenzahnsalat

jeweils 1 Handvoll Löwenzahnblätter und -blüten

Saft und Filets jeweils 1 Orange

7 Walnusshälften

1 EL eingeweichte Sonnenblumenkerne

Für die Marinade nehme ich gern Orangensaft, Zitronensaft, Orangenöl, Pfeffer und Natursalz.

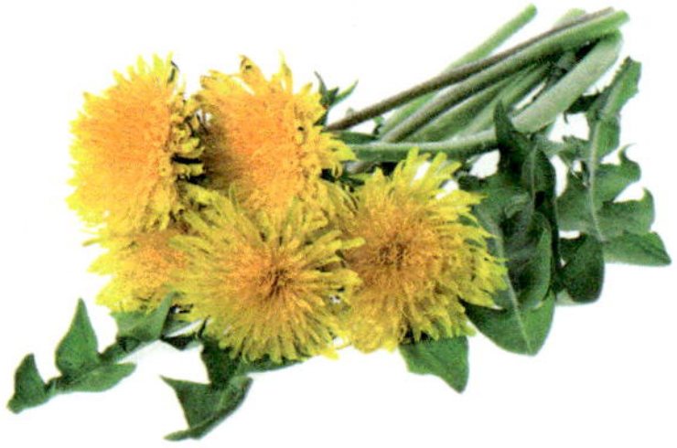

Feiner Salat mit Malven und Pistazien

4–5 in feine Streifen geschnittene Malvenblätter

1 in feine Streifen geschnittenes Ahornblatt

Julienne von 1 kleinem Zucchino

½ grob geraspelte Avocado

4 in feine Streifen geschnittene Malvenblüten

1 Malvenblüte zur Garnitur

Zitronensaft nach Belieben

1 EL gehackte Pistazien

Marinade nach Wunsch

Chicorée-Salat mit Grapefruitfilets

3 Chicorée Herzen

3 süße Florida-Grapefruit (oder andere süße Sorte)

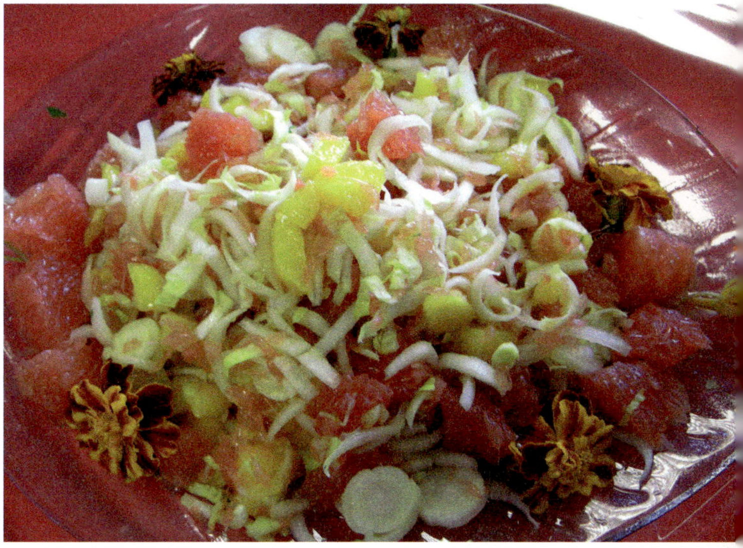

Am liebsten richte ich den Salat so an: Ich presse 1 Grapefruit aus, filetiere die anderen Grapefruits und gebe alles in eine Schüssel. Ich schneide 2 Chicorée in Streifen, gebe sie dazu und zerteile das letzte Chicorée-Herz in einzelne Blätter. Diese lege ich wie Blütenblätter um den Salat in der Schüssel. Dazu frisch gemahlener Pfeffer – hmmh!

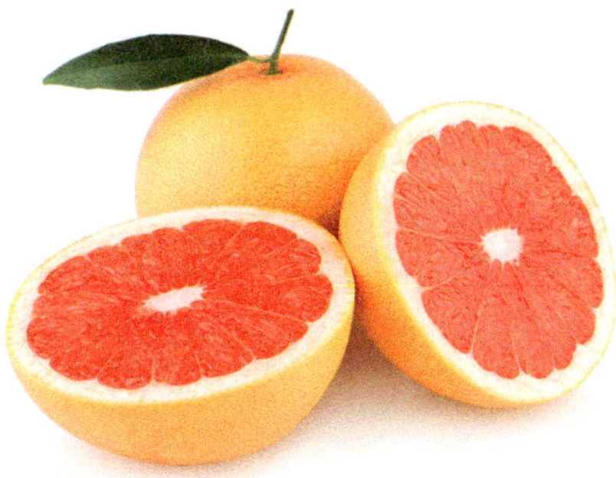

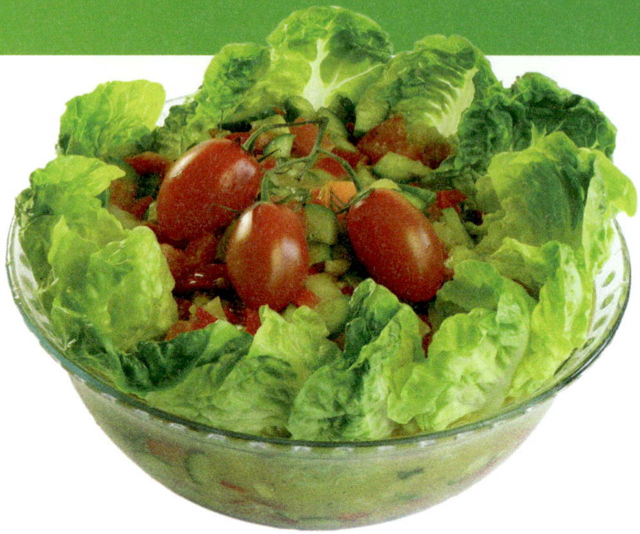

Bunter Tomatensalat

Im Sommer hat eine Vielzahl verschiedener Tomatensorten, die sich in Größe, Farbe und Geschmack erheblich unterscheiden, Saison. Wundervolle Tomatengerichte sind ein Jungbrunnen für das Herz-Kreislauf-System! Zu Tomatensalaten passt wunderbar ein veganer Nussmozzarella oder eine Cashew-Käse-Creme auf Gurkenscheibchen.
Halbieren Sie kleine Tomaten, benetzen Sie sie mit etwas Sprühsalz, und geben Sie frisch gemahlenen Pfeffer und Basilikum darüber. Sie können größere Tomaten aber auch in dünne Scheiben schneiden. Ebenso Frühlingszwiebeln und Nussmozzarella. Arrangieren Sie alles mit frischem Basilikum, Zitrone, Sprühsalz und Olivenöl auf einem Teller.

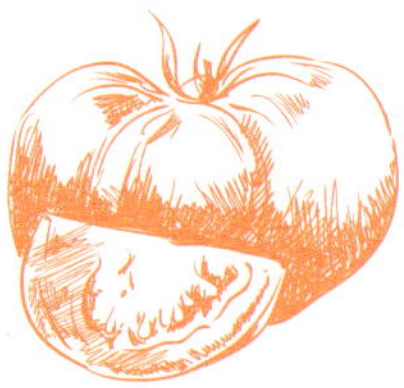

Bunter Mexikosalat

5 gewürfelte Romana-Tomaten

jeweils ½ gewürfelte rote und gelbe Paprika

1 kleiner gewürfelter Zucchino

Körner von 1 Maiskolben

jeweils 1 in dünne Ringe geschnittene milde Peperoni und Lauchzwiebel

½ gewürfelte Avocado

1 EL fein geschnittene krause Petersilie

Saft 1 Zitrone

2 EL Rapsöl

1 EL Avocadoöl

1 TL scharfes Paprikapulver

Sprühsalz nach Wunsch

Exotischer Salat mit Früchten und Kokosnuss

1 gewürfelte Banane

jeweils ½ gewürfelte Mango, Papaya, Ananas und Avocado

jeweils 1 Ta Erbsen, Blumenkohlröschen, Paprika und Kokosfleisch

jeweils Saft 1 Orange und Zitrone

etwas Kokoswasser

1 EL Currypulver

Chili und Natursalz nach Wunsch

Avocado-Apfel-Orangen-Nuss-Salat

jeweils 1 grob geraspelte Avocado und Apfel

Saft und Filets jeweils 1 Orange

10 grob gehackte Haselnüsse

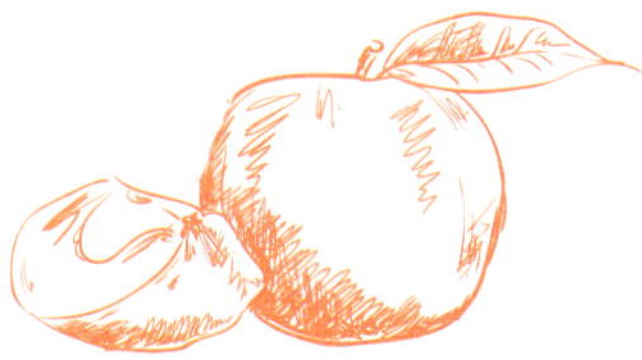

Karotten-Apfel-Salat

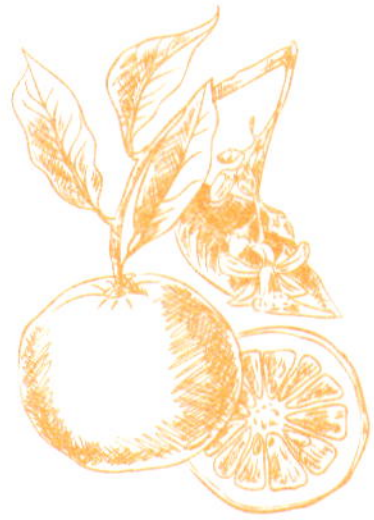

6 geraspelte Karotten

2 geraspelte Sommeräpfel

Orangensaft

2 EL grüne Rosinen

Sprühsalz und Pfeffer nach Belieben

Fenchel-Apfel-Salat

2 geraspelte Fenchelknollen

2 geraspelte aromatische Äpfel

Saft ½ Zitrone

1 EL grüne Rosinen

1 EL Pistazien

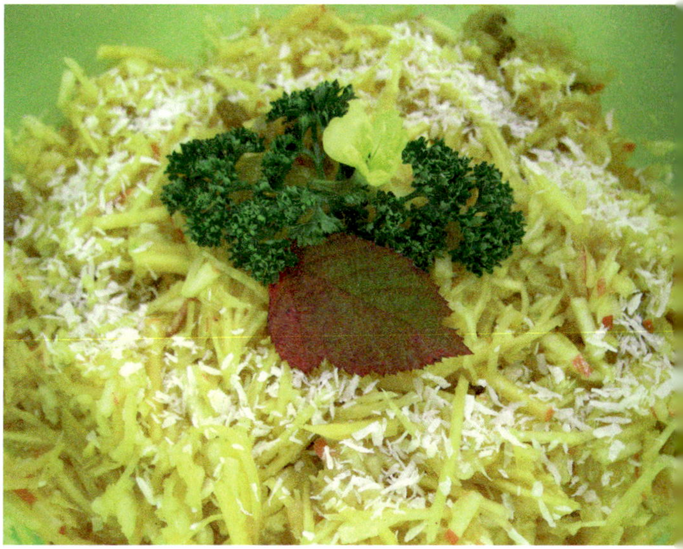

Fruchtiger Butternut-Kürbissalat

500 g grob geraspelter Butternut-Kürbis
jeweils 1 grob geraspelte Banane, Apfel und Birne
Saft jeweils 1 Orange und Zitrone
schwarzer Pfeffer
Natursalz
Rapsöl
grüne Rosinen, Goji-Beeren und Kokosraspel

Gurken-Melonen-Salat

200 g gewürfelte Salatgurke
150 g gewürfelte Wassermelone
50 g gewürfelte Netzmelone
Saft 1 Zitrone
½ Ta Gurkensaft
frisch gemahlener Pfeffer und Natursalz nach Wunsch

Gurken-Zitronen-Salat

1 große gewürfelte Salatgurke
klein geschnittene Filets 1 Zitrone
Zitronensaft, Dill und Salz

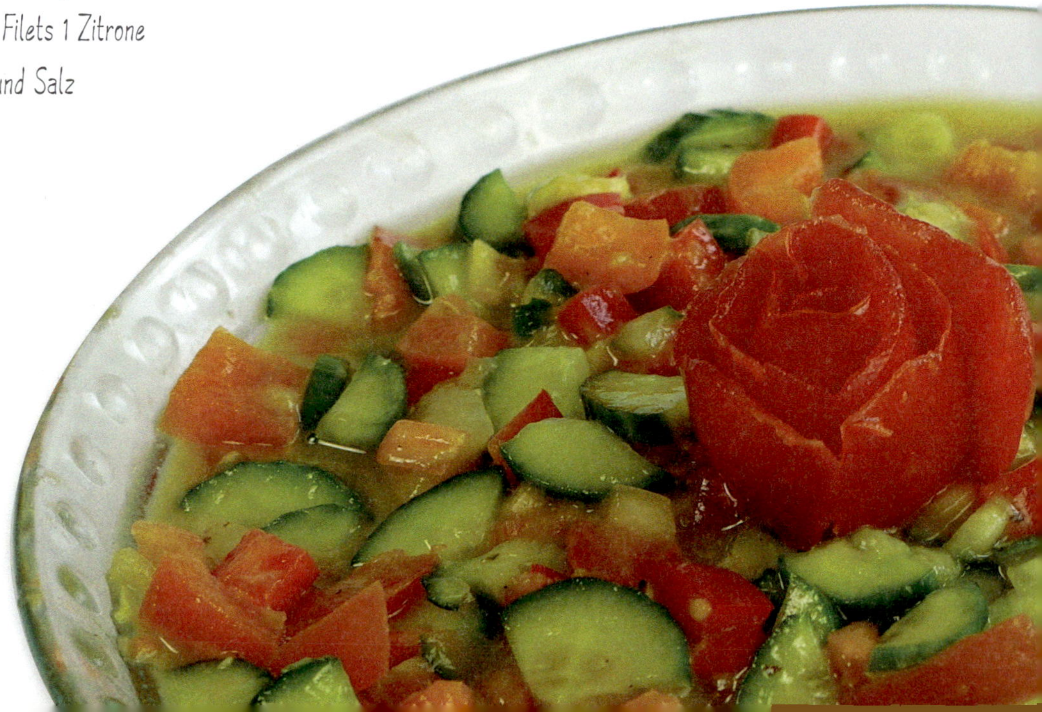

Bunter Sommersalat – pure Lebenskraft!

jeweils 1 gelber und grüner Zucchino

jeweils ½ gelbe, orange und rote Paprika

1 Ta Erbsen

jeweils 1 Ta gewürfelte Tomaten und Gurken

jeweils 1 EL gehackte Petersilie, Schnittlauch und Borretschblatt

2 gezupfte Schnittlauchblüten

jeweils 2 in Streifen geschnittene Kapuzinerkresseblätter und Blüten

2 Kapuzinerkresseblüten

1 in Streifen geschnittene Zucchiniblüte

ein paar Nachtkerzenblüten und Borretschblüten

jeweils 1 EL eingeweichte Sonnenblumenkerne und Sesamkerne

Kürbiskernöl oder Walnussöl

Sprühsalz nach Belieben

Barbara-Salat

Eine Salatmischung, in der sich süß und pikant die Waage halten

Prüfungskreation von Andrea Elisabeth Kusanc

jeweils 1 Ta Blaubeeren und Himbeeren

1 Ta in Scheiben geschnittene Erdbeeren

1 Bund gehackter Schnittlauch

jeweils ½ Ta Pistazien und eingeweichte Mandeln (Haut vorher entfernen)

1 Ta in feine Stückchen geschnittener Rotkohl

jeweils 1 gewürfelte rote, gelbe und orange Paprika

Für das Dressing:

1–2 EL Mandelmus

jeweils Saft 1 Zitrone und Orange

1 Ta Himbeeren

1 EL Oliven-Orangen-Öl

jeweils 1 Prise Pfeffer und Salz

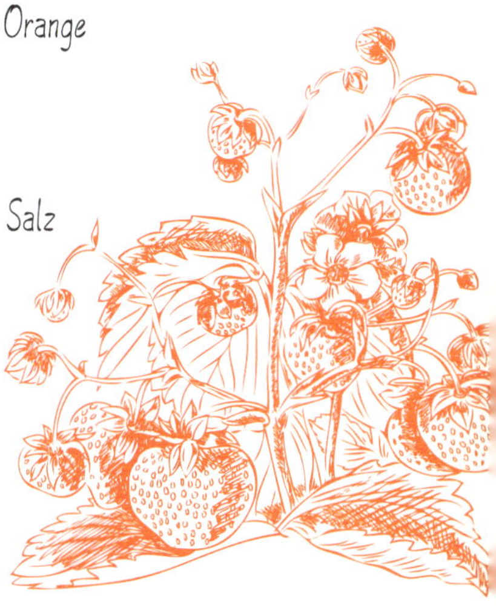

Salatdressings

Für alle Dressings gilt: Verrühren oder mixen Sie alle Zutaten. Größere Stücke bzw. ganze Früchte und Nüsse sollten gemixt werden, damit Sie eine einheitliche Soße erhalten. Wer Apfelessig mag, kann die Dressings mit Apfelessig statt Zitronensaft zubereiten. Ich bevorzuge Zitrone.

Zitronen-Kürbiskernöl-Dressing

- 2 EL Zitronensaft
- 1 EL Kürbiskernöl
- Natursalz oder Sprühsalz nach Belieben

Variieren Sie mit Öl Ihrer Wahl und Tamari statt Salz.

Wildkräuterdressing

- 2 EL Zitronensaft
- 2 EL Walnussöl
- 1 Ta Wildkräuter wie Löwenzahn, Vogelmiere, Franzosenkraut und Malvenblatt
- 1 Stoß Sprühsalz

Orangen-Mandelmus-Dressing

- Saft und Abrieb 1 Orange
- Saft ½ Zitrone
- 1 EL weißes Mandelmus
- 1 Prise Salz oder Sprühsalz
- 1 EL Mandelöl
- 1 Prise schwarzer Pfeffer

Frühlingskräuterdressing

- 1 EL Zitronensaft
- 2 EL Rapsöl
- 1 Ta geschnittene Frühlingskräuter wie Schnittlauch, Petersilie und Kerbel
- 1 Prise Natursalz oder Sprühsalz

Orangen-Hanf-Dressing

- Saft und Abrieb 1 Orange
- Saft ½ Zitrone
- 2 EL geschälte Hanfsamen
- 1 Stoß Sprühsalz
- 1 EL Hanföl
- 1 Prise weißer Pfeffer

Griechisches Dressing

- 2 EL Zitronensaft
- 2 EL sanftes Olivenöl
- 4 klein gehackte Oliven
- 1 EL klein gehackte Zedernkerne
- 1 EL gehackte Petersilie

Italienisches Dressing

2 EL Zitronensaft

2 EL Olivenöl

jeweils 1 EL fein gehackte rote und gelbe Paprika

1 EL fein gehackte getrocknete Tomate

frischer Thymian, Majoran und Oregano

1 Prise Natursalz

frisch gemahlener Pfeffer

Cashewsahne-Kräuter-Dressing

1 Ta eingeweichte Cashewkerne

100 ml Wasser

1 EL Zitronensaft

jeweils 1 EL geschnittener Schnittlauch und Petersilie

1 Prise Kristallsalz

frisch gemahlener Pfeffer

Mandelrahm-Dressing

1 EL Mandelmus

2 EL Orangensaft

1 EL Zitronensaft

50 ml Wasser

1 Prise Kristallsalz

frisch gemahlener Pfeffer

Melonen-Zitronen-Dressing

1 Ta in Stücke geschnittene Wassermelone

Saft 1 Zitrone

Natursalz nach Belieben

frisch gemahlener Pfeffer

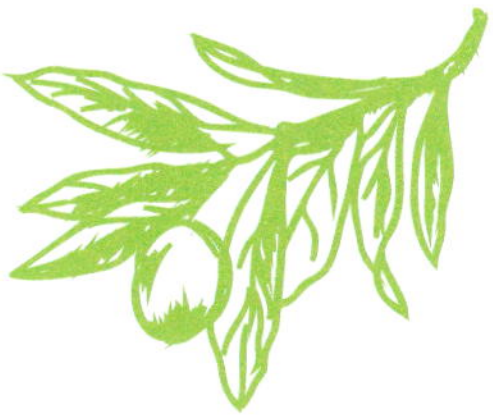

Exotisches Dressing

2 EL Orangensaft

1 EL Zitronensaft

1 EL Kokoswasser

¼ in Stücke geschnittene Mango

1 TL Currypulver

1 Stoß Sprühsalz

Cashewkäse-Dressing

1 Ta eingeweichte Cashewkerne

100 ml Wasser

1 EL Zitronensaft

½ TL Schabzigerklee

1 Prise Natursalz

Orangen-Erdbeer-Pfeffer-Dressing mit Hanfsamen

5 Erdbeeren

1 Erdbeerblatt

Saft 1 Orange und etwas Abrieb der Orangenschale

1 TL Dattelmus

Natursalz nach Wunsch

frisch gemahlener Pfeffer

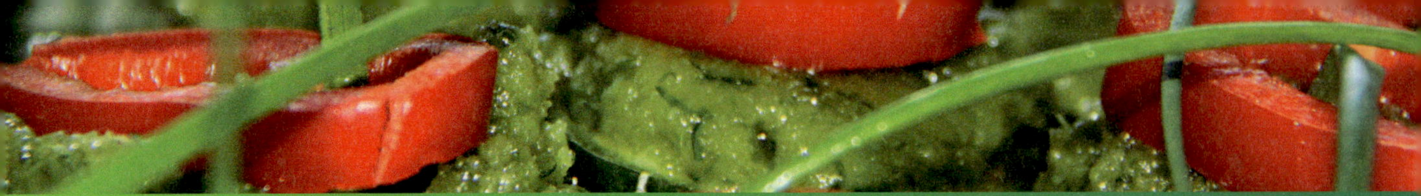

AUFSTRICHE & PASTETEN

Aufstriche auf Avocadobasis

Grundrezept

2 Avocados
Saft ½ Zitrone
½ Ta frische Kräuter nach Wunsch oder
1 EL getrocknete Kräuter oder 1 TL Gewürzpulver
etwas Natursalz

Geben Sie alle Zutaten in einen Mixer oder in eine Küchenmaschine, und verarbeiten Sie alles zu einer Creme. Sie können auch die Avocados mit der Gabel zerdrücken, alle anderen Zutaten hinzufügen und dann gut verrühren. Die Cremes und Dipps eignen sich wunderbar zu Salaten, Gemüsestücken, auf BroHt und Crackern.

Avocado-Zitrone-Ingwer-Creme

2 Avocados
Saft 1 Zitrone
1 Stückchen Ingwerwurzel
1 Prise Natursalz
frisch gemahlener Pfeffer

Avocado-Tomaten-Paprika-Creme

2 Avocados
1 Ta gewürfelte Romana-Tomaten
1 Ta gewürfelte rote und gelbe Paprika
1 EL in feine Streifen geschnittenes Basilikum
1 TL scharfes Paprikapulver oder Chili
Natursalz nach Wunsch

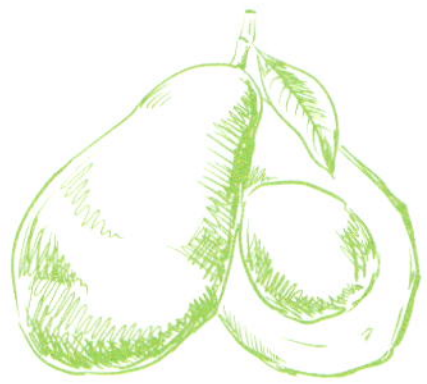

Avocado-Kräuter-Creme

2 Avocados
jeweils 1 EL Zitronensaft und Olivenöl
1 Ta gemischte Kräuter (Schnittlauch, Petersilie, Dill oder Wildkräuter nach Belieben)
1 Prise Natursalz
frisch gemahlener Pfeffer

Pasteten auf Samen-Nuss-Basis

Pasten oder Pasteten können Sie sowohl als Aufstriche für BroHte, Cracker, Gurken- und Zucchini-Canapés verwenden, als Füllung von Pilzen, Paprika oder Tomaten, als auch kleine Bällchen daraus formen, die in frischen Kräutern gewälzt werden, oder Brawtlinge, die im Lebensmitteltrockner 3–6 Stunden angetrocknet werden. Auch zu marinierten Gemüse-Spießen, die 3–4 Stunden dehydriert wurden, sind die Pasteten ein Genuss. Wenn Sie 2 EL der Pasteten mit Wasser mixen, erhalten Sie hervorragende Soßen.

Majoranpastete

jeweils 100 g eingeweichte und trockene Sonnenblumenkerne

50 g Kürbiskerne

2 violette oder orange Karotten

1 EL Kürbiskernöl

jeweils 1 EL getrockneter Majoran und frischer Majoran

1 TL schwarzer Pfeffer

Zitronensaft und Natursalz nach Belieben

Geben Sie die trockenen Kerne in eine Küchenmaschine, und mahlen Sie sie grob für eine grobe Pastete und fein für eine feine Pastete. Geben Sie die gemahlenen Kerne in eine Schüssel. Anschließend fügen Sie die eingeweichten Sonnenblumenkerne mit den Karotten und allen anderen Zutaten in die Küchenmaschine und verarbeiten alles zur gewünschten Konsistenz. Geben Sie die Masse zu den zermahlenen Kernen, und kneten Sie alles sehr gut durch. Sie können auch noch etwas mehr Öl und Wasser und etwas Zitronensaft hinzugeben und so Konsistenz und Geschmack optimieren. Probieren Sie statt der Karotten einmal Pastinaken oder Petersilienwurzeln.

Osmanische Feuerpastete

jeweils 100 g Sonnenblumenkerne und Cashewkerne (oder Mandeln)

50 g eingeweichte Sonnenblumenkerne

2 EL mildes Olivenöl

5 eingeweichte und gemixte getrocknete Tomaten oder 5 EL Tomatenpaste (siehe S. 232)

1 EL Rapsöl

jeweils 1 Karotte und rote Spitzpaprika

jeweils 1 TL Chilipulver, Paprikapulver und gemahlener Schwarzkümmel

jeweils ½ TL gemahlener Kreuzkümmel, Kümmel, Thymian und Majoran

Fein-würzige Streichpastete

100 g Sonnenblumenkerne

50 g eingeweichte Sonnenblumenkerne

50 g eingeweichte Cashewkerne

jeweils 1 EL Mandelmus und Walnussöl

2 klein geschnittene Karotten

jeweils 20 g Knollensellerie und Petersilienwurzel

1 Zweiglein Petersilie

1 EL Vitalkost-Geschmacksverstärker (siehe S. 232)

jeweils 1 TL Kurkuma und Paprikapulver

jeweils 1 Prise Pfeffer und Natursalz

Pikante Streichpaste

100 g Sonnenblumenkerne

jeweils 50 g Pekannüsse, geschälte Hanfsamen und Cashewkerne

jeweils 1 EL Mandelmus, Dattelmus, Walnussöl und Hanföl

2 klein geschnittene Karotten

½ rote Paprika

jeweils 1 TL gemahlene Senfsamen, Kardamom und scharfes Paprikapulver

½ TL schwarzer Pfeffer

jeweils 1 Prise Muskatnuss und Natursalz

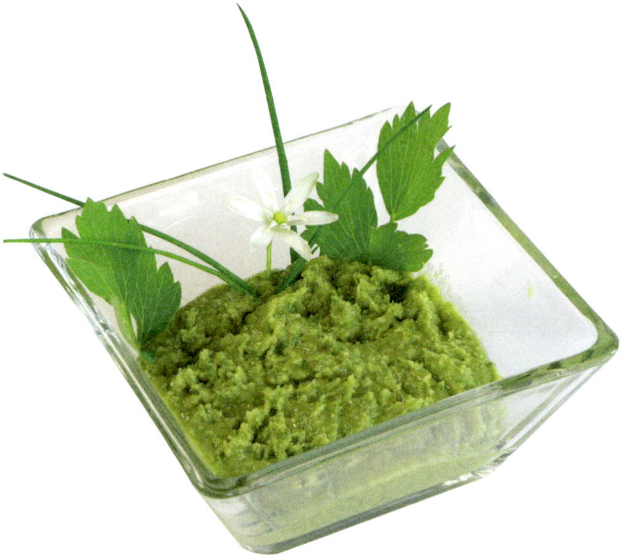

Exotische Curry-Pastete

100 g Sonnenblumenkerne

jeweils 50 g geschälte Hanfsamen und eingeweichte Cashewkerne

1 Karotte

2 Scheiben eingeweichte getrocknete Ananas

1 Scheibe eingeweichte getrocknete Mango

1 EL Currypulver

1 TL Chilipulver

jeweils 1 EL Kokosöl und Kokosmus

1 Prise Kristallsalz

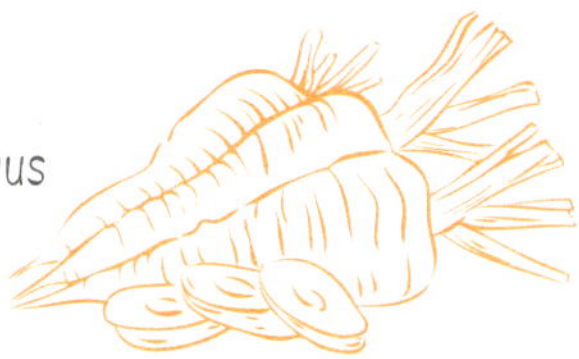

Diese Pastete passt super zu einem großen Teller Blattsalat mit Fruchtstücken von Mango und Ananas.

Scharfe Keimsaatenpastete

100 g eingeweichte Sonnenblumenkerne

jeweils 50g eingeweichte Kürbiskerne und Sesamkerne

jeweils 1 EL Kokosöl und Kokosmus

1 kleine Habanero oder ½ Chilischote

1 EL gemahlene getrocknete Tomaten

1 EL Vitalkost-Geschmacksverstärker (siehe S. 232)

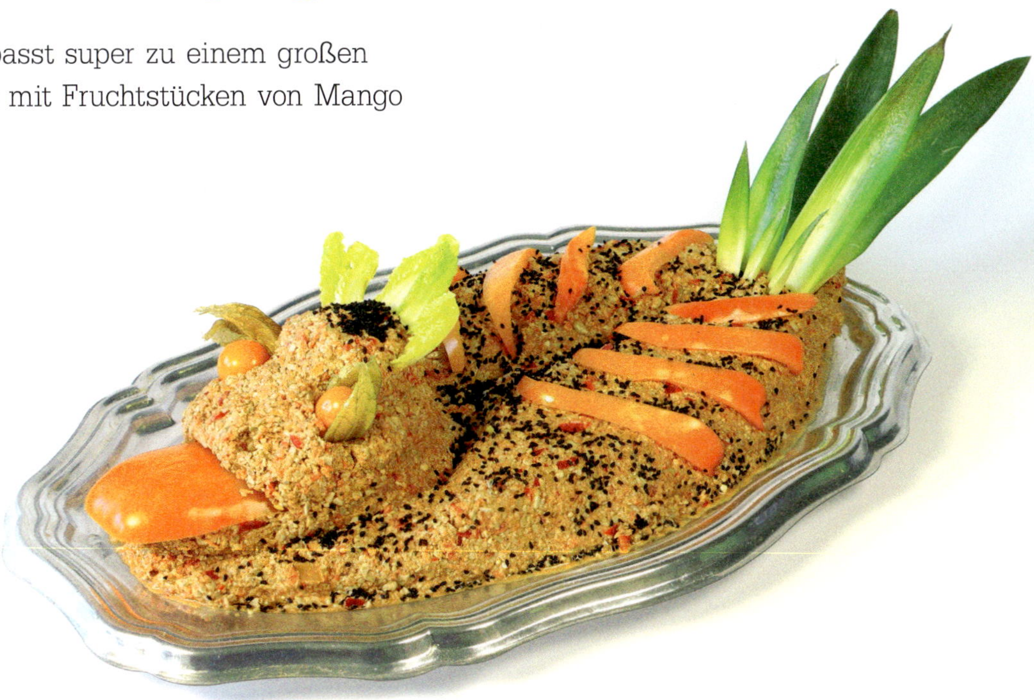

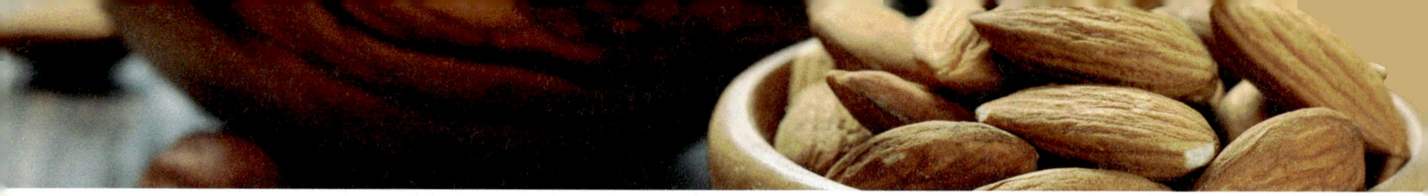

Mandelmayonnaisen, Mandelbutter und Mandelpasten

Mandelmayonnaise

jeweils Saft ½ Orange und Zitrone
200 ml Mandelöl
100 ml Wasser
2–3 EL weißes Mandelmus
1 Prise Bambussalz oder einige Stöße Sprühsalz
1 kleiner TL Senf

Geben Sie alle Zutaten bis auf das Öl in den Mixer, und lassen Sie während des Mixens das Öl zulaufen. Daraus entsteht eine glatte Mayonnaise.

Eine scharfe Variante erhalten Sie, wenn Sie statt 200 ml Mandelöl 100 ml Mandelöl und 100 ml Olivenöl nehmen und den Senf gegen 1 EL Ketchup und 1 TL scharfes Paprikapulver ersetzen.

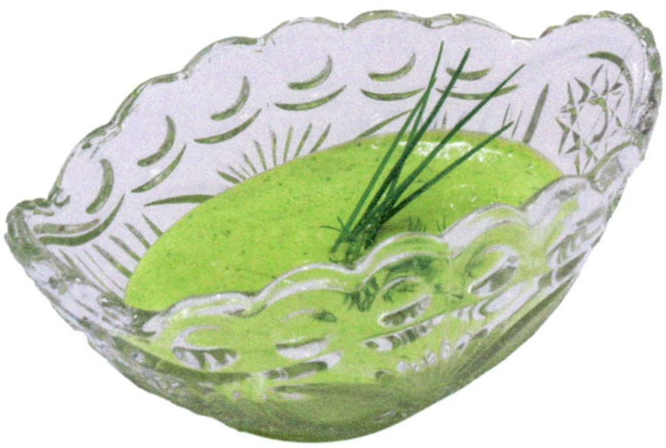

Mandelmayonnaise »Zitrus-Curry«

jeweils Saft 1 Orange und Zitrone
etwas abgeriebene Orangenschale und Zitronenschale
200 ml Avocadoöl
50 ml Wasser
2–3 EL weißes Mandelmus
1 EL scharfes Currypulver (ohne Knoblauch)
Natursalz oder Sprühsalz nach Belieben

Mandelmayonnaise »Tamari-Chili«

Saft 1 Orange
Saft ½ Zitrone
2 EL Tamari
200 ml Rapsöl
50 ml Wasser
2–3 EL weißes Mandelmus
½ TL Chili

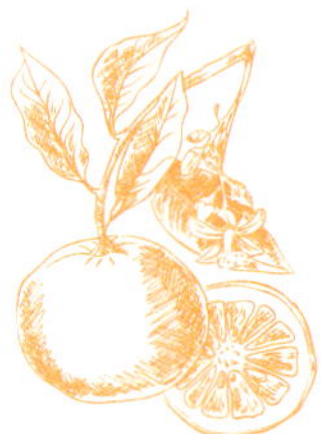

Grundrezept für Mandelbutter

Für Mandelbutter geben Sie alle Zutaten in den Mixer, und mixen Sie sie zu einer cremigen Butter. Die Butter hat die optimale Konsistenz, wenn sich die Masse im Mixer in vier Hügel teilt.
Nussbutter können Sie ebenso mit Mus aus anderen Nüssen zubereiten, oder Sie können die Nüsse auch selbst in einer Küchenmaschine oder einem Mixer zu Mus verarbeiten. Für feine Mayonnaise und feine Cremebutter entfernen Sie die Häutchen der Nüsse und Samen, und verarbeiten Sie die Nüsse und Samen extrem fein.

jeweils Saft 1 Orange und Zitrone
4–5 EL weißes Mandelmus
150 ml Mandelöl
Sprühsalz nach Wunsch

Für Kräuterbutter rühren Sie Schnittlauch, Petersilie und Dill unter die Butter oder 1 EL fein gewiegte Wildkräuter. Wenn Sie den Geschmack von italienischen Kräutern lieben, verwenden Sie 1 EL getrocknete italienische Kräuter. Für eine Pfeffervariante geben Sie 1 TL frisch gemahlenen Pfeffer hinzu. Den Geschmack von Tomate-Basilikum erhalten Sie durch die Zugabe von 1 EL fein gemahlenen getrockneten Tomaten und fein gewiegtem Basilikum. Besonders empfehlen kann ich Ihnen Gotu-Jia-Mandelbutter, für die Sie einfach 7 Gotu-Kola-Blätter und 7 Jiaogulan-Blätter hinzufügen.

Grüne Mandelbutter

jeweils Saft 1 Orange und Zitrone
4–5 EL Mandelmus
150 ml Kürbiskernöl
½ TL Schabzigerklee
Natursalz nach Wunsch
etwas weißer Pfeffer nach Wunsch

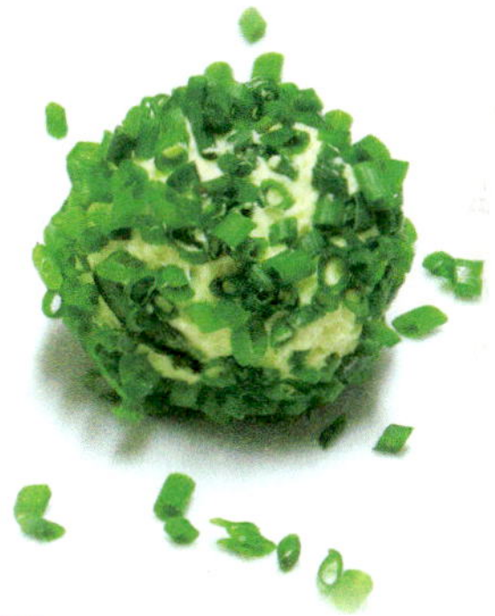

Curry-Mandelbutter

jeweils Saft 1 Orange und Zitrone
etwas abgeriebene Orangenschale und Zitronenschale
4–5 EL Mandelmus
100 ml Rapsöl
50 ml Walnussöl
1 EL Currypulver (ohne Knoblauch)
Natursalz nach Wunsch

Grüne Mandelpaste »Schnittlauch«

200 g weißes Mandelmus
1 Bund Schnittlauch oder Bärlauch
1 Prise Kristallsalz

Schneiden Sie Schnittlauch mit einer Haushaltsschere oder Kräuterschere in eine Küchenmaschine, zerkleinern Sie ihn, und geben Sie dann direkt das Mandelmus dazu. Schalten Sie die Maschine wieder ein. Zuerst bildet sich eine Art »Knödel«, und die Maschine hat gut zu arbeiten. Nach kurzer Zeit löst sich dieser Knödel wieder auf, und das grüne Mandelmus verteilt sich besser in der Maschine. Wenn Sie keine Küchenmaschine besitzen, können Sie den Schnittlauch auch in einem anderen Gerät Ihrer Wahl zerkleinern oder mixen und dann per Hand in das Mandelmus einarbeiten. Das Ergebnis ist ähnlich. Ich serviere Mandelpasten gern in kreativen Formen. Mandelpasten passen gut auf Gurken- oder Zucchini- und Rote-Bete-Scheiben, als Pilzfüllung, für gefüllte Cocktailtomaten oder Paprika und natürlich auf BroHt und Cracker. Sie können auch Kugeln formen und diese in Kräutern und Gewürzen wälzen. Auf Rohkostpizza sind Mandelpasten der pure Genuss.

Wenn es Ihnen passiert, dass die Masse zu fest wird und das Öl austritt (wenn die Menge des Grüns zu groß ist oder die Masse zu lange in der Küchenmaschine bearbeitet wurde), können Sie die Masse entweder zu Bällchen oder in andere Formen verarbeiten und als grünes, herzhaftes Naschwerk anbieten. Oder Sie geben etwas Wasser in die Maschine, um die Konsistenz wieder cremiger werden zu lassen. Je mehr Wasser sie zufügen, desto leichter und flüssiger wird die Konsistenz. Sie können auch eine grüne Soße daraus machen.

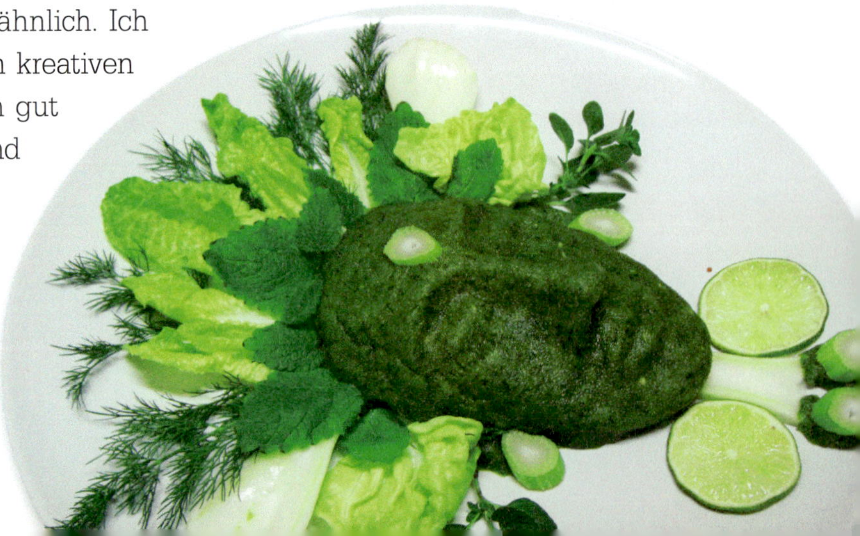

Mandelpaste »Curry-Ananas«

200 g Mandelmus

8 Scheiben eingeweichte getrocknete Ananas

Saft 1 Limone

1 Prise Kristallsalz

1 EL Currypulver

Mixen Sie alle Zutaten, und geben Sie diese zusammen mit dem Mandelmus in eine Schüssel. Rühren und kneten Sie alles so lange, bis eine glatte Masse entsteht, ähnlich wie ein Teig. Formen und dekorieren Sie diese Masse frei nach Belieben.

Mandelpaste »Tomate-Kräuter«

200 g Mandelmus

8 getrocknete Tomaten

jeweils 1 TL Schabzigerklee und scharfes Paprikapulver

Kräuter nach Belieben

1 Prise Kristallsalz

Grüne Mandelpaste »Wildkräuter«

200 g weißes Mandelmus

jeweils ½ Ta Vogelmiere und junge Brennnesselblätter

1 Tasse Kräutermischung zu gleichen Teilen aus Giersch, Spitzwegerich, Nachtkerze und Löwenzahn oder statt Löwenzahn 1–2 Bärlauchblätter

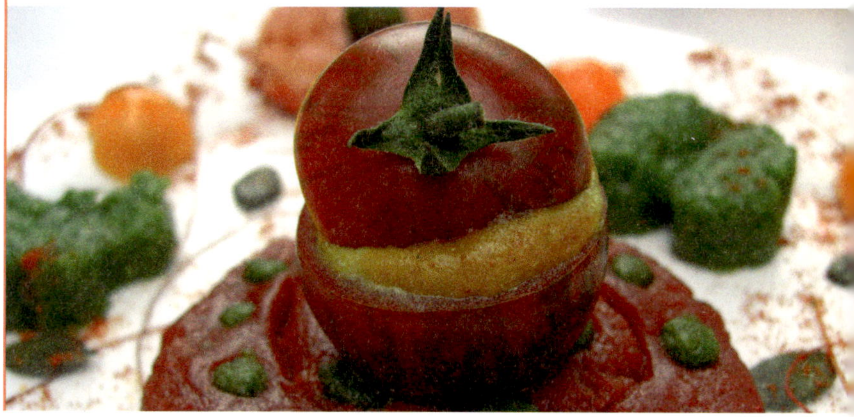

Mandelpaste »Ingwer-Zitrone«

200 g Mandelmus

50 g frische Ingwerwurzel

2–3 geschälte Zitronen

Grüne Mandelpaste »Gartenkräuter«

200 g weißes Mandelmus

jeweils ½ Ta Schnittlauch, Petersilie und Kresse

1 EL geschnittener Dill

1–2 Blätter Borretsch

Kokosschmalz

Kokosnüsse gehören auch zu den Jungbrunnen und Lebenselixieren und dienen der inneren und äußeren Gesundheits- und Schönheitspflege! Ihre wertvollen Fettsäuren sind eine »Supernahrung« für Ihr Gehirn. Ganzheitlich betrachtet sind diese Wundernüsse eines der vollwertigsten Lebensmittel, das die Erde hervorgebracht hat. Ob wir sie als frische Trink-Kokosnuss verwenden, das frische Fleisch essen oder fertige Bio-Kokosprodukte verwenden, wie z. B. Kokosöl, Kokosmus, Kokosraspel, Kokosmilch und Kokosmehl. Die gesundheitspraktischen Vorzüge und eine große Anzahl von Rezepten habe ich bereits ausführlich in meinem kleinen Büchlein »Köstliche Kokosrezepte« beschrieben. Ein paar wichtige Grundrezepte behalte ich Ihnen aber nicht vor, sodass auch Sie die naturgesunden Kokosnussprodukte auf Gourmet-Niveau genießen können. So macht Gesundheitsvorsorge Freude!

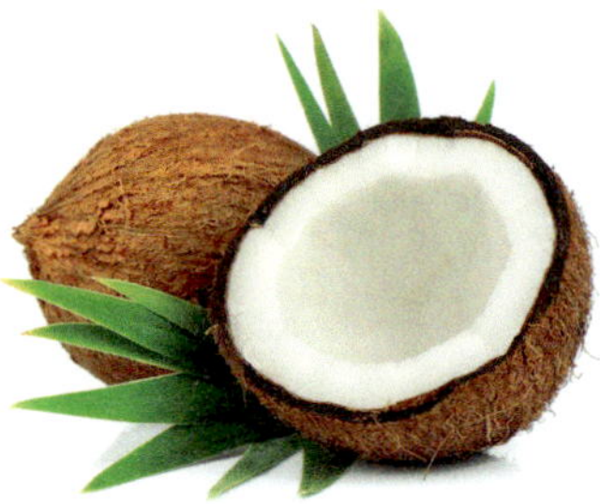

Grundrezept für Kokosschmalz aus Kokosöl und Kokosmus

Die beste Konsistenz erhalten Sie bei einer Mischung aus Kokosmus und Kokosöl. Sie können das Schmalz aber auch ausschließlich mit Kokosöl herstellen. Probieren Sie beide Versionen aus. Mit getrockneten Kräutern und Gewürzen bleibt das Schmalz Wochen bis Monate gekühlt haltbar. Verwenden Sie frische Kräuter, Gewürze und Zutaten, sollten Sie es im Kühlschrank aufbewahren und im Laufe von 3–5 Tagen aufessen. Das Schmalz eignet sich als Aufstrich zu BroHt und Crackern.

100 g Kokosöl
100 g Kokosmus
Natursalz nach Geschmack

Geben Sie alle Zutaten in den Mixer, füllen Sie die entstandene Masse in ein Schälchen, und stellen Sie das Schmalz bis zur Verwendung oder Weiterverarbeitung kühl.

Apfel-Zwiebel-Schmalz

jeweils 100 g Kokosöl und Kokosmus

jeweils 1 Ta getrocknete Apfelwürfel und Zwiebelwürfel

1 Prise Kristallsalz

Schnittlauchschmalz

jeweils 100 g Kokosöl und Kokosmus

1 Ta frischer Schnittlauch

1 Prise Kristallsalz

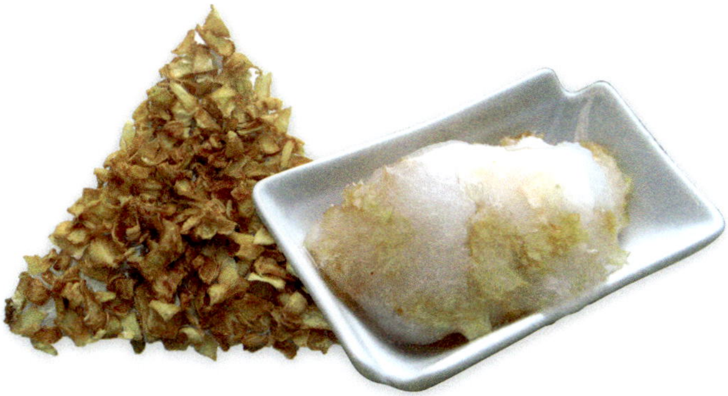

Wildkräuterschmalz

jeweils 100 g Kokosöl und Kokosmus

1 Ta klein geschnittene Wildkräuter (Brennnessel, Giersch, Vogelmiere, Franzosenkraut, Wegerich oder andere)

1 Prise Kristallsalz

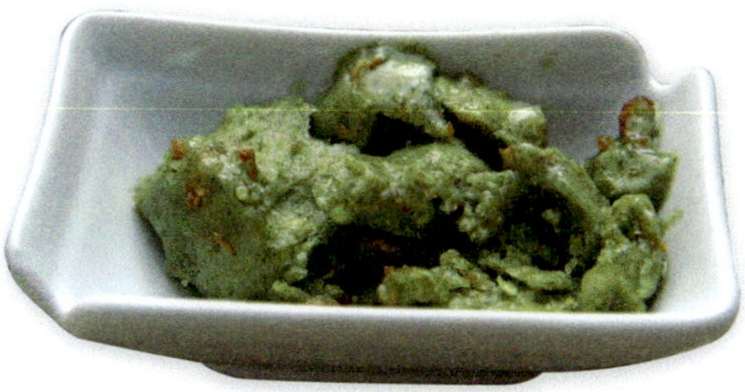

Mediterranes Schmalz

jeweils 100 g Kokosöl und Kokosmus

5 fein geschnittene schwarze Oliven

2 fein zerkleinerte getrocknete Tomaten

1 EL getrocknete Lauchzwiebeln

2 zerkleinerte getrocknete Salbeiblätter

1 TL edelsüßes Paprikapulver

jeweils ½ TL Thymian und Majoran

jeweils 1 Prise Chili und Natursalz

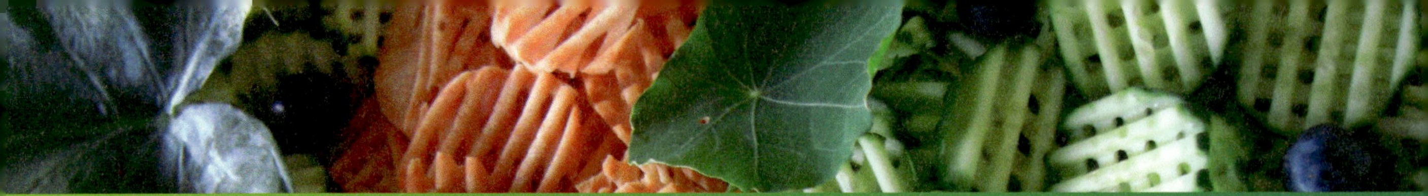

SAMEN- und NUSSKÄSE-Kreationen

Die Grundlagen für die Herstellung vieler roh-veganen Käsekreationen aus Nüssen und Samen, auch mit Probiotics gereiften Varianten, habe ich bereits in meinem Büchlein »Vegane Käsespezialitäten« ausführlicher dargestellt. Im Folgenden habe ich jedoch für Sie die wichtigsten und einfachsten Samen- und Nusskäse-Kreationen zusammengestellt.

Viele Veganer und Rohköstler verwenden Hefeprodukte in ihren Rezepten für eine angenehme Würze, besonders bei Suppen, Soßen, Aufstrichen und natürlich auch bei Nuss- und Samenkäse. In einigen Gesundheits- und Ernährungslehren verzichtet man jedoch völlig auf Hefe. In meinen Rezepten finden Sie keine Hefeprodukte (Hefepilze). Sie können diese aber gern benutzen, wenn Sie sie mögen und sie Ihnen guttun. Durch Probiotics (natürliche Milchsäurebakterien) und Milchsäuregärung erreichen Sie eine natürliche Verwandlung der Nüsse und Samen in ein käseähnliches Produkt, sogar ein wenig Vitamin B12 entsteht bei diesem Prozess. Wenn Sie ohne Probiotics Nussfrischkäse herstellen wollen, reichen schon etwas Zitrone, Natursalz und Schabzigerklee oder Bockshornklee als Würze!

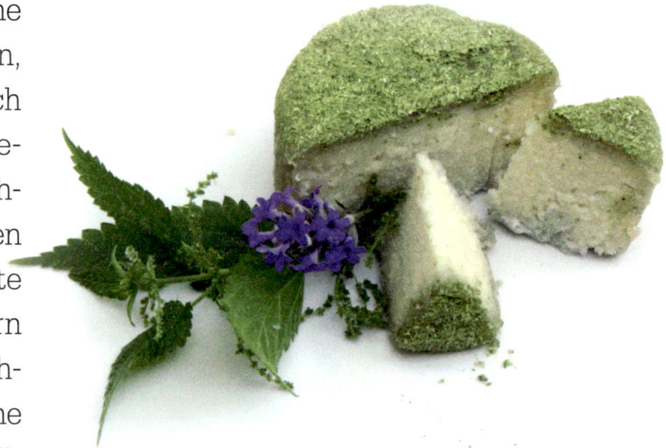

Kräuterfrischkäse

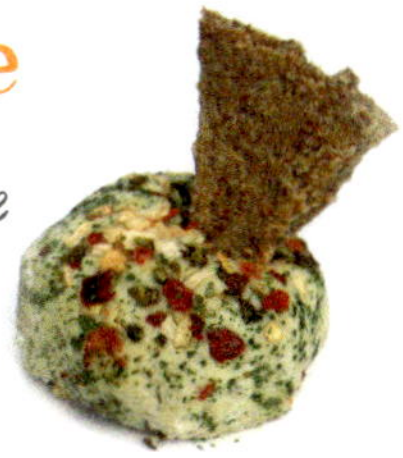

200 g eingeweichte Macadamianüsse

3 EL Zitronensaft

1 EL Orangensaft

jeweils 1 EL geschnittener Schnittlauch und Petersilie

Natursalz und Pfeffer nach Belieben

Mixen Sie alle Zutaten bis auf die Kräuter, und heben Sie diese am Schluss leicht unter. Sie können statt Macadamianüsse auch Cashewkerne, Mandeln, Pekannüsse, Paranüsse, Hanfsamen oder Sonnenblumenkerne verwenden. Variieren Sie auch bei den Kräutern. Verwenden Sie z. B. frischen Kerbel, Pimpinelle, Majoran, Zitronenthymian und Zitronenmelisse sowie etwas Zitronenabrieb. Auch scharfes Paprikapulver, Currypulver, Currykraut oder gemahlene Chili passen sehr gut hinein.

Zarter Streichkäse aus Cashewkernen

300 g eingeweichte Cashewkerne

1 EL flüssige Probiotics z. B. ProEMsan, Sauerkrautsaft, Brottrunk (oder 1 TL probiotisches Pulver)

1–2 EL Zitronensaft (wenn Sie ohne Probiotics arbeiten)

1 EL Schabzigerklee

1 Prise Natursalz

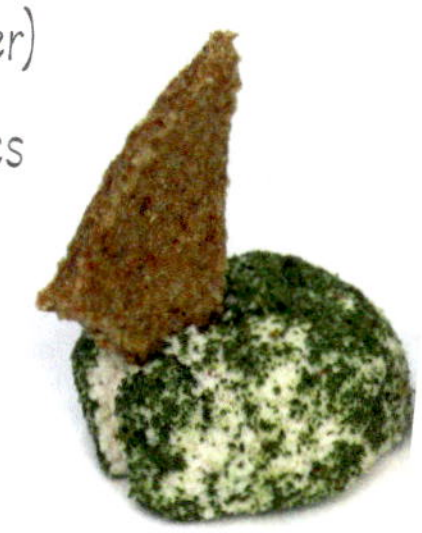

Mixen Sie alle Zutaten, lassen Sie dann die Masse 8–14 Stunden bei Zimmertemperatur ruhen. Dann können Sie sie weiterverarbeiten, z. B. verfeinern oder formen, und anschließend ein paar Stunden kühl stellen. Auch hier gilt: Sie können auch jede andere Nuss- und Samenart verwenden, z. B. Macadamianüsse, Mandeln, Pekannüsse, Haselnüsse, Zedernkerne, Pinienkerne und Pistazien.

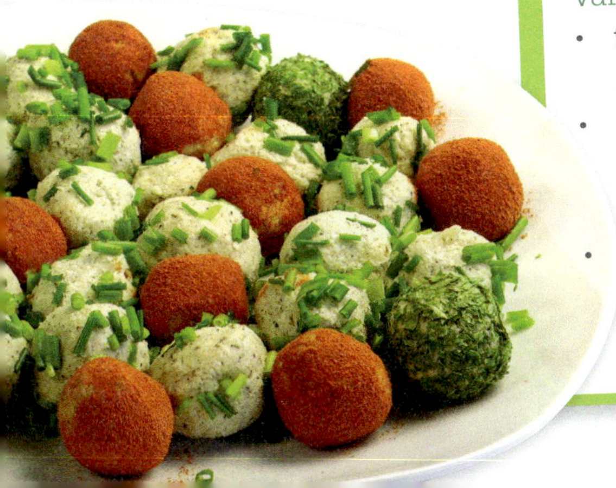

Varianten:

- frische Gartenkräuter wie Dill, Petersilie, Schnittlauch
- eingeweichte getrocknete Tomaten und scharfes Paprikapulver
- italienische Kräuter und gemahlene getrocknete Tomaten
- Ingwer, Zitronensaft, abgeriebene Zitronenschale
- fein gehackter Bärlauch oder andere Wildkräuter
- 1 EL Vitalkost-Geschmacksverstärker (siehe S. 232)
- Schwarzkümmel, Kreuzkümmel und Peperoni

Mozzarella aus Nüssen und Samen

150 g eingeweichte Macadamianüsse
150 ml Wasser
1 EL Zitronensaft
2 EL Flohsamenschalen
Natursalz nach Wunsch

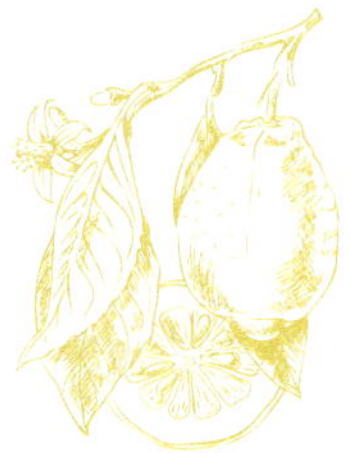

Mixen Sie zuerst die Nüsse mit Wasser, Zitronensaft und Salz, geben Sie danach die Flohsamenschalen beim Mixen hinzu. Wenn Sie mögen, geben Sie Kräuter unter die Masse. Dann können Sie Laibchen formen und diese kühlen oder alles in eine Schüssel geben und fest werden lassen. Danach schneiden oder formen Sie den Mozzarella.

Varianten:

- andere Nüsse oder Samen, z. B. Pinienkerne, Zedernkerne, Sonnenblumenkerne, Mandeln
- mit Cashewkernen wird er besonders lecker!
- frische, fein geschnittene oder getrocknete Kräuter
- klein geschnittene Tomaten und Paprika
- klein geschnittene Oliven und Basilikum oder Olivenkraut

Zartschmelzende Cashewkäse-Scheiben

250 g eingeweichte Cashewkerne
1 Tasse Wasser
1 EL Zitronensaft
1 EL Schabzigerklee
1 Prise Kristallsalz

Mixen Sie alle Zutaten, und streichen Sie die Masse auf einem Antihaftboden aus. Sie können sie nun bereits in Quadrate portionieren oder dies nach dem Trocknen tun. Lassen Sie alles 8–12 Stunden trocknen.

Varianten:

- andere Nüsse oder Samen
- frische Gartenkräuter
- eingeweichte getrocknete Tomaten und scharfes Paprikapulver
- italienische Kräuter und gemahlene getrocknete Tomaten
- fein gehackte Wildkräuter der Saison
- Kardamom, Muskatnuss, Paprika und Pfeffer

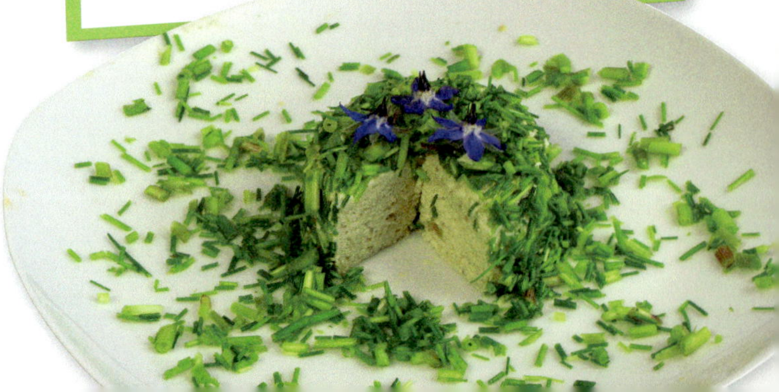

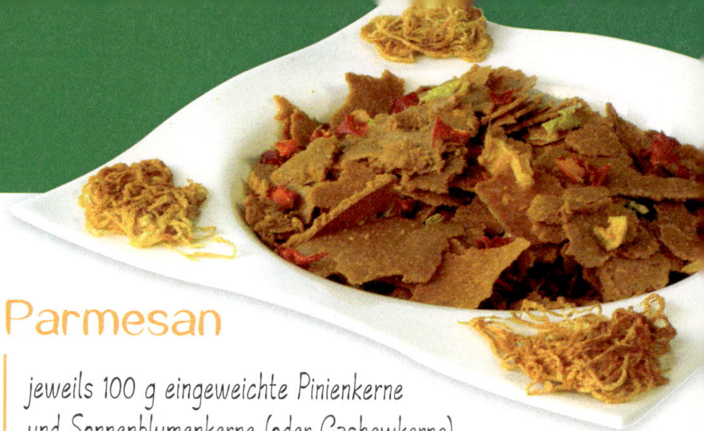

Mandel-Tomaten-Streichkäse

150 g enthäutete eingeweichte Mandeln

50 g Irish-Moss-Gel

4 eingeweichte getrocknete Tomaten

jeweils 1 EL Zitronensaft, Dattelmus und Paprikapulver

½ TL Cayenne-Pfeffer

1 TL Schabzigerklee

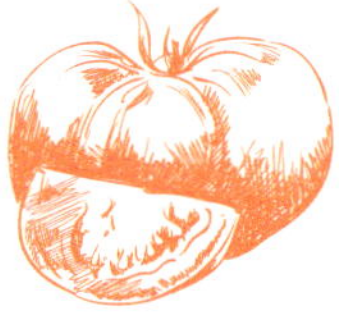

Mixen Sie zuerst die getrockneten Tomaten und Mandeln. Dann geben Sie alle anderen Zutaten dazu, und mixen alles sehr fein. Füllen Sie den Streichkäse in ein Gefäß, und lassen Sie ihn im Kühlschrank andicken. Sie können danach auch mit einem Löffel Käseformen abstecken oder den Käse ausgestrichen im Dehydrator trocknen. Für unterschiedliche Aromen verwenden Sie andere Nüsse und Samen und verschiedene Kräuter und Gewürze. Soll der Käse etwas fester werden, geben Sie ihn in ein durchlässiges Baumwolltuch oder einen Nussmilchbeutel, drücken diesen zusammen oder legen ihn in ein Sieb und beschweren ihn. Wenn die Flüssigkeit abgelaufen ist, hat der Käse eine festere Konsistenz.

Parmesan

jeweils 100 g eingeweichte Pinienkerne und Sonnenblumenkerne (oder Cashewkerne)

1 EL Mandelmus

jeweils 1 EL Rosenpaprika und Schabzigerklee

jeweils 1 Prise Kristallsalz und Kurkuma

Mixen Sie alle Zutaten, streichen Sie die Masse auf einer Antihaftmatte ca. ½ cm dünn aus. Lassen Sie alles so lange trocknen, bis Sie mit der Konsistenz zufrieden sind. Etwa 14–20 Stunden sollten Sie einkalkulieren.

Nuss-Streukäse

Als Streukäse, z. B. für Pizzen und Gemüsegerichte, mahlen Sie einfach Nüsse, würzen diese mit Kristallsalz und Schabzigerklee und vermengen alles gut. Sie können jede Art Nüsse dafür verwenden. Optimal sind Cashewkerne, Pinienkerne, Zedernkerne, Pekannüsse, Walnüsse und Pistazien. Wenn Sie andere Gewürze hinzugeben, z. B. Bockshornklee, Chili, Cayenne, Paprika, Curry, italienische Kräuter, mexikanische Kräuter usw., erhalten Sie verschiedene Geschmacksrichtungen.

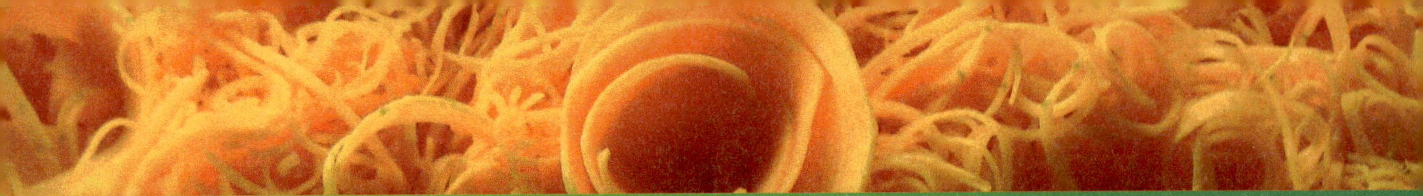

GEMÜSEGERICHTE und SOSSEN

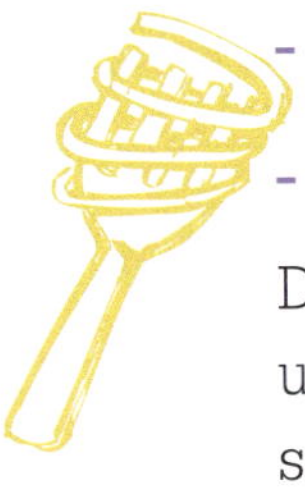

Pastagerichte

Die Zubereitung ist extrem einfach. Mit unterschiedlichen Schälmessern, Gemüsehobeln und Julienne-Schneidern lassen sich hervorragende Pasta-Versionen aus Gemüsefrüchten und Wurzelgemüse herstellen. Zucchini-Nudeln schmecken neutral, sind leicht, kalorienarm, mineralstoffreich und passen wunderbar zu süßen, kräuterwürzigen und scharfen Soßen. Zu Karotten, Süßkartoffeln und Butternut-Kürbis reiche ich gern exotische Soßen und scharfes Gemüse. Nudeln aus weißem Rettich schmecken neutral, sehen sehr fein und edel aus und können mit beinahe allem kombiniert werden.

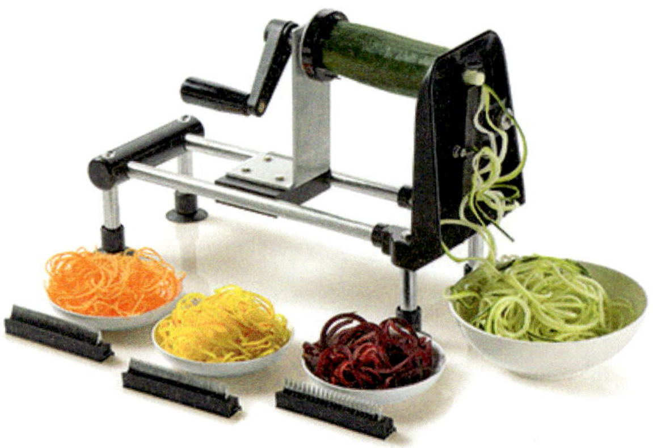

Insgesamt eignen sich folgende Gemüsesorten besonders gut: grüne und gelbe Zucchini, Kohlrabi, Süßkartoffeln, Butternut-Kürbis, Hokkaido-Kürbis, gelbe, orange und violette Karotten, Pastinaken, weißer Rettich, schwarzer Rettich, verschiedene Sorten von Rübchen, Petersilienwurzeln, Lichtwurzeln, Topinambur, Rote Bete und feste Salatgurken.

Bandnudeln können Sie z. B. aus Zucchini herstellen, indem Sie mit einem einfachen Kartoffel- oder Spargelschäler Streifen herunterschälen. Wenn Sie die Zucchini in voller Breite schälen, erhalten Sie die optimale Form für Sushirollen oder Zucchini-Lasagne.

Natürlich passt zu Gemüsenudeln immer eine leckere Soße oder ein herrliches Pesto. Aber auch mit Spinat oder Gemüsepüree schmecken diese leichten und frischen Gemüsenudeln wunderbar. Die herrlichen Farben und lustigen Formen werden auch Ihre Kinder für frisches Gemüse begeistern!

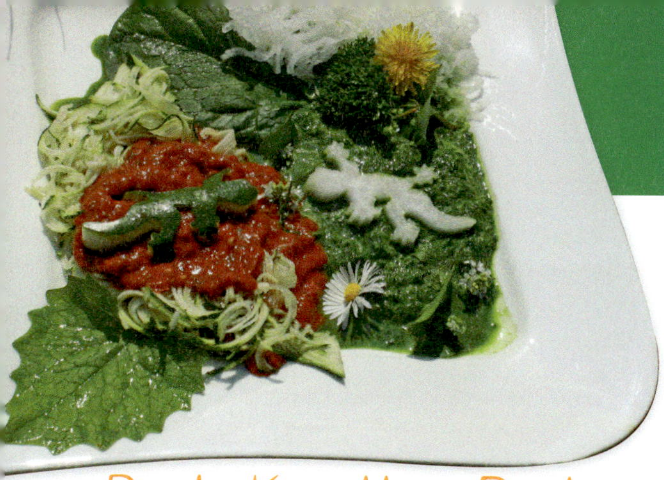

Bunte Karotten-Pasta mit Pistazien

jeweils 1 orange, violette und gelbe Karotte

Für die Marinade

½ Ta eingeweichte Cashewkerne (alternativ Sonnenblumenkerne, Zedernkerne, Pinienkerne)

Saft ½ Zitrone

1 Ta Apfelsaft

jeweils 1 EL Walnussöl und Hanföl

Natursalz, gehackte Pistazien und frischer Pfeffer nach Belieben

Verarbeiten Sie die Karotten mit einem Julienne-Schneider zu Nudeln, und richten Sie sie in einer Schüssel an. Mixen Sie alle Zutaten der Marinade, und übergießen Sie die Nudeln damit. Streuen Sie Salz, Pistazien und bunte Pfefferkörner über die Nudeln.

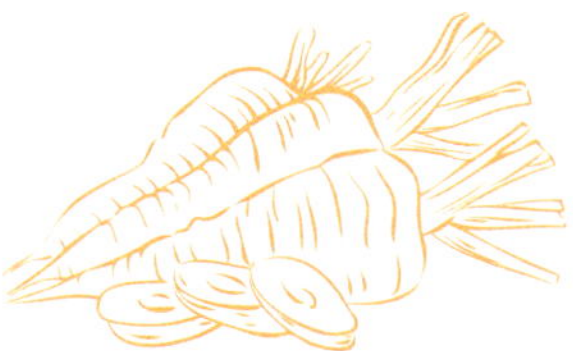

Grün-gelbe Zucchini-Pasta

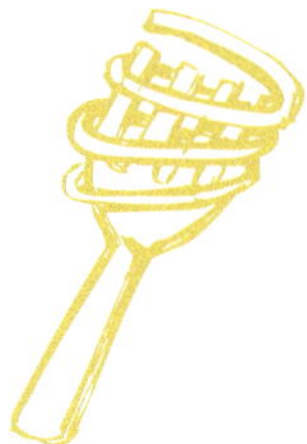

jeweils 1 grüner und gelber Zucchino

Für die Marinade

Saft 1 Limone oder Zitrone

jeweils 1 TL gehackte Petersilie, Basilikum, Schnittlauch, Pekannüsse und/oder Pistazien

Rapsöl oder Olivenöl, Pfeffer und Sprühsalz nach Belieben

Verarbeiten Sie die Zucchini mit dem Julienne-Schneider zu Nudeln, und richten Sie sie in einer Schüssel an. Mixen Sie Zitrone, Öl und Gewürze zu einer Marinade, und mischen Sie alles unter die Nudeln. Streuen Sie die gehackten Kräuter mit den Nüssen über die Pasta. Als Topping für die Pasta eignen sich auch Soßen und Nuss-Parmesan.

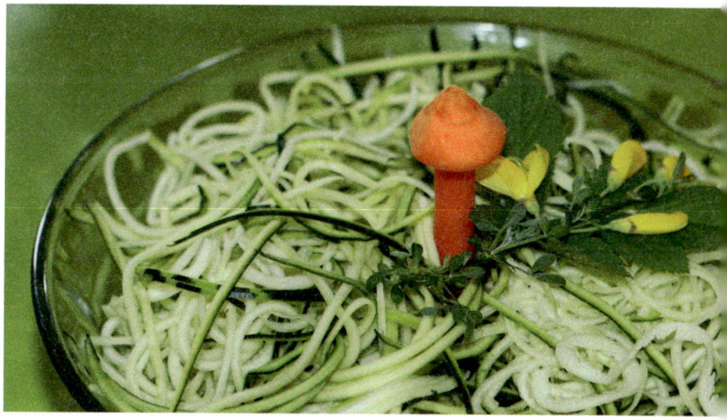

Kokospüree (auch Kokoffelpüree)

Kokospüree ist sehr sättigend und kann sowohl pur gegessen als auch als Beilage zu fast jedem Vitalkostgericht serviert werden. Es hat eine wundervoll fluffige Konsistenz, etwa wie Kartoffelbrei, und man kann es, da es farbneutral ist und kaum Eigengeschmack besitzt, in verschiedenen Farben und Geschmacksrichtungen herstellen.

Helles Kokoffelpüree

500 ml Nuss- oder Samenmilch

50 g Kokosmehl (oder mehr, bis die Konsistenz passt!)

1 TL Tamari

1 Prise Kristallsalz

Rühren Sie alle Zutaten in einer Schüssel mit dem Schneebesen ein, und geben Sie die Masse auf einen Teller. Mahlen Sie Pfefferkörner darüber, und servieren Sie das Kartoffelpüree. Als Topping passen marinierte und getrocknete Zwiebeln.

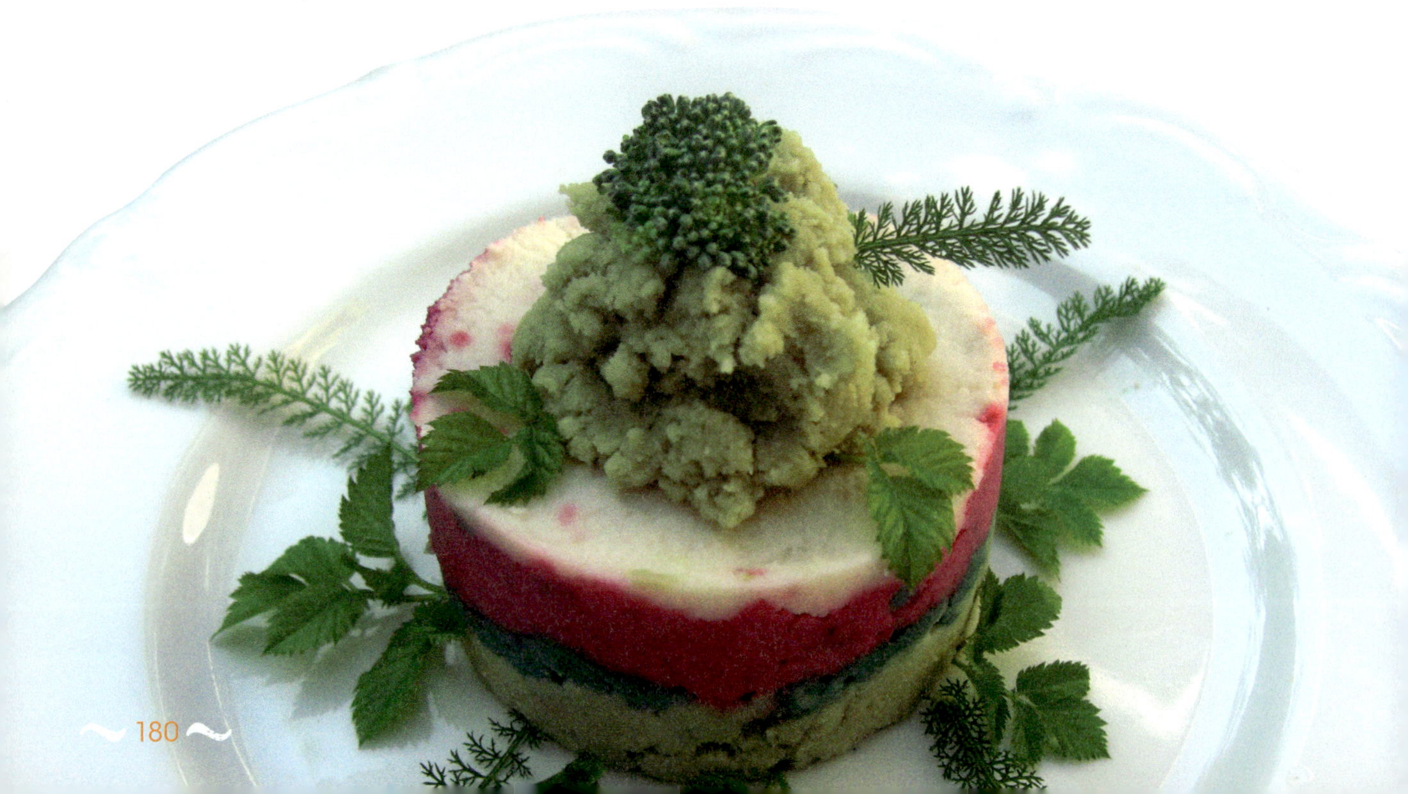

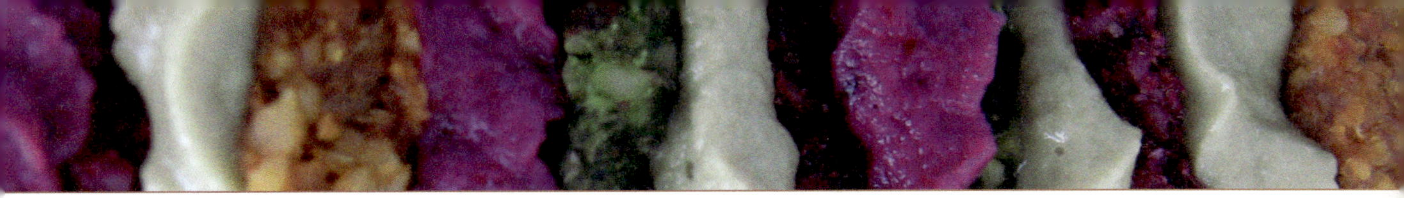

Rotes Kokoffelpüree

2 cm Meerrettichwurzel
500 ml Nuss- oder Samenmilch
1 Rote Bete
50 g Kokosmehl
1 Prise Natursalz

Schneiden Sie Meerrettichwurzel und Rote Bete in kleine Stücke, und mixen Sie diese mit 500 ml Nussmilch Ihrer Wahl und etwas Salz. Gießen Sie die nun dunkelrote Nussmilch in eine Schüssel, und rühren Sie das Kokosmehl zügig mit dem Schneebesen ein, sodass es nicht klumpt. Schon ist ein Püree von wunderschöner Farbe fertig, das Sie zu einer Vielzahl von Speisen servieren können. Wenn Sie warmes Wasser für die Nussmilch verwenden, haben Sie sogar ein warmes Püree.

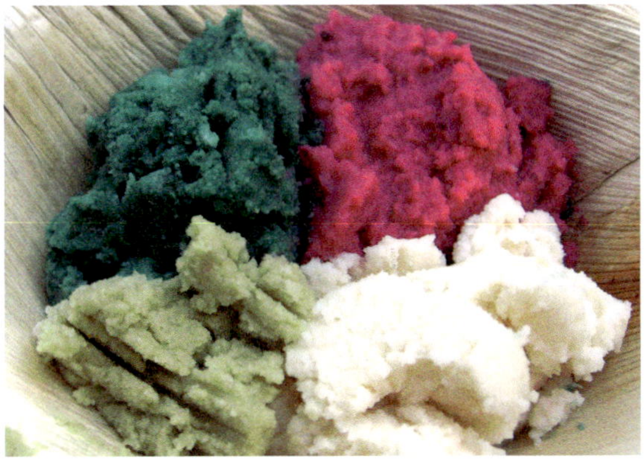

Goldenes Kokoffelpüree

400 ml Nuss- oder Samenmilch
3 klein geschnittene Karotten
100 ml frisch gepresster Orangensaft
50 g klein geschnittene Süßkartoffel
1 EL Walnussöl
50 g Kokosmehl
1 TL Kurkuma
½ TL Curry
jeweils 1 Prise Natursalz und Cayennepfeffer

Grünes Kokoffelpüree

500 ml Nuss- oder Samenmilch
1 große Handvoll junger Spinat oder sonstiges Grün
50 g Kokosmehl
1 EL Kürbiskernöl
1 Msp Muskatnuss
jeweils 1 Prise Natursalz und schwarzer Pfeffer

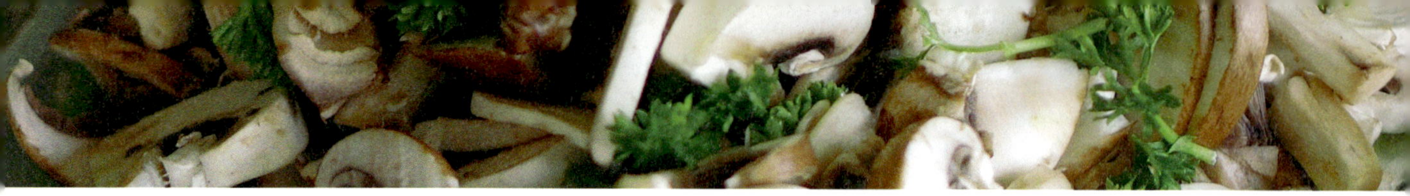

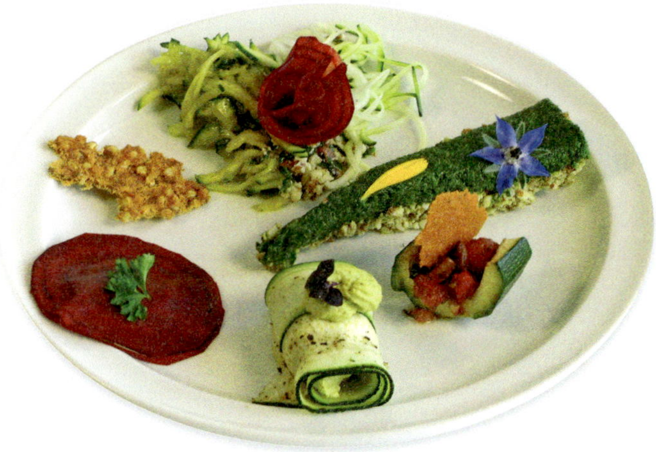

Gefüllte Pilze

Verwenden Sie eine gut füllbare Pilzsorte, wie z. B. Portabello-Pilze oder Champignons. Nehmen Sie den Stiel heraus, und füllen sie die Pilze mit einem feinen Salat aus Wurzel- oder Fruchtgemüse oder mit einer Mandelmayonnaise, einem Nusskäse oder einer würzigen Paste.
Serviertipp: Richten Sie die gefüllten Pilze auf einem bunten Salatbett an!

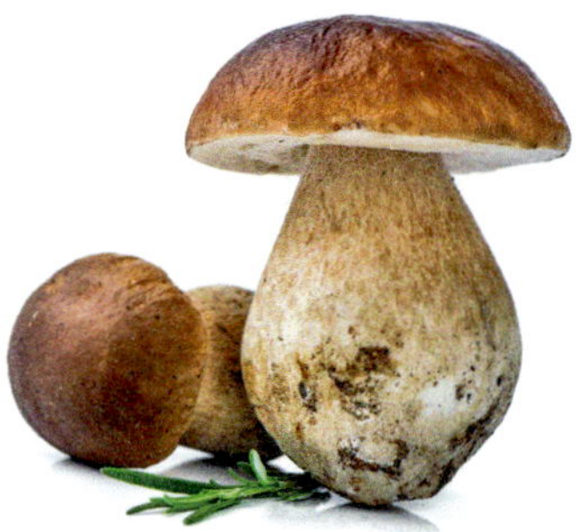

Marinierte Pilze

Pilzgerichte nehmen in der veganen Vitalkost einen bedeutenden Platz ein. Nehmen Sie frische Champignons, Pfifferlinge, Steinpilze, Maronen, Morcheln, Shiitake, den Igelstachelbart oder was immer gerade an Pilzen Saison hat.

300 g Pilze Ihrer Wahl
3–4 EL Tamari
1 Ta Wasser
3–4 EL Öl nach Wunsch
1 Ta geschnittene Petersilie
1–2 EL andere Kräuter nach Wunsch (Dill, Schnittlauch, Kerbel, Majoran …)
Natursalz, schwarzer Pfeffer, Paprika, Chili nach Belieben

Schneiden Sie die Pilze in Scheiben oder Stücke. Kleine Pilze können Sie auch ganz lassen. Mischen Sie alle Zutaten zu einer Marinade, und gießen Sie sie über die Pilze. Weil Pilze viel Flüssigkeit ziehen, erscheinen sie danach ein wenig trocken. Fügen Sie weitere Marinade hinzu, bis Ihnen die Konsistenz gefällt. Marinierte Pilze sind eine eiweißreiche Zutat zu etlichen Salaten und Gemüsegerichten.

Pilzrahmragout

500 g Pilze

3 EL Tamari

750 ml Wasser

2 EL Kürbiskernöl oder Walnussöl

1–2 EL Mandelmus oder 1 Ta eingeweichte Mandeln oder Cashewkerne

jeweils 1 TL schwarzer Pfeffer und Paprikapulver

1 Prise Natursalz

1 Ta geschnittene Petersilie

Geben Sie 100 g Pilze mit Wasser und sämtlichen anderen Zutaten außer der Petersilie in den Mixer, und mixen Sie alles zu einer glatten Pilzrahmsoße. Schneiden Sie die restlichen Pilze klein, übergießen Sie sie mit der Soße, vermischen Sie alles gut, und heben Sie die Petersilie leicht unter die Pilze. Wenn das Wasser nach einiger Zeit von den Pilzen aufgesogen wurde, können Sie noch etwas Mandelmilch aufgießen. Wenn nötig, salzen und pfeffern Sie etwas nach.
Serviertipp: Zum Pilzrahmragout passt ein helles Kokoffelpüree mit marinierten, getrockneten Zwiebeln.

Rote-Bete-Meerrettich

500 g Rote Bete

200 g Apfel

30–50 g Meerrettichwurzel

1 EL weißes Mandelmus oder ½ Ta eingeweichte Mandeln

1 Prise Natursalz

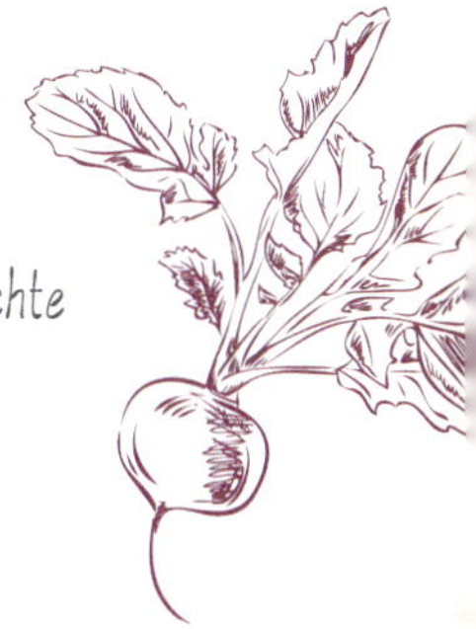

Verarbeiten Sie die Rote Bete und die Äpfel in einer Küchenmaschine sehr fein. Schneiden Sie den Meerrettich klein, und geben Sie ihn mit einer halben Tasse Wasser in den Mixer. Mixen Sie ein feines Püree. Verrühren Sie alle weiteren Zutaten sorgfältig, und lassen Sie das Ganze etwa 30 Minuten ziehen. Dieses Gericht ist eine fruchtig-scharfe Beilage, der ultimative Nasenbefreier.

Varianten:

- Geben Sie 1 EL Flohsamenschalen hinzu, dann erhalten Sie die perfekte Füllung für Sushi oder Salatschiffchen.
- Mit etwas mehr Flohsamenschalen lässt sich die Masse zu Nockerln formen.
- Sie können auch Brawtlinge daraus formen und diese 3–4 Stunden in den Trockner legen.

Zucchini-Schiffchen

Prüfungskreation von Münir Kusanc

2 Zucchini

Für die Füllung

jeweils 1 gewürfelte Tomate, rote Paprika, gelbe Paprika und Zucchino

Für die Marinade der Füllung

2 EL Tomatenpaste

2 frische Romana-Tomaten

½ Ta eingeweichte Cashewkerne

1 TL italienische Kräuter

jeweils 1 Prise Salz und Pfeffer

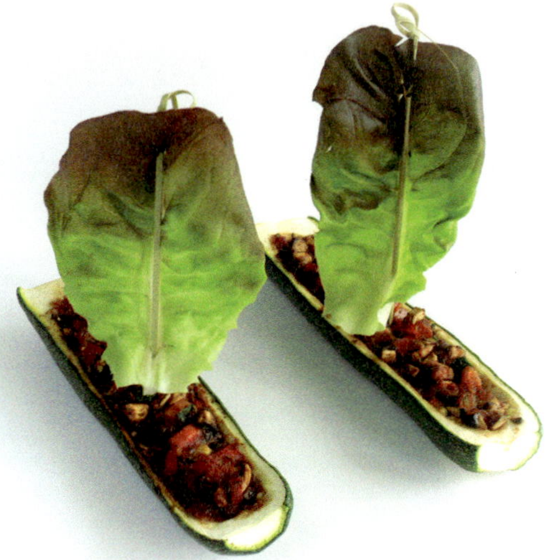

Halbieren Sie die beiden Zucchini der Länge nach, und höhlen Sie alle vier Hälften vorsichtig aus. Das Innere dieser Hälften können Sie für die Füllung weiterverwenden. Mixen Sie alle Zutaten für die Marinade zu einer Creme. Vermischen Sie die gewürfelten Gemüsefrüchte mit der Marinade, und geben Sie sie mit einem Löffel in die ausgehöhlten Zucchinihälften. Als Segel für die Schiffchen eignet sich ein Salatblatt, das sie auf einen kleinen Holz- oder Bambusspieß aufstecken.

Gefüllte Blätter oder Früchte

Zum Befüllen eignen sich Blätter von Salatherzen und Chicorée-Blätter (wie kleine Schälchen) und alle Blätter, die sich befüllen und rollen lassen. Befüllbare Gemüsefrüchte sind jede Art von Tomaten, Paprika, Peperoni, Chilischoten, Zucchini und Gurken. Höhlen Sie diese aus, und verwenden Sie das Innere für die Füllmasse mit. Auch ausgehölte Ananas oder Orangenschalen eignen sich super dafür! Als Füllung können Sie z. B. geraspelte Salate, Dips und Pasteten verwenden.

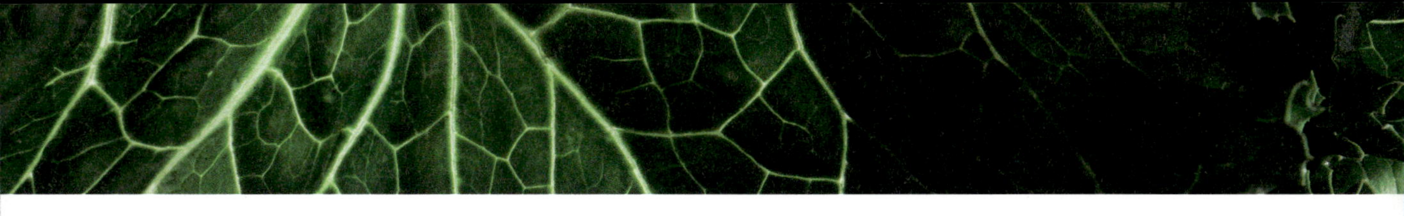

Rahmspinat

Um dieses wundervolle, vitalköstliche Spinatgemüse, das voller Chlorophyll, Eisen und vieler anderer Vital- und Mineralstoffe und Spurenelemente steckt, zuzubereiten, braucht es kaum 5 Minuten.

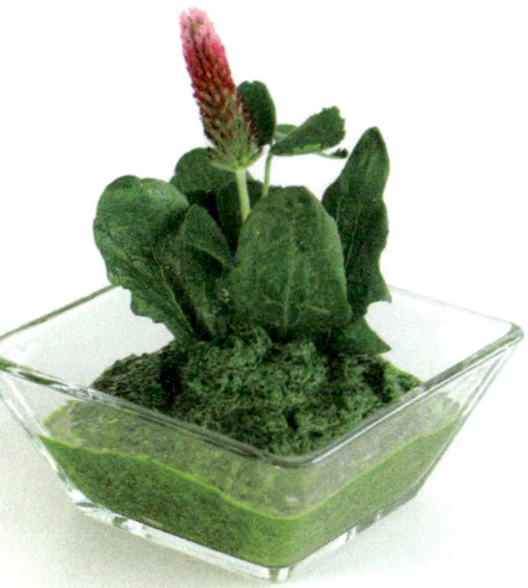

300 g junger Spinat
1 EL Mandelmus
1 Prise Muskatnuss
1 Prise Natursalz

Geben Sie die Spinatblätter in die Küchenmaschine (nicht in den Mixer, das wird zu dünn und könnte – je nach Spinatsorte – auch bitter werden). Fügen Sie alle weiteren Zutaten dazu, und mixen Sie eine Masse, die aussieht wie ein Spinat mit Sahneblubb! Der Spinat passt hervorragend zu Zucchini-Nudeln, Blattsalaten und Gemüse. Variieren Sie einmal mit Brennnesseln, Giersch, Melde, weißem Hahnenfuß, Vogelmiere, Franzosenkraut oder einer Mischung von allen oder sonstigen grünen Blättern und Wildkräutern Ihrer Wahl!

Gefüllte Zucchiniröllchen

Prüfungskreation von Silvia Lehmann

1 mittlerer gerader Zucchino
1 Pastinake
½ Ta Cashewkerne
jeweils ½ TL Schabzigerklee und Kurkuma
1 TL Flohsamenschalen
Salz und Pfeffer nach Wunsch

Schälen Sie den Zucchino mit dem Sparschäler in dünne Scheiben. Für die Füllung mixen Sie die übrigen Zutaten mit den Resten des Zucchino und etwas Wasser. Streichen Sie die Füllung auf die Zucchinischeiben, und rollen Sie die Scheiben der Länge nach auf.

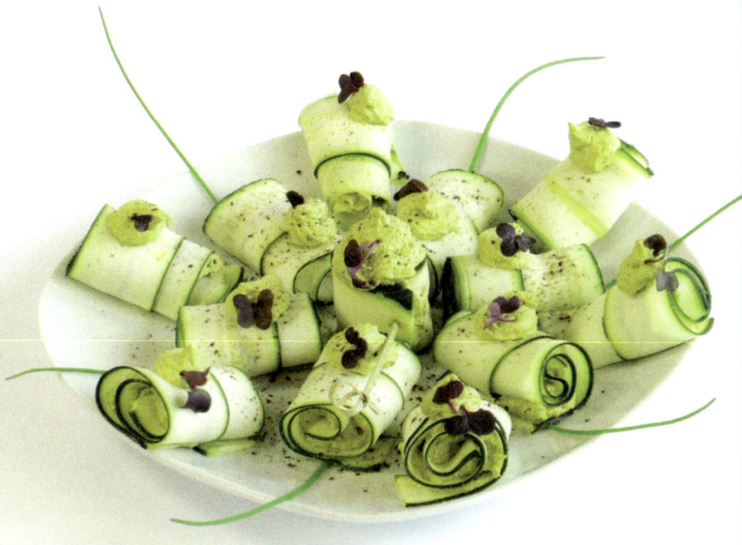

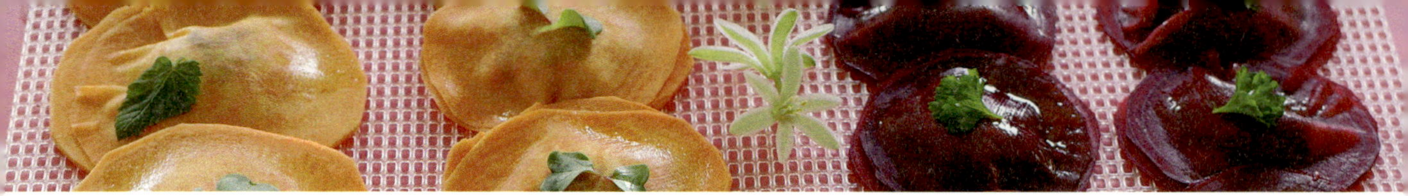

Zweierlei Ravioli

Prüfungskreation von Claudia Rothenfusser

Süßkartoffel-Ravioli mit Pastinakenfüllung

1 gleichmäßige Süßkartoffel

Für die Füllung

1 große oder zwei kleine Pastinaken

1 EL Mandelmus

jeweils 1 Prise Pfeffer, Salz und Kardamom

Schneiden Sie die Süßkartoffel auf einem Gurkenhobel (Trüffelhobel) in dünne Scheiben, und besprühen Sie diese mit Sprühsalz. Schälen Sie die Pastinaken, zerkleinern Sie sie in einem Food-Prozessor. Geben Sie etwas Mandelmus dazu, und würzen Sie mit Salz, Pfeffer und Kardamom. Anschließend pürieren Sie die Masse zu einer Creme. Tupfen Sie die Süßkartoffelscheiben mit einem Küchentuch ab, geben Sie ein Häufchen von der Füllung auf die Mitte einer Scheibe, legen Sie eine zweite Scheibe darauf, und drücken Sie die Ränder fest. Um einen hübschen Glanz zu erreichen und das Aroma zu intensivieren, bepinseln Sie die Ravioli noch mit etwas Oliven-Orangen-Öl.

Rote-Bete-Ravioli mit Spinat-Brennnessel-Füllung

2 Rote Bete

Für die Füllung

150 g Spinat

50 g Brennnesseln

1 EL Mandelmus

1 TL Flohsamenschalen

jeweils 1 Prise Salz, Pfeffer und Muskatnuss

Walnussöl

Blüten und Blätter zum Verzieren

Schneiden Sie die Rote Bete auf einem Gurkenhobel (Trüffelhobel) in dünne Scheiben, und besprühen Sie diese mit Sprühsalz. Verarbeiten Sie Spinat und Brennnesseln mit etwas Mandelmus in einer Küchenmaschine. Würzen Sie die Füllung mit Salz, Pfeffer und Muskatnuss. Geben Sie die Flohsamenschalen hinzu. Tupfen Sie die Rote-Bete-Scheiben mit einem Küchentuch ab, geben Sie etwa 1 TL von der Spinatfüllung auf die Mitte einer Scheibe. Decken Sie die Füllung mit einer weiteren Scheibe ab, und drücken Sie den Rand fest. Zum Schluss bestreichen Sie auch diese Ravioli mit ein wenig Öl. Diesmal empfehle ich Walnussöl.

Richten Sie die zweierlei Ravioli hübsch an, und reichen Sie Blattsalate und eine leckere Soße dazu.

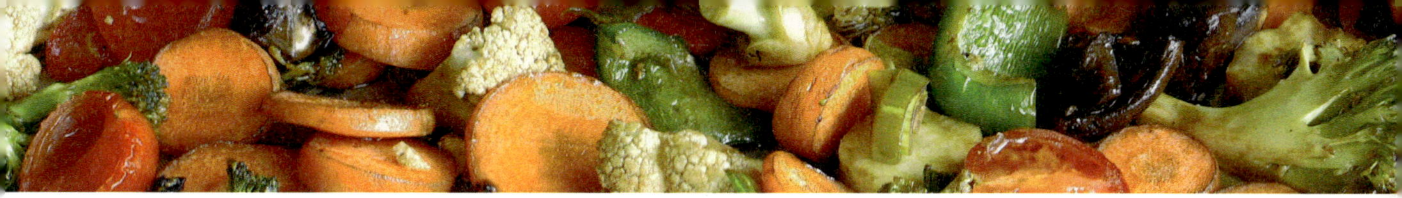

Gemüsespieße

Schneiden Sie rote, gelbe und grüne Paprika in gleich große Stücke. Teilen Sie Brokkoli in kleine Röschen. Schneiden Sie Zucchini in Scheiben und Ananas in Stücke. Cocktailtomaten und Weintrauben lassen Sie ganz. Spießen Sie Gemüse und Früchte abwechselnd auf einen Holz- oder Bambusspieß. Richten Sie die Spieße hübsch auf einer Platte an, und reichen Sie 2–3 Marinaden und/oder Dipps dazu.

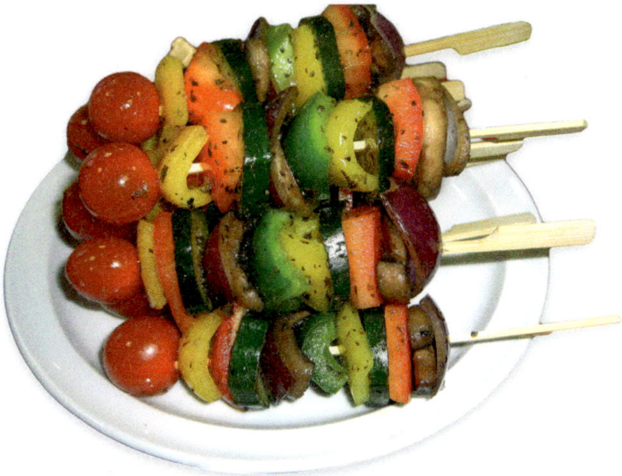

Leckeres Gemüse aus dem Dehydrator

Mögen Sie gern Gemüsekreationen, die als warme Rohkost serviert werden? Dann werden Sie folgende Rezepturen lieben!

Ofengemüse bis 42° Celsius

Schneiden Sie Wurzel-, Frucht- oder Kohlgemüse in mundgerechte Stücke, und marinieren Sie es, wie immer es Ihnen gefällt. Ob Sie dazu eine leckere Soße oder eins meiner Salatdressings verwenden, ist egal. Sie können auch nur etwas Tamari oder Zitronensaft einsetzen.
Schneiden Sie z. B. bunte Paprika, Cocktailtomaten, Pilze und Zucchini klein, benetzen Sie diese mit Tamari oder mit etwas Zitrone und Gewürzen wie z. B. Paprika, Natursalz, Chili, Kräutern nach Wunsch. Legen Sie das marinierte Gemüse auf die Antihaftmatten des Dehydrators, und lassen Sie das Gemüse 3–4 Stunden bei 40° Celsius antrocknen. Die Konsistenz verändert sich dabei. Das Gemüse wird leicht angewärmt, außen etwas trockener und aromatischer, innen saftig! Dazu passt eine dickflüssige Soße, Ketchup (siehe S. 232) oder Mandelmayonnaise.

Aus denselben Zutaten können Sie auch Gemüsespieße machen, indem Sie die Gemüsestücke vor dem Trocknen aufspießen. Ein super Snack, auch für festlichen Anlässe!

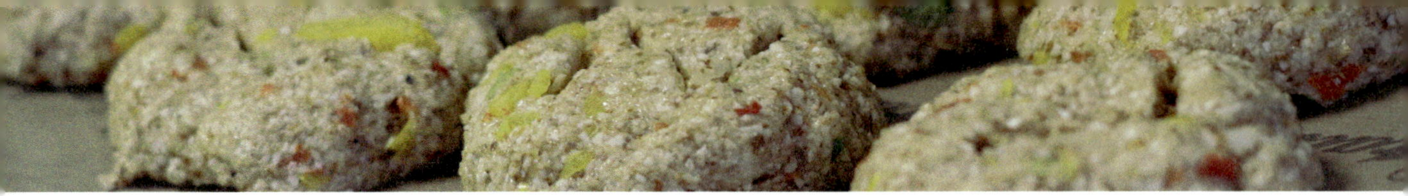

Grundmasse für Gemüsehack und Brawtlinge

250 g Wurzelgemüse (Karotten, Pastinaken …)

250 g Fruchtgemüse (Zucchini, Paprika, Tomaten …)

1 Ta eingeweichte Nüsse (Mandeln, Cashewkerne, Walnüsse, Haselnüsse …)

1 Ta Kerne (Sonnenblumenkerne, Pinienkerne …)

1 Ta eingeweichte Samen (Leinsamen, Buchweizen, Chia-Samen …)

3 eingeweichte getrocknete Tomaten

jeweils 1 EL Gewürze und frische Kräuter nach Wunsch

Natursalz

Geben Sie entweder alle Zutaten zusammen in einen Food-Prozessor, und verarbeiten Sie sie zu einer teigigen, noch etwas grobkörnigen oder feinen Masse, je nachdem, was Sie daraus machen wollen. Oder geben Sie nur das Gemüse, die Nüsse, die Kräuter und die Gewürze in den Food-Prozessor. Die Kerne und Samen arbeiten Sie dann per Hand in den Teig ein, damit sie noch zu sehen sind.

Diese Masse können Sie als Pilz- oder Fruchtgemüse-Füllung verwenden, Bällchen daraus formen und diese in frischen Kräutern wälzen. Auch Brawtlinge, die 4–8 Stunden im Dehydrator getrocknet werden, lassen sich daraus machen. Sushi oder Gemüserollen stellen Sie daraus her, indem Sie geeignete Wraps oder Blätter damit füllen.

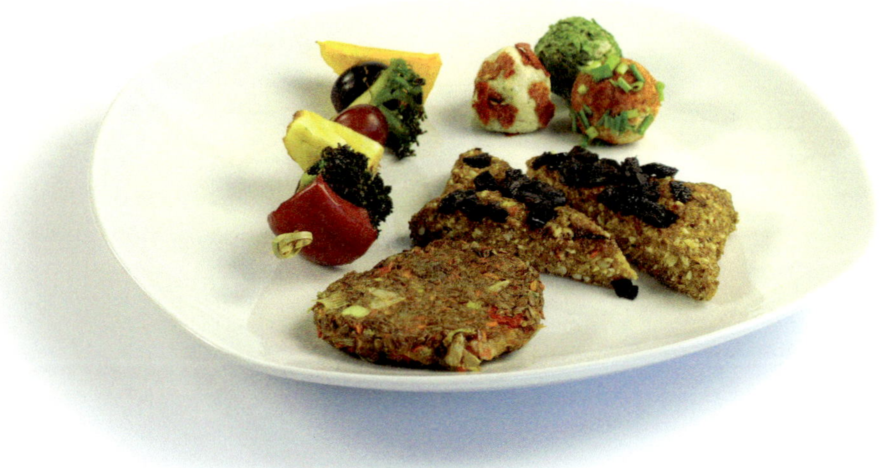

Wraps

Grundrezept für Vlies bzw. Leder aus Gemüsefrüchten

300 g Gemüsefrüchte (Tomaten, Paprika, Zucchini ...)

Gewürze nach Wunsch

1 EL Flohsamenschalen (alternativ gemahlenen Leinsamen oder Chia-Samen)

1 EL Mandelmus und/oder Kokosmus

Gewürze und Natursalz nach Belieben

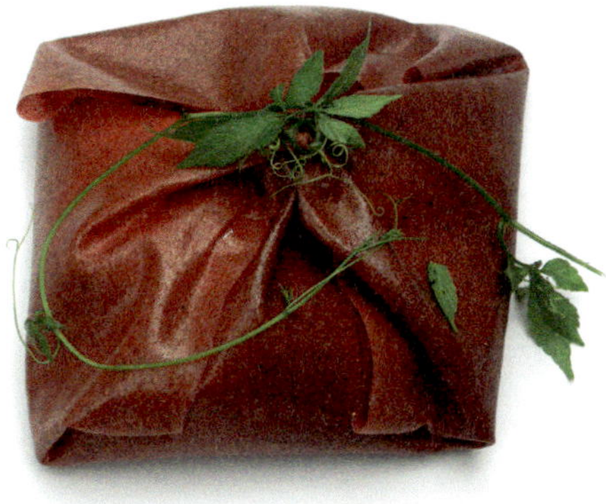

Geben Sie die Zutaten in den Mixer, und stellen Sie ein glattes Mus her. Streichen Sie das Mus in gewünschter Dicke auf einer Antihaftmatte des Lebensmittel-Trockners aus. Lassen Sie es so lange trocknen, bis es trocken, aber noch flexibel ist (7–14 Stunden, je nach Konsistenz). Statt Leinsamen können Sie auch eingeweichten Buchweizen nehmen, statt Mandelmus oder Kokosmus gingen auch eingeweichte, pürierte Nüsse. Sie können auch frische oder getrocknete Kräuter zum Teig mischen oder statt Gemüsefrüchte zu grünen Blättern greifen. Wenn Sie grüne Vliese machen, ersetzen Sie die Gemüsefrüchte durch 150 g grüne Blätter Ihrer Wahl (Spinat, Brennnessel, Feldsalat, Grünkohl, Wildkräuter ...) und 150 g Früchte (Banane, Apfel) oder Gemüse (Zucchini, Tomate).

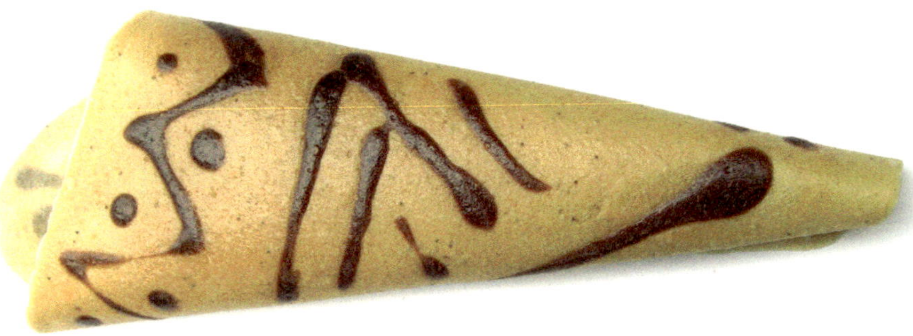

Grundrezept für Kokos-Wraps

400 ml Wasser

1 Ta zerkleinertes Gemüse oder zerkleinerte Früchte (alternativ 1 EL Gewürze und/oder 2 EL frische Kräuter)

2 EL Kokosmus

1 EL feine Kokosraspel

2 EL Flohsamenschalen

Stellen Sie aus allen Zutaten im Mixer ein Mus her, mischen Sie dabei zuletzt die Flohsamenschalen unter. Streichen Sie die fertige Masse ca. 5 mm dick auf die Antihaftmatte, und lassen Sie sie ca. 6–8 Stunden trocknen. Überprüfen Sie dabei immer wieder das Trockengut. Es sollte noch so flexibel sein, dass Sie daraus gut Hüllen für Wraps formen können. Alternativ zu den Kokosraspeln und dem Wasser können Sie natürlich auch Fleisch und Wasser einer frischen Kokosnuss verwenden.

Tipp: Wenn Sie die Masse komplett durchtrocknen lassen, bis sie kross ist, haben Sie knackige, hauchfeine Cracker.

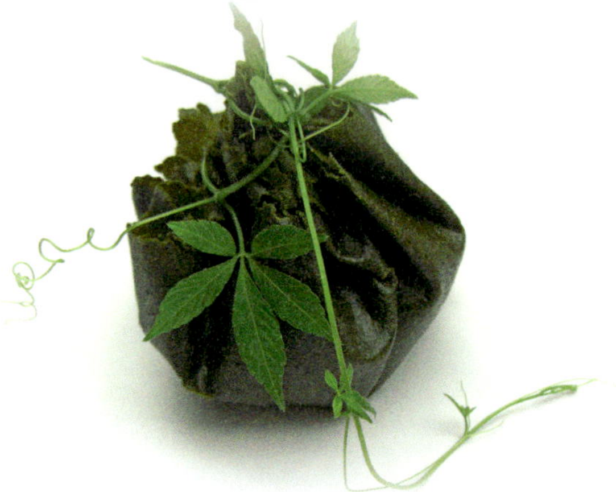

Grüne-Kräuter-Wrap

500 ml Wasser

1 Ta frische grüne Kräuter Ihrer Wahl wie z. B. Basilikum, Oregano, Thymian und Majoran, Petersilie, Schnittlauch, Dill, Borretsch, Brennnessel, Vogelmiere und Giersch

2 EL Kokosmus

1 EL feine Kokosraspel

2 EL Flohsamenschalen

Curry-Mango-Wrap

500 ml Wasser

½ grob zerkleinerte Mango

2 EL Kokosmus

1 EL feine Kokosraspel

1 EL Currypulver

2 EL Flohsamenschalen

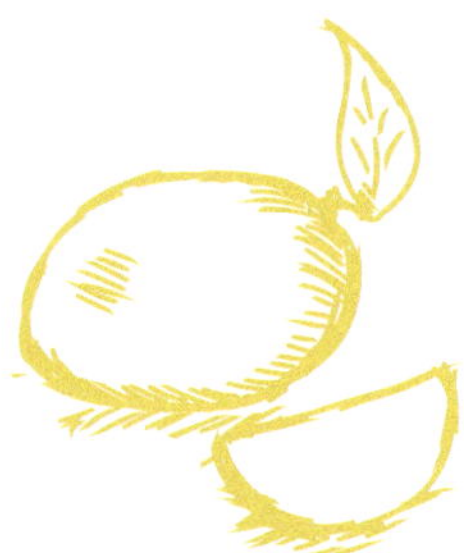

Tomate-Paprika-Wrap

500 ml Wasser

1 kleine grob zerkleinerte rote Paprika

1 grob zerkleinerte Romana-Tomate

jeweils 1 EL Kokosmus und Mandelmus

1 TL Paprikapulver

1 Prise Kristallsalz

2 EL Flohsamenschalen

Apfel-Zimt-Wrap

500 ml Wasser

1 grob zerkleinerter Apfel

jeweils 1 EL Kokosmus und Mandelmus

1 TL Zimt

2 EL Flohsamenschalen

Zitronen-Ingwer-Wrap

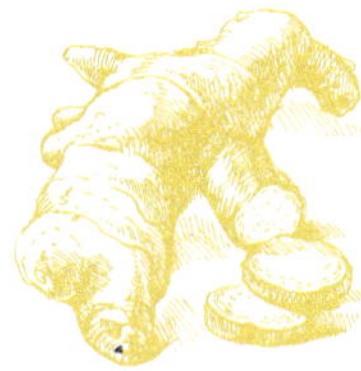

500 ml Wasser

Saft 1 Zitrone

1 EL Mandelmus

1 cm Ingwerwurzel

1 TL abgeriebene Zitronenschale

2 EL Flohsamenschalen

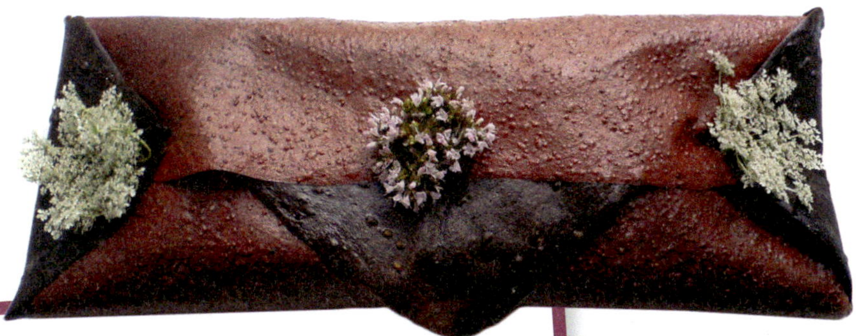

Füllungsmöglichkeiten für alle Wraps

Als Füllung für die Wraps schneiden Sie verschiedene Gemüse bzw. verschiedene Früchte Ihrer Wahl in kleine Stifte oder Scheiben.
Für Gemüsewraps eignen sich besonders gut Karotten, Pastinaken, Fenchel, Zucchini, fein geschnittener Brokkoli, Orangenfilets, Äpfel, Gurken, Tomaten, Oliven, Schalotten, Cashewkerne. Dazu passt eine Soße oder ein Dipp!
Als Füllung für süße Wraps nehmen Sie einfach Früchte und Nüsse aller Art nach Lust und Laune gemischt und eine leckere Fruchtsoße oder ein cremiges Eis.

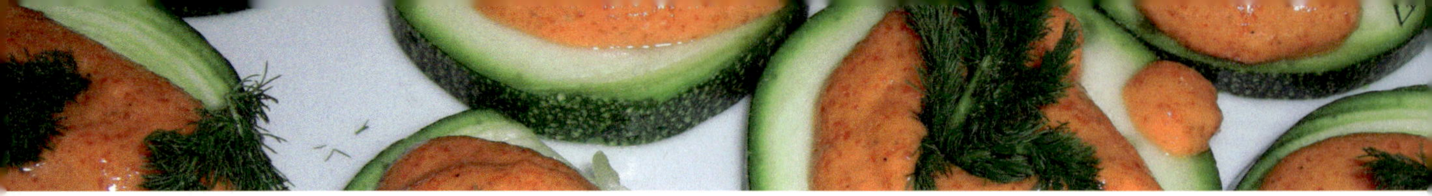

Soßen

Soßen können auf vielerlei Weise hergestellt werden. Ich möchte Ihnen verschiedene Grundrezepte vorstellen. Geben Sie alle Zutaten in den Mixer, und mixen Sie eine Soße. Diese können Sie noch abschmecken und verfeinern.

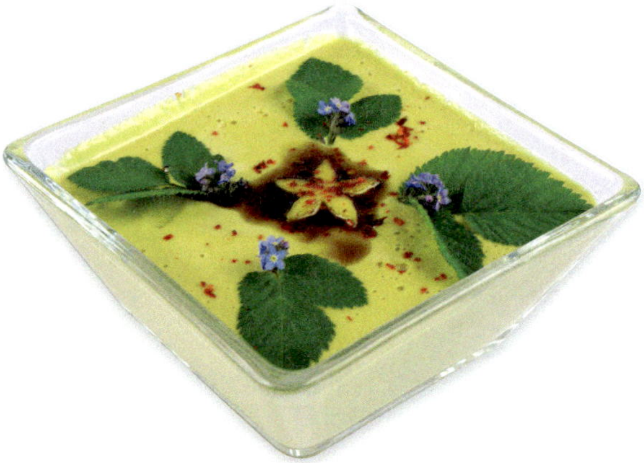

Grüne Kräutersoße

200 ml Wasser

jeweils 1 Handvoll Babyspinat und Petersilie

½ Bund Schnittlauch

2 Borretschblätter

1 EL geschnittene Kresse

50 ml Kürbiskernöl (alternativ Rapsöl oder Olivenöl)

½ Ta eingeweichte Cashewkerne
(alternativ Mandeln oder Mandelmus)

1 Prise Majoran

½ TL schwarzer Pfeffer

Kristallsalz nach Wunsch

Soßen auf Mandelbasis

1–2 EL Mandelmus oder 1 Ta eingeweichte Mandeln (Haut vorher entfernen)

250 ml Wasser

2 EL Öl (Mandelöl oder Rapsöl)

1 Prise Kristallsalz

Kräuter und/oder Gewürze nach Wunsch

Soßen auf Nussbasis

1–2 EL Nussmus oder 1 Ta eingeweichte Nüsse nach Belieben

250 ml Wasser

2 EL Walnussöl

1 Prise Kristallsalz oder Sprühsalz

Kräuter und/oder Gewürze nach Wunsch

Soßen auf Avocadobasis

1 Avocado

250 ml Wasser

Saft 1 Zitrone

Pfeffer, Natursalz und Kräuter nach Wunsch

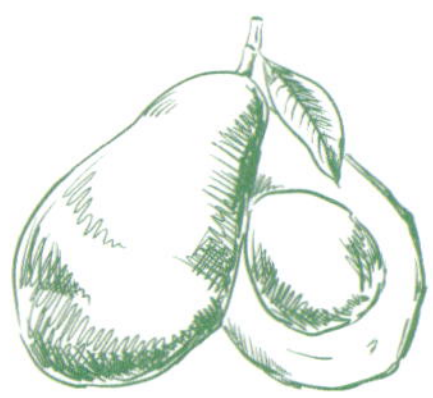

Rote Feuersoße

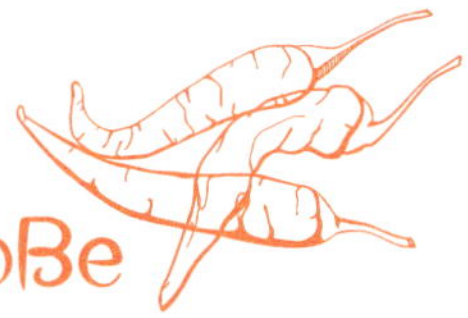

1–2 EL Mandelmus oder 1 Ta eingeweichte Mandeln oder Cashewkerne

200 ml Wasser

1 EL Chia-Gel

3 eingeweichte getrocknete Tomaten

2 Romana-Tomaten

1 rote Spitzpaprika

1 Stückchen Chilischote oder Habanero

1 TL Paprikapulver

jeweils ½ TL fein gewiegter Zitronenthymian und Majoran

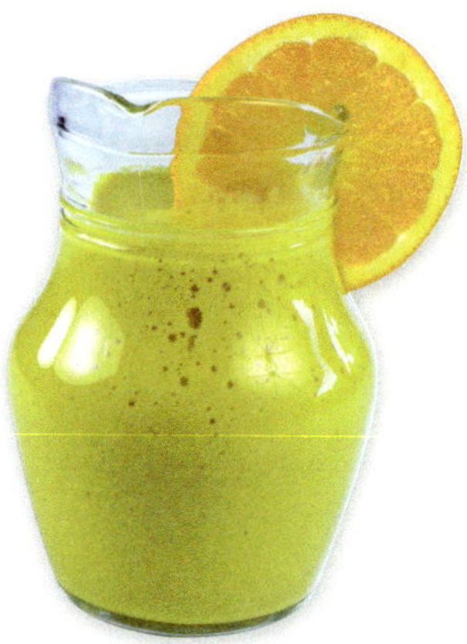

Mango-Curry-Soße

1 EL Mandelmus oder 1 Handvoll eingeweichte Mandeln

1 EL Kokosmus oder frisches Kokosnussfleisch

200 ml Wasser

1 Mango

1 TL–1 EL Currypulver

1 kleine Prise Kristallsalz

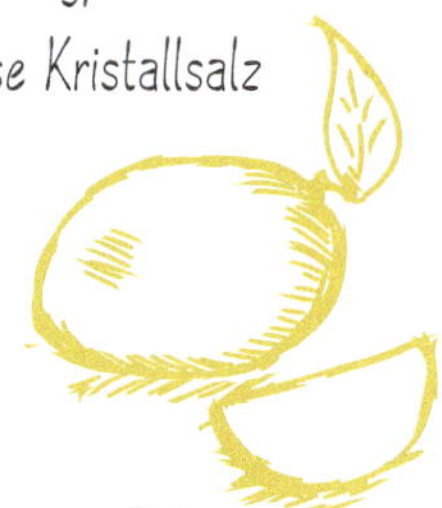

Kräuter-Nusskäse-Soße

1 Ta eingeweichte Nüsse nach Wunsch

300 ml Wasser

2 EL Zitronensaft

1 TL Schabzigerklee

2 Borretschblätter

jeweils ½ Ta geschnittener Schnittlauch und krause Petersilie

1 Zweiglein Dill

Papaya-Nuss-Soße

2 EL Nussmus

1 Papaya und 7 Papayakerne

1 geschälte, entkernte Blutorange

jeweils 1 Prise schwarzer Pfeffer, Kurkuma und Kristallsalz

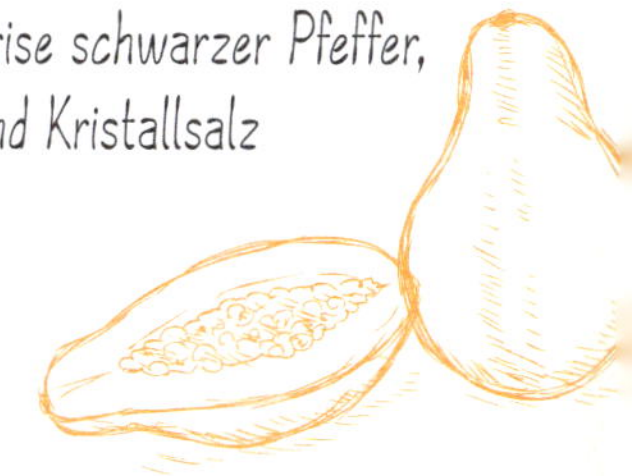

Tomaten-Kakao-Chili-Soße

Das Grundrezept, egal ob auf Mandel, Nuss oder Avocadobasis, verfeinern Sie mit:

5 eingeweichte getrocknete Tomaten

2 Romana-Tomaten

1 EL rohes Kakaopulver

½ Chilischote oder ½ TL Chilipulver

Streu- oder Sprühsalz nach Belieben

PIZZEN, GEMÜSEKUCHEN und -TORTEN, BROHTE und CRACKER

Pizzen

Eine Vitalkostpizza besteht nicht wie üblich aus einem Teig aus Hefe und Getreideprodukten mit spärlichem Belag. In der veganen Vitalkost werden leckeres Gemüse, Früchte, Pilze, Kräuter und Gewürze auf einem sättigenden Boden angerichtet, und die Pizza kommt als vitalstoffreiches, wohlschmeckendes Ganzes auf den Tisch. Durch Kräuter und Gewürze und den hervorragenden Eigengeschmack frischer reifer Zutaten erschaffen Sie die herrlichsten Kreationen, die an Pizzen erinnern, aber die lebendige, naturgesunde, vegane, glutenfreie und vitalköstliche Versionen davon sind.

Grundrezepte für Pizzateig

Pizzaboden (Variante 1)

Schon der Boden schmeckt hier nach Gemüse, Kräutern oder Gewürzen, je nachdem, was Sie hineingeben. Sie können den Boden aber auch ohne Gemüse zubereiten und dafür den Belag umso dicker und geschmacksintensiver gestalten.

2 Ta gemahlene Mandeln
1 Ta gemahlene Leinsamen
1 Ta klein geschnittene Zucchini (oder anderes Gemüse)
1 Ta Wasser
½ Ta klein geschnittene Kräuter
jeweils 1 EL Mandelmus und Tamari (bzw. Natursalz)
1 EL Flohsamenschalen

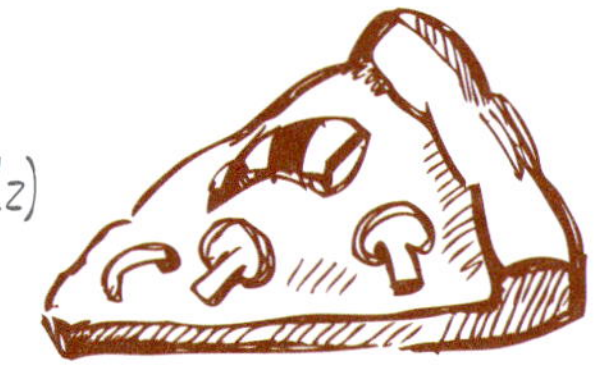

Mixen Sie alle Zutaten zu einem dickflüssigen Brei – beinahe Teig. Arbeiten Sie die Flohsamenschalen ein, dann lassen Sie den Teig ein wenig quellen. Streichen Sie ihn in gewünschter Form etwa 1–1,5 cm dick und möglichst gleichmäßig auf eine Antihaftmatte aus, damit er gleichmäßig trocknen kann. Den Teig nach etwa 4–5 Stunden Trockenzeit auf einen anderen Trockenrost stürzen, die Antihaftmatte abziehen und den Teig fertig trocknen lassen. Mit frischen Zutaten belegen!

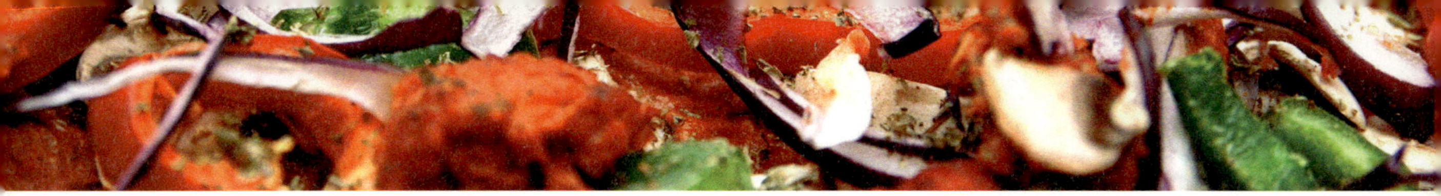

Pizzaboden (Variante 2)

Bereiten Sie einen Boden der ersten Variante zu, belegen Sie ihn mit frischen Zutaten, und geben Sie ihn noch einmal für etwa 3 Stunden in den Trockner. Bei sehr dickem Belag oder groß geschnittenen Zutaten kann es auch länger sein. Eine solche Pizza hält sich – je nach Trocknungsgrad – 2–3 Tage. Sie können die Pizza auch ins Büro mitnehmen. Sie passt gut als Pausenbrot oder Reiseproviant.

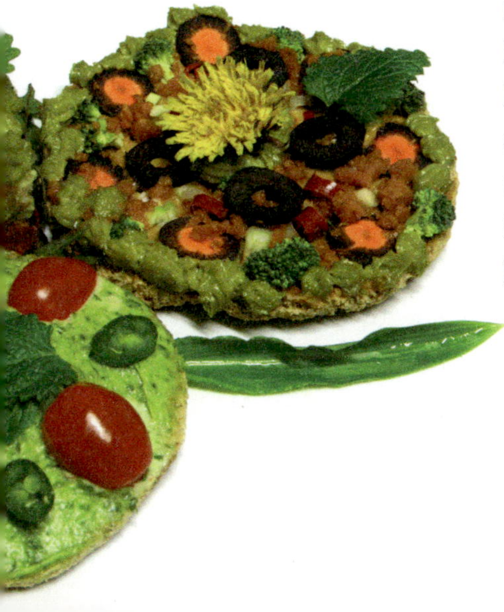

Pizzaboden (Variante 3)

Für eine frische, nicht getrocknete Pizza stellen Sie einen frischen Teig mit einigermaßen fester Konsistenz her, der mit frischen Zutaten belegt wird und sofort serviert werden kann. Nach nur 5–10 Minuten ist Ihre Pizza fertig.

- 2 Ta gemahlene Mandeln
- 1 Ta zerkleinerte, saftige Gemüsefrüchte
- ½ Ta Kräuter nach Wunsch
- 1 EL Kokosmehl
- 1 Prise Kristallsalz oder Tamari

Verarbeiten Sie alle Zutaten zu einem Teig. Mit etwas mehr oder weniger Wasser können Sie die Konsistenz beeinflussen. Nun formen Sie einen Pizzaboden, bestreichen ihn mit einer cremigen Soße, und belegen ihn nach Belieben.

Pizzaboden (Variante 4)

Bei Mandel- und Nussunverträglichkeiten eignet sich dieser Teig besonders gut. Vor dem Belegen wird er im Dehydrator getrocknet.

- jeweils 150 g eingeweichter Buchweizen und Sonnenblumenkerne
- jeweils 100 g Tomaten und Zucchini
- 1 kleine rote Spitzpaprika
- 1 EL Olivenöl
- 1 EL Flohsamenschalen
- jeweils 1 TL Paprikapulver und Pizzakräuter
- 1 Prise Natursalz

Mixen Sie alle Zutaten bis auf die Flohsamenschalen fein. Dann arbeiten Sie die Flohsamenschalen unter, streichen den Teig auf einer Antihaftmatte aus und lassen den Boden auf beiden Seiten jeweils 4-5 Stunden trocknen.

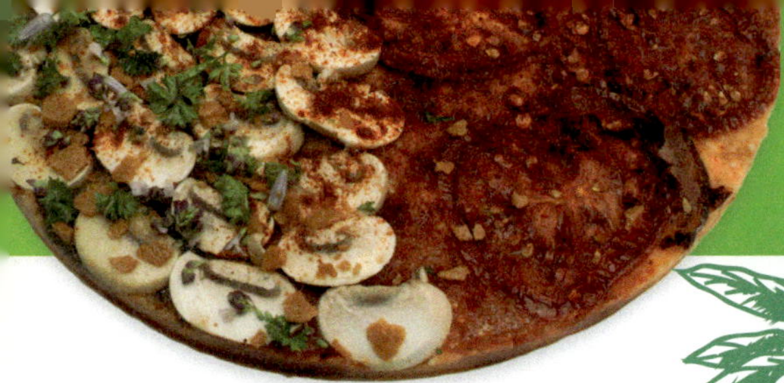

Pizza mit Pilzen und Petersilie

Pizzaboden nach Wunsch
200 g kleine oder mittlere Champignons
½ Ta Wasser
½ Ta gehackte Petersilie
jeweils 1 EL Mandelmus und Kürbiskernöl
3 gemahlene getrocknete Tomaten
1 TL Paprikapulver
1 Prise Kristallsalz nach Wunsch

Stellen Sie einen Pizzaboden her, und legen Sie ihn auf einen großen Teller. Mixen Sie etwa 1/3 der Pilze mit Mandelmus, Kürbiskernöl und Paprikapulver, Tomaten und Salz zu einer festen, cremigen Soße. Schneiden Sie die restlichen Pilze in Scheiben, legen Sie sie direkt auf den Pizzaboden, und gießen Sie die Soße darüber. Sie können auch erst die Soße auf den Boden geben und dann die Champignons. Streuen Sie reichlich Petersilie über die Pizza, und servieren Sie sie frisch, oder geben Sie sie für 2–4 Stunden in den Lebensmitteltrockner. Wenn Sie die Pizza mitnehmen möchten, können Sie sie auch länger im Trockner lassen, etwa 6–8 Stunden.

Pizza »Griechisch« mit Oliven und Pesto

Pizzaboden 1 oder 3
4 eingeweichte getrocknete Tomaten
1 Ta eingeweichte Cashewkerne
20 grüne Oliven
1 Paprika
Saft ½ Zitrone
1 TL griechische Kräuter
1 Prise Kristallsalz nach Belieben

Für das Pesto

jeweils ½ Ta Thymian, Basilikum, Oregano und Pinienkerne
1 Ta mildes Olivenöl oder Mandelöl
4 grob zermahlene getrocknete Tomaten

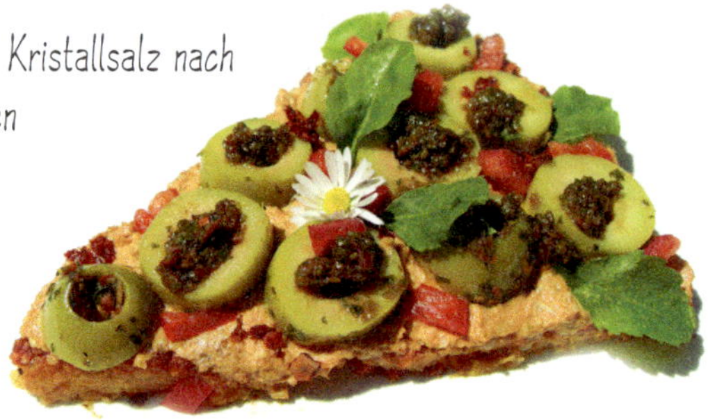

Mixen Sie die Zutaten für das Pesto. Legen Sie den Pizzaboden auf einen Teller. Mixen Sie die Cashewkerne, getrockneten Tomaten, den Zitronensaft, 6 Oliven und die griechischen Kräuter zu einer Soße. Streichen Sie diese auf den Pizzaboden. Schneiden Sie die restlichen Oliven in Scheiben und die Paprika in Stücke. Belegen Sie die Pizza mit Oliven und Paprika, und geben Sie immer ein Klecks Pesto hinzu.

Pizza »Mexikanisch« mit Mais und Chili

- Pizzaboden 1 oder 3
- 2 Strauchtomaten
- 5–6 Cocktailtomaten
- 3 getrocknete Tomaten
- 1 Maiskolben
- 1 Spitzpaprika
- ½ scharfe Chilischote
- 1 EL Hanföl oder Sesamöl
- frisches Basilikum
- 1 TL gemahlene getrocknete Peperoni

Mixen Sie die Strauchtomaten, die Chilischote, die getrockneten Tomaten und das Öl zu einer dickflüssigen Soße. Bestreichen Sie den Pizzaboden damit. Zerkleinern Sie den Mais und die restlichen Beilagen, und belegen Sie die Pizza damit. Bestreuen Sie sie mit Paprikapulver, und geben Sie Parmesan oder Nussstreukäse (siehe S. 177) darüber.

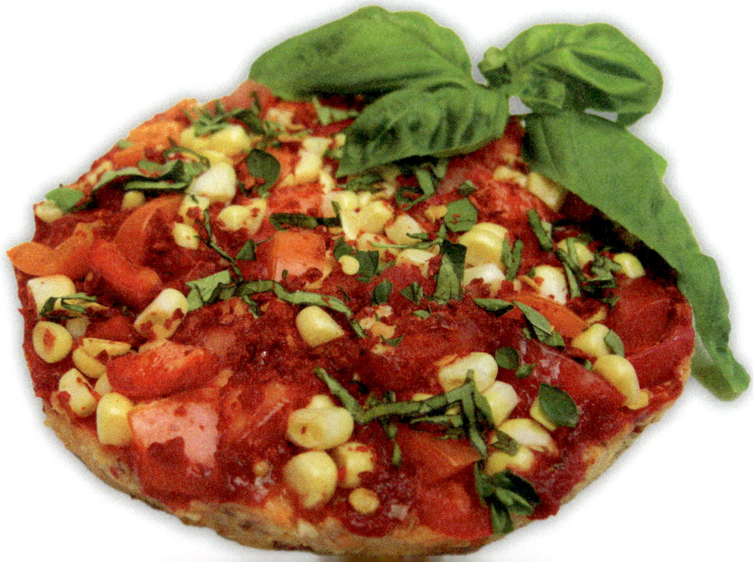

Pizza »Green Balance«

- Pizzaboden 1 oder 3
- 1 Avocado
- 4–5 Borretschblätter
- jeweils 1 EL fein geschnittener Schnittlauch, Petersilie und Dill
- 1 EL Zitronensaft
- 1 Prise Kristallsalz

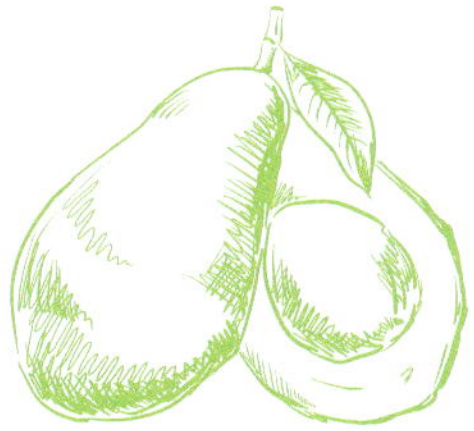

Bereiten Sie aus der Avocado, den Borretschblättern, dem Kristallsalz und dem Zitronensaft im Mixer eine Creme zu. Anschließend rühren Sie von Hand die restlichen Kräuter unter und tragen die Creme auf den Pizzaboden auf. Belegen Sie die Pizza z. B. mit Gurkenscheiben und was Ihnen noch an leichtem Grün gefällt. Streuen Sie auch ein paar Blüten, Petersilie oder Dill darüber. Am besten servieren Sie diese Pizza frisch.

Pizza »Wild Summer«

- Pizzaboden 1 oder 3
- 2 frische Tomaten
- 5 in Scheiben geschnittene Champignons
- 4 getrocknete Tomaten
- 1 TL Mandelmus
- 1 EL Kürbiskernöl
- 1 Prise schwarzer Pfeffer
- ½ Ta in Scheiben geschnittene schwarze Oliven
- 1 Ta Schwarze Johannisbeeren
- 1 Ta frische Vogelmiere
- 1 Johannisbeerblatt pro Stück Pizza oder Minipizza
- einige wilde Oreganoblüten

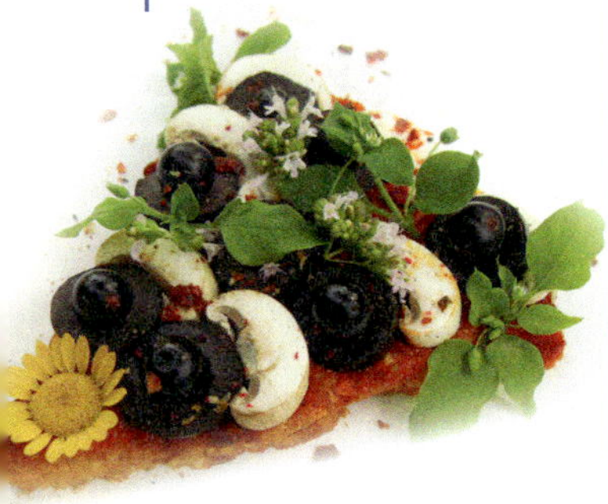

Bereiten Sie aus den getrockneten und den frischen Tomaten, dem Mandelmus, dem Kürbiskernöl und dem Pfeffer im Mixer eine Pizzasoße zu. Verteilen Sie die Soße auf dem Pizzaboden, und belegen Sie die Pizza mit Champignons, Oliven, Johannisbeeren, Johannisbeerblättern, Vogelmiere und Oreganoblüten.

Alternative: Sie können die Pizza auch ohne die Johannisbeeren und die Vogelmiere zubereiten und für 2–3 Stunden in den Lebensmitteltrockner stellen. Vor dem Servieren belegen Sie sie mit zerkleinerten, essbaren Wildblüten.

Pizza mit Wildkräutern, Walnüssen, Orangen und Pfeffer

- Pizzaboden 1 oder 3
- jeweils 2 EL Mandelmus und Kürbiskernöl
- jeweils Saft ½ Orange und Zitrone
- Filets 1 großen Orange
- jeweils 1 Ta Wildkräuter nach Wunsch und Walnusshälften
- 1 Prise Kristallsalz
- frisch gemahlener bunter Pfeffer

Mixen Sie aus Mandelmus, Säften der Zitrusfrüchte, Salz und Kürbiskernöl eine streichfähige Creme oder dicke Soße. Tragen Sie die Soße auf den Pizzaboden auf, und belegen Sie die Pizza mit frischen, zerkleinerten Wildkräutern, z. B. Vogelmiere, Spitzwegerich oder Breitwegerich, Gänseblümchenblättern, jungem Giersch. Sie können den Boden zusätzlich mit Walnusshälften und Orangenfilets belegen und mit frisch gemahlenem Pfeffer bestreuen.

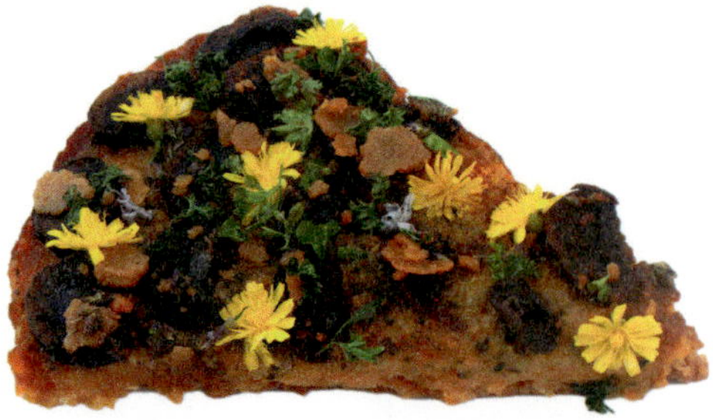

Pizza »Hot Red«

Diese scharfe Pizza eignet sich auch zum Dehydrieren.

Für den Teig

2 Ta gemahlene Mandeln

2 Romana-Tomaten

4 gemahlene getrocknete Tomaten

1 rote Chilischote

1 EL Kokosmehl

1 TL scharfes Paprikapulver

½ Ta fein geschnittenes Basilikum

Kristallsalz nach Belieben

Als Belag

8 aromatische kleine Tomaten und/oder jeweils 1 rote Paprika und Chilischote, roter Cashew-Chili-Pastakäse

Verarbeiten Sie alle Zutaten für den Boden in einer Schüssel zu einem Teig, und formen Sie daraus einen frischen ca. 2 cm dicken Pizzaboden oder kleine Minipizzen. Schneiden Sie die Tomaten, die Paprika und die Chilischoten in feine Scheiben, und legen Sie sie auf den Pizzaboden. Streuen Sie den scharfen Pastakäse darüber.

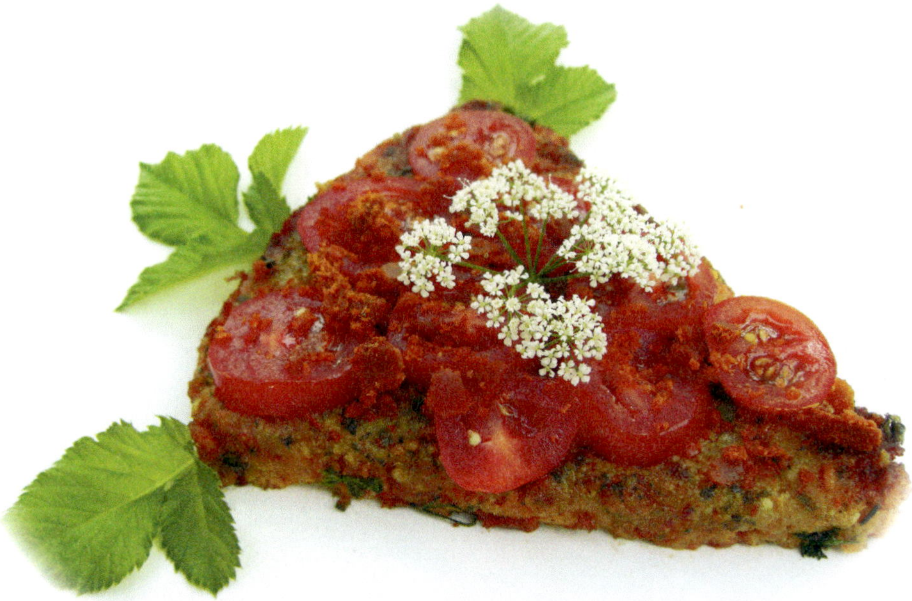

Gemüsekuchen und -torten

Gemüsetorten ähneln vom Aufbau gewöhnlichen Torten, jedoch sind sie roh, vegan und glutenfrei und auf Basis von Gemüsen, Früchten, Wurzeln, Nüssen, Samen, Blättern, Blüten, Gewürzen und Kräutern. Die Tortenböden werden aus Nüssen und Gemüse hergestellt, als Belag dienen sahnige Cremes und Frischkosteinlagen.

Zum Abbinden und zur Beeinflussung der Konsistenz setzen Sie Kokosmehl und Flohsamenschalen ein. Die Verbindung von etwas Kokosmehl mit einer Nusssahne bringt eine gute Schnittfestigkeit. Für die Cremigkeit von Nusssahne und ähnlichen Rezepturen verwenden Sie Irish-Moss-Gel (siehe S. 236). Es passt in Cremetorten, Puddings und andere Desserts oder Eiscremes. Auch mit Chia-Samen können Sie die Konsistenz beeinflussen, weil sie quellfähig sind und 2–3 Stunden eingeweicht eine gute Basis für Pudding ergeben. Wird eine Torte gekühlt serviert, können Sie auch Kokosöl beimixen, weil es beim Kühlen fest wird. Sie sehen, es gibt viele Möglichkeiten, und das hier sind nur einige davon.

Karotten-Orangen-Haselnuss-Kuchen

300 g junge Karotten
200 g gemahlene Haselnüsse
100 g gemahlene Mandeln
Filet von 2–3 Orangen
Saft 2 Orangen
2 EL Kokosmehl
1 EL Mandelmus
1 TL abgeriebene Orangenschale
1 Prise Kristallsalz
frisch gemahlener Pfeffer

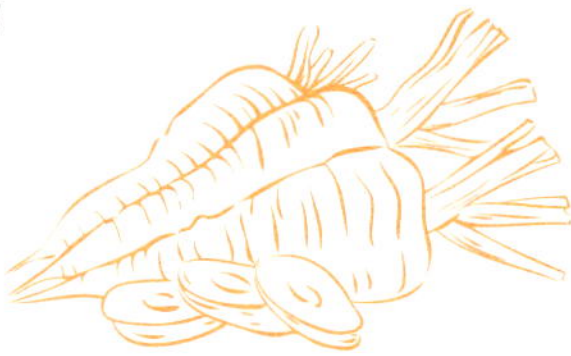

Verarbeiten Sie alle Zutaten bis auf die Orangenfilets in einer Küchenmaschine zu einem lockeren Teig, geben Sie die Hälfte des Teiges in eine Springform, und streichen Sie diesen glatt. Den Boden mit Orangenfilets belegen und frischen Pfeffer darüber mahlen. Nun kommt der restliche Teig darauf und wird etwas festgedrückt. Die Springform kann nun abgenommen werden, und der Kuchen kommt bei 40–42°C für 2–3 Stunden in den Dehydrator. Wenn er außen fest und innen saftig ist, kann man ihn servieren. Wer den Kuchen »for to go« haben möchte, schneidet ihn in Stücke, und lässt diese einzeln trocknen.

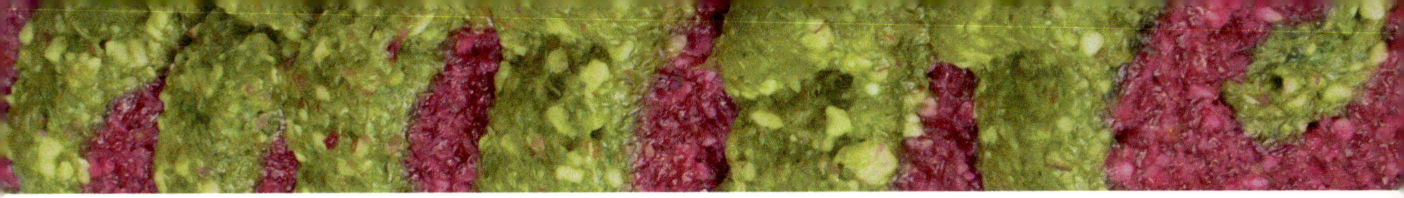

Spinat-Rote-Bete-Rolle

300 g gemahlene Mandeln
100 g junger Spinat
2 kleine Rote Bete
Saft 1 Zitrone
jeweils 1 EL Kokosmehl und Flohsamenschalen
jeweils 1 Prise Kristallsalz und Muskatnuss

Spinat-Teig: Spinat mit 1 Ta Wasser mixen. Das Mixgut mit der Hälfte sämtlicher Zutaten zu einem glatten Teig verarbeiten und ausrollen.

Rote-Bete-Teig: Mixen Sie die Rote-Bete mit 1 Ta Wasser. Fügen Sie die restlichen Zutaten hinzu, und verarbeiten Sie alles zu einem Teig. Rollen Sie auch diesen aus. Legen Sie nun beide Teige aufeinander, und fertigen Sie eine Rolle aus diesen an. Sie können die Rolle anschließend in Stücke schneiden, und diese entweder zu einer leckeren Salatmahlzeit mit Dip servieren oder einfach »for to go« trocknen lassen.

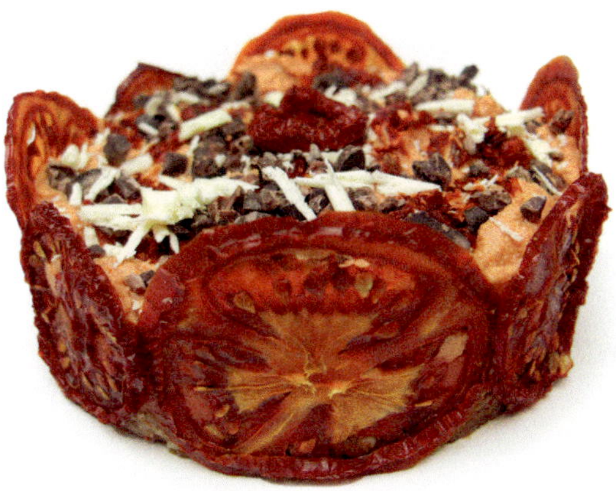

Tomate-Schoko-Chili-Torte

Eine Torte, die das Element Feuer fördert

Für den Boden

250 g gemahlene Mandeln
3 Tomaten
2–3 gemahlene, getrocknete Tomaten
30 g geschmolzene Kakaobutter
2 EL Kakaonibs
1 Chilischote

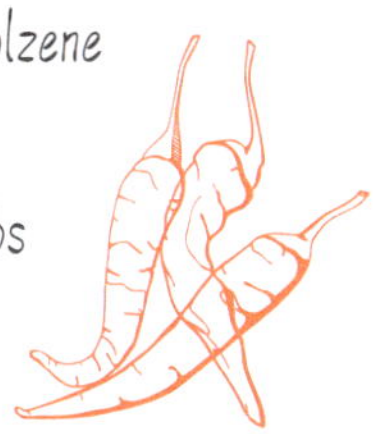

Verarbeiten Sie alle Zutaten in der Küchenmaschine zu einem gleichmäßigen Teig

Für die Creme

5 getrocknete, eingeweichte Tomaten
5 EL Dattelmus
jeweils Saft ½ Orange und Zitrone
2 EL rohes Kakaopulver oder 50g Kakaoliquor
300g eingeweichte Cashewkerne
70g geschmolzene Kakaobutter
1–2 TL Chilipulver (je nach Schärfewunsch)
jeweils ½ TL Kreuzkümmel und Schwarzkümmel

Für die Creme verarbeiten Sie alle Zutaten bis auf die Cashewkerne in einem Mixer und geben dann erst die Cashews dazu. Mixen Sie nun alles zu einer glatten Tortencreme. Chili und Kakaobutter werden zum Schluss noch untergemixt. Die glatte, würzige Nuss-Sahne-Creme wird direkt auf dem Tortenboden verteilt, glatt gestrichen und für mindestens 4–6 Stunden in den Kühlschrank zum Festwerden gestellt. Garnieren Sie das Ganze mit frischen Kakaonibs sowie getrockneten Tomatenscheiben.

Rotkohl-Apfel-Nuss-Kuchen

- 300 g gemahlene Pekannüsse und Haselnüsse
- jeweils 200 g Rotkohl und saftige Äpfel
- 1 Ta grüne Rosinen
- jeweils Saft ½ Zitrone und Orange
- 1–2 EL Kokosmehl
- 1 TL geriebene Orangenschale
- jeweils 1 Prise Salz und Pfeffer

Rotkohl und Äpfel im Cutter zerkleinern. Alle Zutaten in der Küchenmaschine zu einem Teig verarbeiten. Füllen Sie ihn in eine – mit Frischhaltefolie ausgelegte – Kastenform, und stellen Sie den Kuchen etwa 1 Stunde kühl. Danach stürzen Sie die Kastenform auf eine Kuchenplatte und ziehen die Folie ab. Guten Appetit!

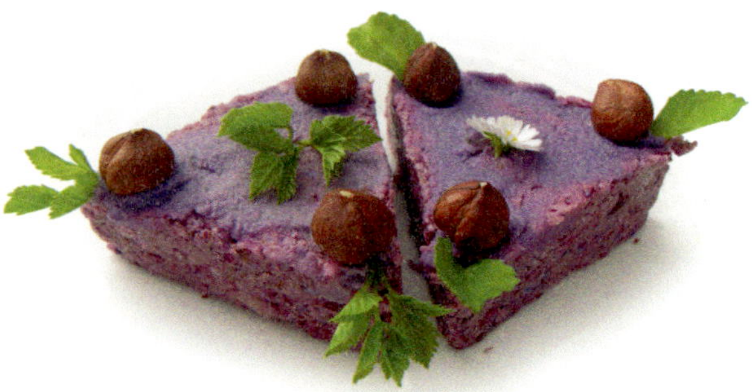

Zwiebelkuchen mit Kokosspeck

- 200 g gemahlene Mandeln
- 1 junge Kokosnuss
- 1 Zucchino
- 2 milde Gemüsezwiebeln
- 2–4 EL Tamari
- jeweils 2 EL Kürbiskernöl und Mandelmus
- 1 EL Kokosmehl

Zucchino in der Küchenmaschine zerkleinern, Gemüsezwiebeln würfeln und in Tamari und Kürbiskernöl marinieren. Kokosnuss öffnen, Wasser in eine Tasse gießen, Kokosfleisch herauslösen und in Würfel oder Streifen schneiden. Auch diese in Tamari und Kürbiskernöl marinieren.

Alle weiteren Zutaten zu einem Kuchenteig verarbeiten und die Hälfte der marinierten Gemüsezwiebeln dazugeben. Nun formen Sie einen flachen Kuchenteig daraus und geben ihn für etwa 4 Stunden in den Dehydrator. Wenden Sie ihn anschließend und belegen sie ihn mit den restlichen marinierten Zwiebeln und Kokoswürfeln oder -streifen. Lassen Sie den Kuchen noch einmal 4–5 Stunden trocknen. Der Zwiebelkuchen kann frisch und saftig serviert werden oder durchgetrocknet als Reiseproviant.

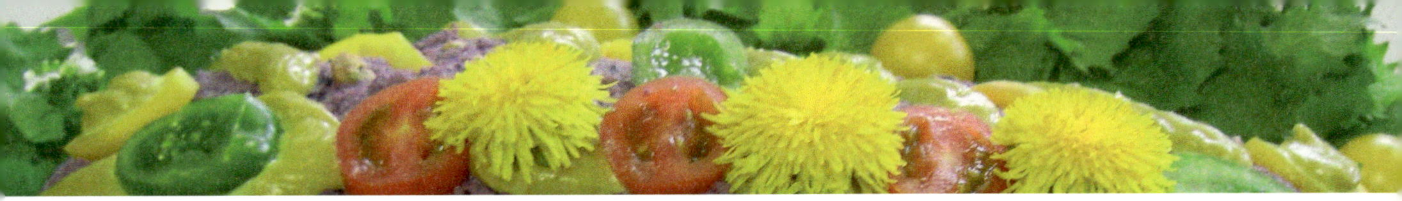

Spinat-Kräuter-Quiche

Für den Teig

200 g mittelfein gemahlene Mandeln

2 EL Tomatenpaste oder 3 eingeweichte getrocknete Tomaten

1 EL Kokosmehl

1 mittlerer Zucchino

1 TL Paprikapulver

1 Prise Natursalz

Verarbeiten Sie alle Zutaten in einer Küchenmaschine zu einem glatten Teig. Drücken Sie ihn in einen Springformrand auf einer Kuchenplatte, und streichen Sie alles glatt.

Für den Belag

200 g Blattspinat

100 g Wildkräuter (Borretsch, Sauerampfer, Giersch, Vogelmiere, Pimpinelle, Brennnesseln)

50 g Irish-Moss-Gel

2 EL Mandelmus

jeweils 1 EL gehackter Liebstöckel und Schnittlauch

jeweils 1 EL Kokosöl und Zitronensaft

jeweils 1 EL Flohsamenschalen und Kokosmehl

Natursalz, Pfeffer und Muskatnuss nach Wunsch

Zerkleinern Sie den Spinat und die Wildkräuter in einer Küchenmaschine. Fügen Sie dann alle restlichen Zutaten hinzu. Füllen Sie die Spinat-Kräuter-Masse auf den Kuchenboden, und stellen Sie die Quiche 1–2 Stunden zum Festwerden in den Kühlschrank. Mit orangen Früchten und Blüten garnieren!

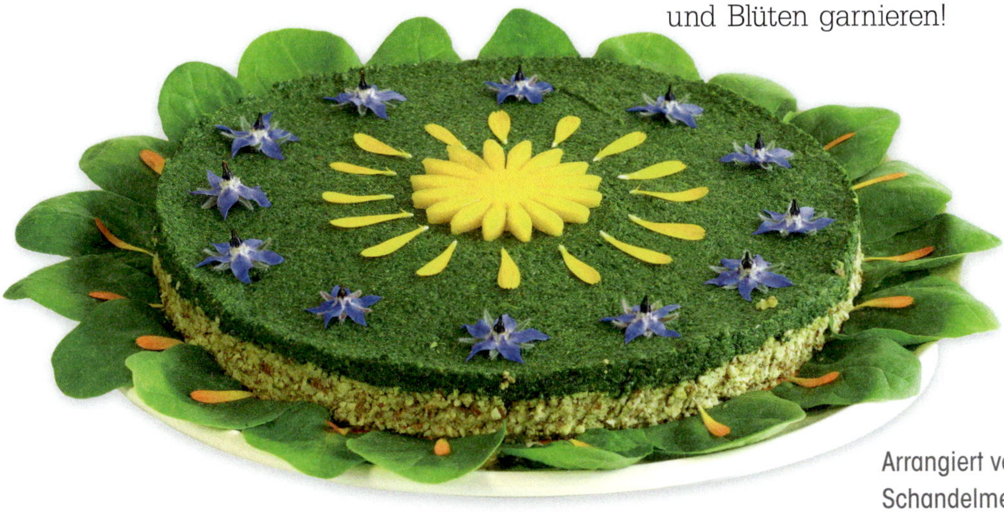

Arrangiert von Annette Schandelmeier

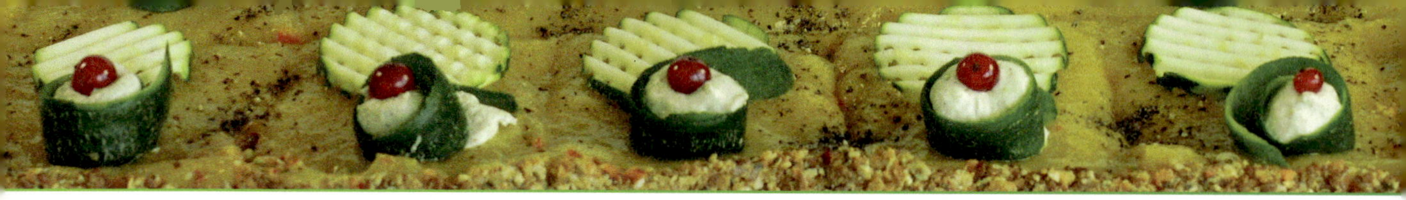

Grüne-Kräuter-Käsesahnetorte

Für den Boden

200 g gemahlene Mandeln

50 g grüne Blätter (Giersch, Brennnessel, Spinat ...)

1 EL Mandelmus

jeweils 1 Prise Muskat und Salz

Verarbeiten Sie alle Zutaten in einer Küchenmaschine mit S-Messer zu einem Teig. Geben Sie bei Bedarf noch etwas Wasser dazu.

Für die Käsesahne

300 g eingeweichte Cashewkerne

100 ml flüssige Kakaobutter

Saft von 1 Zitrone und ½ Orange

jeweils 1 EL gehackter Schnittlauch, Petersilie, Dill und Schabzigerklee

1 EL Kokosmehl

3 Borretschblätter

1 TL Lezithin (z. B. aus Sonnenblumen)

1 Prise Salz

Wasser nach Bedarf

Zutaten zu einer glatten Käsesahne mixen. Teig für den Boden in eine Springform oder in Servierringe drücken und anschließend die Käsesahne auftragen. Die Torte geht 4-5 Stunden in den Kühlschrank. Garnieren Sie nach Belieben mit Kräutern, Blättern und Blüten!

Curry-Nusssahne-Torte

Für den Boden

300 g gemahlene Mandeln

2 Ringe frische Ananas

1 EL Currypulver

Mischen oder kneten Sie alle Zutaten zu einem Teig. Drücken Sie ihn in Servierringe oder eine Springform.

Für die Curry-Nusssahne

400 g eingeweichte Cashewkerne

jeweils 100 ml flüssige Kakaobutter und gemahlene getrocknete Ananas

Saft 1 Orange

jeweils 2 EL Kokosöl und scharfes Currypulver

1 EL Kokosmehl

1 Prise Kristallsalz bei Bedarf

Mixen Sie alle Zutaten zu einer glatten sahnigen Creme. Tragen Sie diese auf den Tortenboden auf, und streichen Sie sie glatt. Das Ganze geht nun für 4 Stunden in den Kühlschrank. Garnieren Sie sie mit Blüten und Blättern, z. B. vom Currystrauch.

Rotkohl-Cashewsahne-Torte

Eine sehr milde, zitronig frische Torte von wunderschöner Farbe

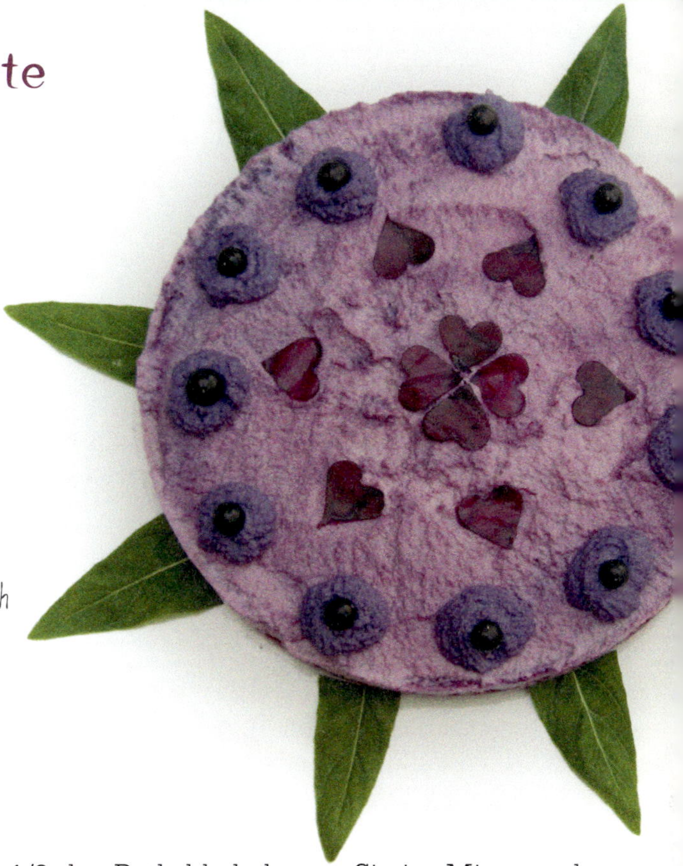

Für den Boden

1 kleiner Rotkohl

400 g eingeweichte Cashewkerne

200 g gemahlene Mandeln

100 g Kakaobutter

3 Äpfel

Saft 1 Orange

Saft 2 Zitronen

2 EL Kokosmehl

1 EL Mandelmus

1 EL Flohsamenschalen

Kristallsalz nach Wunsch

Geben Sie 1/3 des Rotkohls zusammen mit den gemahlenen Mandeln, dem Apfel, dem Orangensaft und 1 EL Kokosmehl in eine Küchenmaschine. Kneten Sie alle Zutaten zu einem Teig, und würzen Sie ihn nach Belieben. Legen Sie den Ring einer Springform auf eine Glasplatte oder einen großen Kuchenteller, und drücken Sie den Teig als Tortenboden hinein.

Mixen Sie dann 2/3 des Rotkohls im Mixer. Raspeln Sie 2 Äpfel. Geben Sie 1/3 des Rotkohls in eine Schüssel, und vermengen Sie es mit den Äpfeln, dem Saft ½ Zitrone, dem Mandelmus und den Flohsamenschalen. Würzen Sie alles nach Wunsch, und streichen Sie die Masse auf den Kuchenboden.

1/3 des Rotkohls belassen Sie im Mixer und geben die eingeweichten Cashewkerne, die Kakaobutter, den Saft ½ Zitrone und eventuell noch 1 Prise Kristallsalz dazu. Mixen Sie eine glatte Creme daraus. Zur Festigung kann noch Irish-Moss-Gel oder Kokosmehl hinzugefügt werden. Füllen Sie etwas Creme für die Garnitur in eine Spritztülle, und geben Sie die restliche Creme in die Springform. Aus Rotkohlblättern können Sie Herzchen schneiden und als Dekoration verwenden.

Cashew-Rote-Bete-Zitronen-Sahnetorte mit Jiaogulan

Für den Boden

1 mittlere Rote Bete

200 g gemahlene Mandeln

Saft ½ Zitrone

1–2 EL Kokosmehl (je nach Konsistenzwunsch)

Mixen Sie die Rote Bete und den Zitronensaft mit 100 ml Wasser. Arbeiten Sie die gemahlenen Mandeln und das Kokosmehl ein, bis ein glatter Teig entstanden ist. Geben Sie den Teig in die vorgesehene Form. Drücken Sie ihn gleichmäßig fest, damit der Rand schön gerade aussieht.

Für die Sahneschicht

1 mittlere Rote Bete

300 g eingeweichte Cashewkerne

Saft 2 Zitronen

50 ml flüssige Kakaobutter

50 g Irish-Moss-Gel

1 EL Kokosöl

10 Jiaogulanblätter

etwas abgeriebene Zitronenschale

1 Prise Kristallsalz

Mixen Sie die Rote Bete mit dem Zitronensaft in sehr wenig Wasser (ca. 50 ml). Geben Sie die eingeweichten Cashewkerne und das Kokosöl, die Kakaobutter und das Irish-Moss-Gel dazu. Mixen Sie alle Zutaten zu einer cremigen Sahne. Heben Sie ein bisschen davon für die Dekoration auf, und tragen Sie den Rest auf den Tortenboden auf. Stellen Sie die Torte samt Form mindestens 4 Stunden in den Kühlschrank, und garnieren Sie sie erst kurz vor dem Servieren! Zur Garnitur der Torte, die Sie auch als kleine Törtchen herstellen können, passen Schnittlauchblüten, die in einzelne Blütenkelche gezupft werden. Um die Törtchen herum drapieren Sie die Jiaogulanblätter oder die Petersilie.

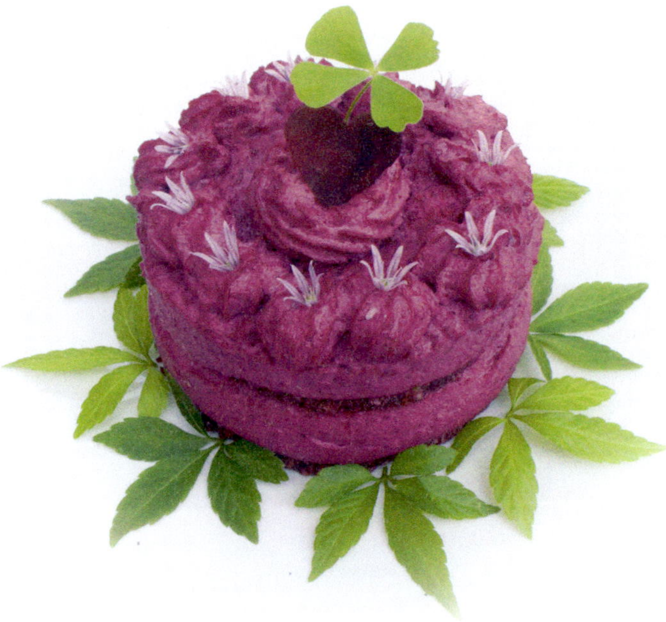

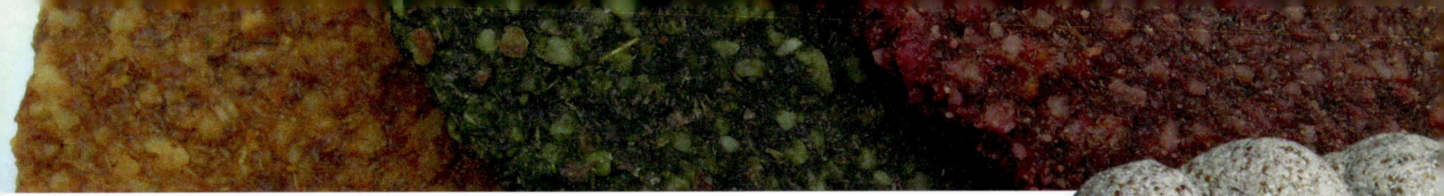

BroHte und Cracker

RainbowWay-Basis-BroHt

400 ml Nuss- oder Samenmilch

3 Ta eingeweichte Mandeln

jeweils 1 Ta goldener Leinsamen und Sonnenblumenkerne

1 Ta Flohsamenschalen

100 ml Karottensaft

jeweils 1 TL Natursalz, gemahlener Kümmel und gemahlener Kreuzkümmel und Paprikapulver

1 Prise Muskatnuss

Zerkleinern Sie die Mandeln im Cutter bzw. Food-Prozessor. Mixen Sie die Leinsamen und die Sonnenblumenkerne mit Nussmilch und Karottensaft. Geben Sie alle Komponenten inklusive Gewürzen und Flohsamenschalen in eine große Schüssel, und kneten Sie alles gut durch. Mit Wasser oder Flohsamenschalen können Sie die Konsistenz in beide Richtungen verändern, je nachdem, was nötig ist. Formen Sie einen Brotlaib, und lassen Sie ihn anschließend etwa 4 Stunden im Lebensmitteltrockner trocknen. Danach nehmen Sie ihn heraus, schneiden ihn in ca. 1,5 cm dicke Scheiben, legen diese nebeneinander in den Trockner und lassen sie ebenfalls von beiden Seiten – jeweils 6–8 Stunden – trocknen. Die genaue Trocknungszeit hängt von der Konsistenz und der Dicke des Teiges sowie vom Modell und der Leistungsfähigkeit des Lebensmitteltrockners ab. Dieses frische BroHt sollte innerhalb von 2–3 Tagen gegessen werden.

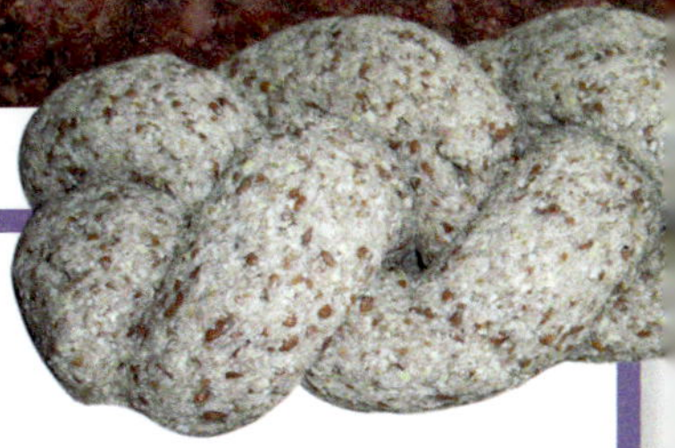

Varianten:

BröHtchen
Sie können aus dem Teig auch kleine oder große BröHtchen formen.

ZopfbroHt
Der Teig eignet sich zudem dazu, um aus ihm kleine ZopfbröHtchen oder einen großen Brotzopf herzustellen.

BaguettebroHt
Wenn Sie ein langes, schmales Baguette aus dem Teig herstellen möchten, können Sie dieses zusätzlich mit Schwarzkümmel, Hanf oder Sesam bestreuen.

Gefülltes BroHt
Rollen Sie den Teig 2 cm dick aus, und bestreichen Sie ihn mit einem Pesto, einer Pastete, einem veganen Nuss- und Samenkäse, mit marinierten Gemüseraspeln oder marinierten, getrockneten Zwiebeln. Rollen Sie ihn anschließend zusammen, und lassen Sie ihn 4 Stunden von außen antrocknen. Danach schneiden Sie ihn in 2,5 cm dicke Scheiben, die Sie noch einmal einzeln, nebeneinander ausgebreitet, so lange trocknen lassen, bis sie die von Ihnen gewünschte Konsistenz haben. Diese gefüllten Brotrollen machen mächtig was her – selbst auf einem festlichen Buffet!

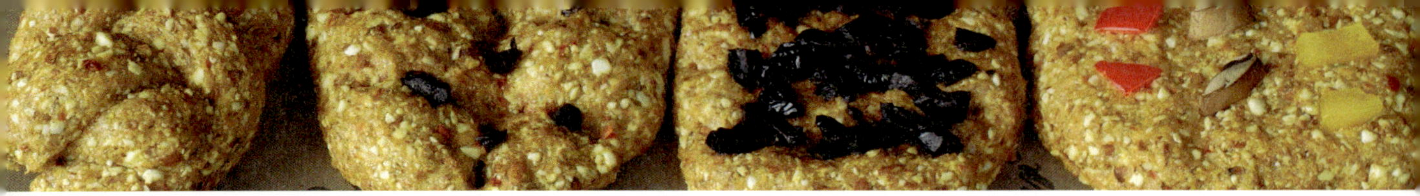

RainbowWay-Gemüse-BroHt

200 g eingeweichte Mandeln
jeweils 1 Rote Bete, Karotte und Pastinake
100 g Butternut-Kürbis
½ Zucchino
1 Ta eingeweichter goldener Leinsamen
1 Ta Flohsamenschalen
Kümmel, Kreuzkümmel, Schwarzkümmel, Pfeffer, Paprikapulver, Chili und Natursalz nach Wunsch

Mahlen Sie die Mandeln, und mixen Sie das Gemüse. Geben Sie alle Zutaten in eine Schüssel, und vermischen Sie alles gut miteinander. Geben Sie die Flohsamenschalen erst zum Schluss dazu. Lassen Sie den Teig etwas andicken, formen Sie dann einen Laib daraus. Wenn der Teig noch zu feucht ist, arbeiten Sie einfach etwas mehr Flohsamenschalen ein. Lassen Sie das BroHt etwa 2 Stunden im Dehydrator trocknen, bis die Außenschicht leicht angetrocknet ist. Dann nehmen Sie das BroHt heraus und schneiden es mit einem scharfen großen Messer in ca. 1,5 cm dicke Scheiben. Legen Sie die Scheiben nebeneinander, und lassen Sie sie weitere 5 Stunden trocknen. Anschließend wenden Sie die Scheiben und trocknen sie noch einmal, bis die Konsistenz nicht mehr zu weich, aber auch nicht ganz hart ist.
Dieses Brot ist nur 2–3 Tage haltbar, weil es noch einen Rest Feuchtigkeit enthält.

Varianten:

Wie beim Basis-BroHt
Sie können alle Brotform-Varianten, die sie bereits vom Basis-BroHt kennen, auch für dieses übernehmen.

BroHt mit Gewürz- oder Gemüse-Topping
Ist das BroHt gewendet und die zweite Seite am Trocknen, können Sie es zusätzlich mit Gemüsestückchen oder mit Kräutern und Gewürzen belegen.

BroHt mit 1–2 vorrangigen Gemüsesorten
Nehmen Sie hierfür nur 1–2 Gemüsesorten oder Kräuter, wie z. B. Rote-Bete-Apfel, Rote-Bete-Paprika, Möhre-Apfel, Tomate-Basilikum, Tomate-italienische Kräuter, Spinat-Brennnessel usw.

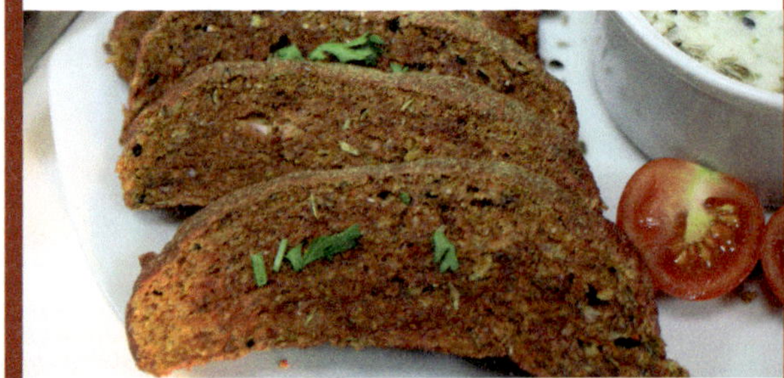

Arrangiert von Sonja Beutel

BroHt-Cracker

jeweils 1 Ta dunkler Leinsamen, heller Leinsamen, Sonnenblumenkerne, Mandeln und Kürbiskerne

½ Lauchstange

jeweils ½ gelbe, grüne und rote Paprika

1 Zucchino

1 TL Rosenpaprika oder scharfes Paprikapulver

1 Prise Kristallsalz

Weichen Sie die Samen und Nüsse über Nacht ein. Mahlen Sie dann die Mandeln. Verarbeiten Sie alle Zutaten in einer Küchenmaschine mit S-Messer zu einem Teig. Streichen Sie den Teig gleichmäßig etwa 1 cm dick auf Antihaftmatten aus, und teilen Sie den Teig mithilfe eines Kuchenschabers in Quadrate oder Rauten. Als Highlight bestreuen Sie die Cracker mit geschälten Hanfsamen, Schwarzkümmel oder gehackten Pistazien. Trocknen Sie die Cracker 8 Stunden, wenden Sie sie dann, entfernen Sie vorsichtig die Antihaftmatten, und lassen Sie die Cracker im Dehydrator fertig trocknen. Die Gesamt-Trockenzeit kann – je nach Modell des Dehydrators – zwischen 14 und 28 Stunden liegen.

Variieren Sie die Cracker z. B. folgendermaßen:

- Mandeln-Sonnenblumenkerne-Leinsamen, Tomaten, Paprika und italienische Kräuter
- Mandeln-Buchweizen-Sonnenblumenkerne, Lauch, Karotten und Pastinaken
- Leinsamen-Sonnenblumenkerne, grüne Küchenkräuter, Natursalz und Pfeffer
- Leinsamen-Buchweizen, Spinat, Muskat und Salz
- Auch mit Wildkräutern statt Gemüse, mit Brennnesseln und Wildblüten und unterschiedlichen Gewürzmischungen lassen sich leckere Cracker zubereiten. Die Cracker sind mehrere Wochen haltbar, wenn Sie sie komplett durchtrocknen, also bis sie kross sind. Verpacken Sie die Cracker luftdicht, und schützen Sie sie vor Mehlmotten.

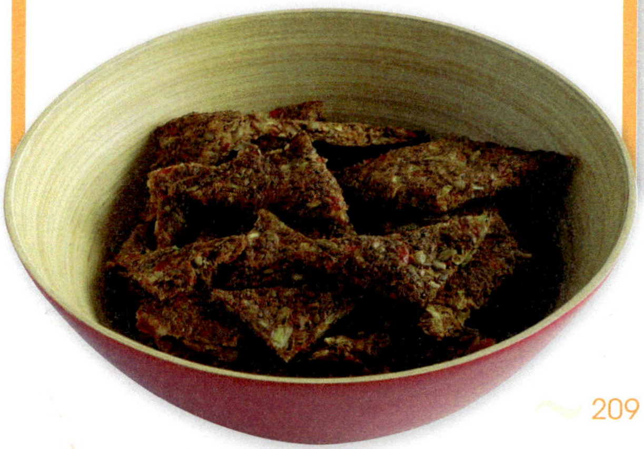

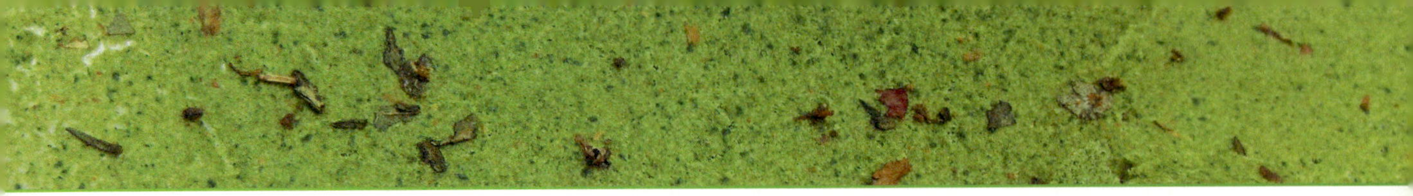

Mandel-Zwiebel-Cracker

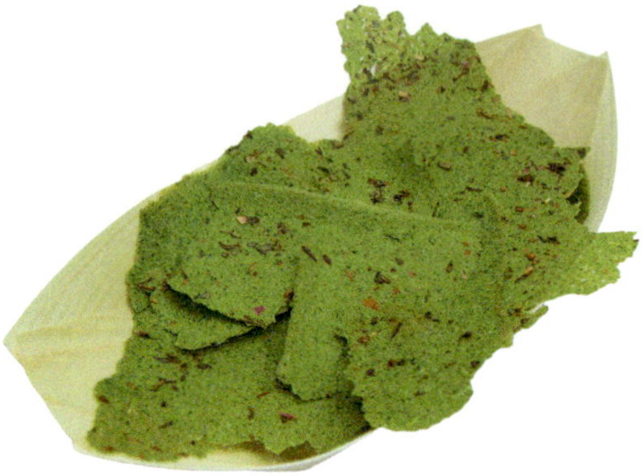

500 g gemahlene Mandeln
2 große Gemüsezwiebeln
2 EL Flohsamenschalen
jeweils 1 EL Mandelmus, Tamari und Paprikapulver
1 Prise Kristallsalz
Wasser nach Wunsch
Tamari und Kürbiskernöl für die Marinade

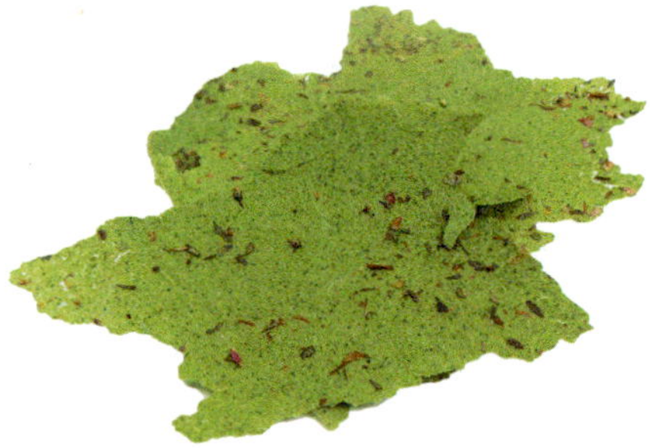

Würfeln Sie die Gemüsezwiebeln, und marinieren Sie sie mit Tamari und Kürbiskernöl. Kneten Sie alle Zutaten zu einem Teig. Streichen Sie den Teig ca. 1 cm dick auf Antihaftmatten aus, teilen Sie ihn dann in Rauten oder Quadrate, und lassen Sie diese mindestens 6 Stunden pro Seite trocknen.

Tipp: Wenn Sie z. B. zu einem Festtagsbuffet oder sonstigen Anlässen etwas ganz Besonderes auf den Tisch bringen wollen, formen Sie mithilfe von Gebäckförmchen, z. B. kleinen Herzformen. Setzen Sie diese nebeneinander. So erhalten Sie viele kleine Crackerherzen … oder Kreise … oder Monde … was auch immer Sie wünschen!

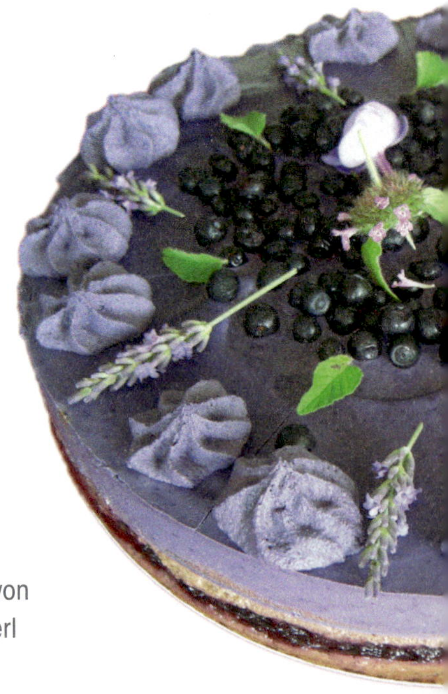

Arrangiert von Tatjana Eberl

Von TORTEN bis DESSERTS

Torten

Grundrezept für Torten

Sie können die Torten nach dem hier gegebenem Grundrezept in jeder erdenklichen Frucht- und Geschmacksrichtung zubereiten, z. B. mit Erdbeeren, Himbeeren, Brombeeren, Johannisbeeren, Jostabeeren, Loganbeeren, Heidelbeeren, Pfirsichen, Nektarinen, Mangos, Papayas, Ananas, Zitronen, Limonen, Drachenfrüchten, Kakis, Weintrauben, Birnen, Äpfeln, Pflaumen, Maulbeeren und vielen mehr. Experimentieren Sie ruhig ein bisschen, auch was die Deko-Möglichkeiten betrifft. Im Handel für Konditoren-Zubehör finden Sie wunderschöne Förmchen und Deko-Utensilien, die sich auch in der Rohkost-Zubereitung verwenden lassen.

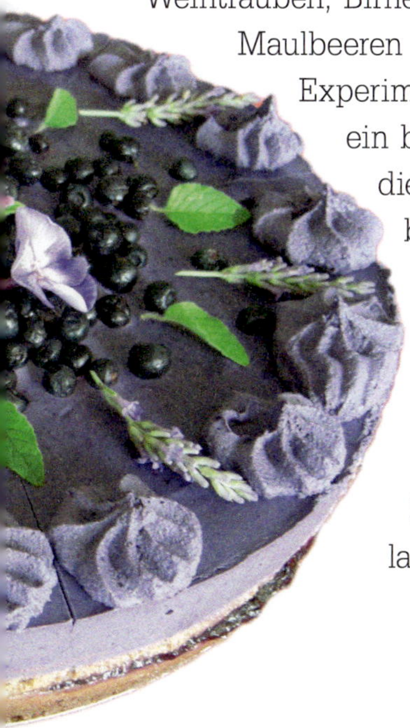

Wenn Sie den Bodenteig etwas fester mögen, stellen Sie ihn zuerst für 5–6 Stunden in den Trockner, lassen ihn von beiden Seiten trocknen, und geben ihn dann wieder in die Tortenform, wo Sie ihn belegen können. Sie können auch mehrere Böden, Cremesorten und Fruchteinlagen übereinanderschichten!

Für den Boden

1 Apfel (alternativ Banane, Beeren, sonstige Früchte)

½ Mango

jeweils 150 g gemahlene Cashewkerne und Mandeln

Saft 1 Orange

2 EL Dattelmus

1 EL Kokosmehl

1 Prise Vanille (alternativ Zimt, Kakaopulver, Carobpulver)

Kneten Sie alle Zutaten zu einem Teig, und dicken Sie ihn je nach gewünschter Konsistenz mit Kokosmehl an. Stellen Sie einen Tortenring auf einen Teller, und drücken Sie den Teig als Boden hinein.

Für die Fruchteinlage

100 g Früchte (Kirschen, Aprikosen, Pfirsiche, Beeren usw.)

1 EL Flohsamenschalen

Mixen Sie die Früchte und die Flohsamenschalen, und streichen Sie die Masse auf dem Kuchenboden aus.

Für die Creme

400 g Cashewkerne (entweder eingeweicht oder mit Wasser gemixt)

jeweils 100 g Kokosöl und Kakaobutter

5 EL Dattelmus

Saft 1 Orange

1 TL Sonnenblumen-Lezithin

etwas abgeriebene Orangenschale

Pürieren Sie alle Zutaten bis auf das Lezithin und die Kakaobutter im Mixer. Diese geben Sie geschmolzen oder klein geschnitten zusammen mit dem Lezithin dazu, und mixen alles, bis eine glatte Masse entsteht.

Varianten der Creme erhalten Sie durch die Zugabe folgender Zutaten:

- 2 EL rohes Kakaopulver
- 1 EL rohes Kakaopulver und 1 TL Espresso
- 100 g Himbeeren oder Erdbeeren
- 150 g Heidelbeeren
- Saft von 2 Zitronen und einigen Zitronenzesten
- Vanille

Für die Dekoration

Torten können Sie auf jede beliebige Weise dekorieren, z. B. mit Kakaonibs, Früchten, Blüten. Sie können sie auch bestreuen oder überziehen. Bestreuen Sie dunkle Torten z. B. mit einem Gemisch aus Kakaopulver und Xylitpulver, helle Torten mit purem Xylitpulver oder Vanille. Für eine helle Glasur mischen Sie 1 EL Kokosöl, 1 EL geschmolzene Kakaobutter und 1 EL Xylit. Für eine Zitronenglasur nehmen Sie 1 EL geschmolzene Kakaobutter, 1 EL Xylit, 2 EL Zitronensaft und Zesten. Und für eine dunkle Glasur mischen Sie 2 EL Kokosöl, 1 EL Kakaopulver und 1 EL Xylit.

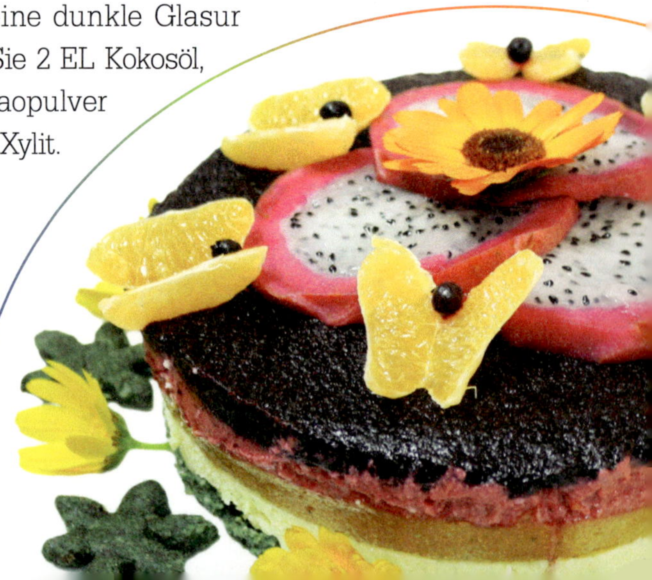

Rainbow-Torte

Prüfungskreation von Sonja Beutel

Eine Torte voller Farben und Antioxidantien, die nicht nur ein Augen- und Gaumenschmaus ist!

Für den Boden

- 300 g gemahlene Mandeln
- 1 EL Spirulinapulver
- 1 EL Limonensaft
- 2 gemixte oder zerdrückte Bananen

Kneten Sie alle Zutaten von Hand zu einem feinen Teig, drücken Sie ihn in eine Springform, und streichen Sie alles glatt.

Für die gelbe Schicht

- 5 EL Kokosmus
- Saft 2 Orangen
- Saft 1 Zitrone
- 1 TL Xylitpulver
- etwas abgeriebene Orangenschale

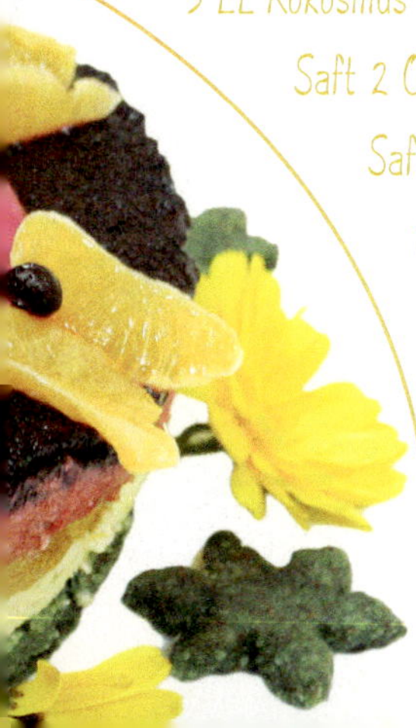

Mischen Sie alle Zutaten, streichen Sie alles auf den Kuchenboden, und stellen Sie die Torte in den Kühlschrank.

Für die orange Schicht

- 6 eingeweichte getrocknete Mangoscheiben
- jeweils 1 Kaki und kleine Karotte
- Saft 1 Orange
- 2 EL geschmolzene Kakaobutter
- 1 EL Flohsamenschalen
- 1 Prise Zimt

Mixen Sie alle Zutaten, und verteilen Sie alles auf dem bereits gekühlten gelben Boden. Stellen Sie die Torte wieder kühl.

Für die rote Schicht

- 300 g Himbeeren
- 2 EL Kokosmus
- 1 EL Flohsamenschalen
- 1 TL Xylit-Pulver

Mahlen Sie die Flohsamen fein, mixen Sie alle Zutaten, und streichen Sie die orange Schicht auf die Torte. Stellen Sie sie wieder in den Kühlschrank.

Für die lila Schicht

- 300 g gemischte Waldbeeren (Brombeeren, Himbeeren, Johannisbeeren, Heidelbeeren)
- 1 kleine Banane
- jeweils 1 EL Flohsamenschalen und Kokosmus

Mixen Sie alle Zutaten, und tragen Sie sie als letzte Schicht auf die Torte auf. Stellen Sie die Torte so lange kühl, bis sie fest ist, am besten etwa 5 Stunden. Dann dekorieren Sie die Torte mit Früchten und Blüten!

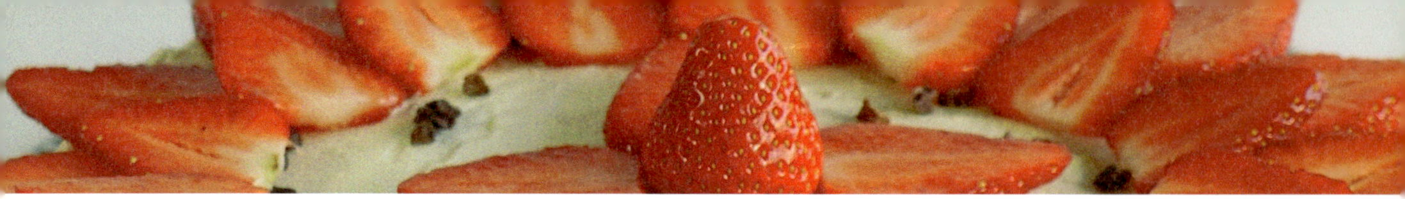

Erdbeertorte

Für den Boden

jeweils 100 g eingeweichte Mandeln und Erdmandeln

1 Banane

1 Ta Erdbeeren

2 EL Dattelmus

Kokosmehl

Für die Fruchtschicht

250 g Erdbeeren

jeweils 1 EL Kokosmehl, Flohsamenschalen und Xylit

1 Prise Vanille

Für die Cremeschicht

400 g eingeweichte Cashewkerne

jeweils 100 ml Orangensaft, flüssiges Kokosöl, flüssige Kakaobutter

50 g Irish-Moss-Gel

50 g Xylit

2 EL Dattelmus

Vanille nach Belieben

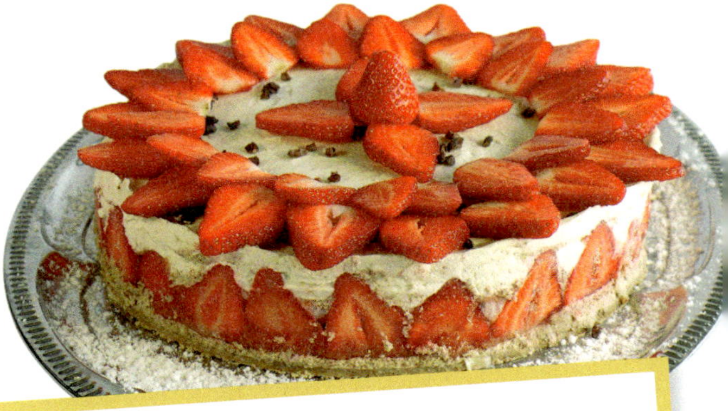

Zerkleinern Sie die eingeweichten Mandeln in einer Küchenmaschine. Verarbeiten Sie sie dann zusammen mit allen weiteren Zutaten für den Boden zu einem feinen Teig. Verteilen Sie diesen in der Tortenform, und drücken Sie ihn glatt. Mixen Sie nun alle Zutaten der Fruchtschicht, und streichen Sie diese Schicht auf den Boden. Stellen Sie anschließend eine feine Tortencreme her, indem Sie die Zutaten der Cremeschicht mixen. Tragen Sie diese auf die Erdbeerschicht auf, und stellen Sie die Erdbeertorte 3–5 Stunden in den Kühlschrank. Befreien Sie die Torte nach dem Kühlen vorsichtig von der Springform, und bestreuen Sie sie mit Puder-Xucker (siehe S. 237). Wenn Sie mögen, können Sie noch ein paar Kakaonibs über die Torte verteilen, mit Erdbeerhälften garnieren und servieren. Auch grüne Erdbeerblätter und Rosenblüten passen zu dieser leckeren Torte.

Standfeste Cashewsahne

Diese Cashewsahne eignet sich für Kuchen und Torten.

- 300 g eingeweichte Cashewkerne
- jeweils 75 ml flüssiges Kokosöl und flüssige Kakaobutter
- 50 g Irish-Moss-Gel
- 50 g Xylit
- Vanillezucker nach Belieben

Mixen Sie alle Zutaten im Mixer zu einer feinen Sahne, und stellen Sie sie zum Festwerden kühl. Sie können auch hier andere Nusssorten verwenden.

Grundrezepte

Nuss-Frucht-Teig

Diesen Teig können Sie als Kuchen- oder Tortenboden verwenden, aber auch für Plätzchen, Kugeln, Riegel und vieles mehr. Er besteht ausschließlich aus getrockneten Zutaten und ist daher mehrere Wochen und sogar Monate gekühlt haltbar! Für den Teig vermischen Sie Nüsse und Trockenfrüchte nach Belieben – wie beim Studentenfutter, ein echtes »Hirnfutter«. Der Teig ist daher in Bezug auf Fett und Zucker sehr gehaltvoll und bringt viel Energie, die lange anhält. Natürlich können Sie das noch toppen, indem Sie Superfoods beimischen.

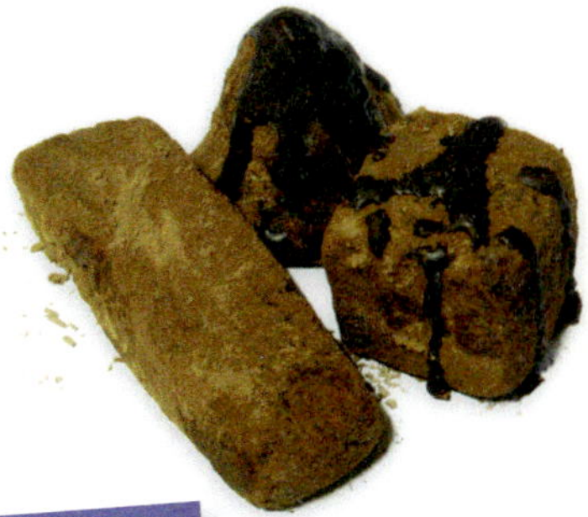

50 % Nüsse nach Belieben – 50 % Trockenfrüchte nach Belieben

50 % Mandeln – 50 % Datteln

30 % Mandeln, 20 % Haselnüsse – 40 % Rosinen, 10 % Sauerkirschen

20 % Pekannüsse, 20 % Walnüsse, 10 % Haselnüsse – 20 % Datteln, 20 % Rosinen, 10 % Aprikosen

25 % Cashewkerne, 25 % gemahlene Erdmandeln – 30 % Datteln, 20 % Ananas

10 % Mandeln, Haselnüsse, Walnüsse, Cashewkerne, Kokosraspel – 10 % Ananas, Mango, Physalis, Goji-Beeren, Datteln

20 % Mandeln, 20 % geschälte Hanfsamen 10 % Sonnenblumenkerne – 50 % Trockenfrüchte nach Belieben

Zusätze:
Rohkakao, Carob, Vanille, Zimt, Kakaonibs, Kokosraspel, Pflaumengewürz, Chili, Pfeffer, Natursalz, Spirulina, AFA-Algen, Makao, Camu Camu, Baobab Fruchtpulver, Mesquite, Lucuma, Greens/Pulver, Rote-Bete-Pulver, sonstige Superfoods oder getrocknete Beeren und Wildkräuter.

Verarbeiten Sie die Nüsse, Samen und Trockenfrüchte – ohne sie eingeweicht zu haben – in einem starken Blender (Küchenmaschine mit S-Messer) oder in einer dafür geeigneten Saftpresse (wie z. B. Greenstar oder Excalibur horizontal) zu einem leicht krümeligen oder karamellig-feinen Teig – je nachdem, was Sie daraus machen wollen. Formen Sie den Teig nun nach Belieben, und wenn Sie z. B. Kugeln oder Riegel herstellen wollen, können Sie diese anschließend in Carob- oder Kakaopulver wälzen, aber auch in Kokosraspeln, Hanfsamen ... oder in was immer Sie wünschen.

Frischer Teig

Frische Teige bestehen aus einer Mischung aus eingeweichten Nüssen und Samen und frischen Früchten. Sie verarbeiten einfach die gewünschten Zutaten in der Küchenmaschine zu einem feinen Teig und bringen ihn frisch in Form. Für einen Kuchenboden legen Sie z. B. eine Tortenbodenform mit Frischhaltefolie aus, drücken die Teigmasse hinein, streichen sie glatt, und stürzen sie auf eine Kuchenplatte. Danach können Sie diesen leckeren Kuchenboden mit frischem Obst belegen und noch mit einer passenden Creme verzieren.

Sie können die Teigwaren, die Sie daraus zubereiten, aber auch trocknen, und so z. B. Kekse herstellen!

50 % eingeweichte Nüsse oder Samen nach Belieben

25 % Kokosmehl oder gemahlene Erdmandeln

25 % zerdrückte Bananen (oder Dattelmus oder andere gemixte Früchte)

Eingeweichte Nüsse und Samen abspülen, abtropfen und in einem Blender grob vermahlen. Anschließend alle Zutaten zu einem glatten Teig verarbeiten und frisch verwenden. Den Teig können Sie auch für 4–5 Stunden in den Lebensmitteltrockner geben, damit er außen ein bisschen fester wird.

Teig für Tortenböden

300 g gemahlene Mandeln (oder andere Nüsse)

100 g Dattelmus (oder ein anderes Mus aus Trockenfrüchten)

Vermischen Sie die Zutaten, und kneten Sie daraus einen Teig, den sie anschließend in eine mit Frischhaltefolie ausgelegte Kuchenform drücken. Streichen Sie den Teig glatt, stürzen Sie ihn auf eine Kuchenplatte, ziehen Sie die Folie wieder ab – und ein einfacher Tortenboden ist fertig! Er kann nun mit Dessert-Cremes (siehe S. 226) Fruchtsoßen und frischen Früchten belegt werden. Frische Beerenfrüchte mit einer Nuss-Sahne-Creme verziert sehen auf solchen Tortenböden sehr gut aus!
Sie können Ihren Tortenboden auch einige Stunden im Dehydrator antrocknen lassen, was ihn stabiler macht, oder aber einfach frisch und gekühlt servieren. Auch so schmeckt er leicht und wunderbar!

> Wenn Sie keine Nüsse vertragen oder gerade mal einen leichteren Teig bevorzugen, verwenden Sie Erdmandeln, Kokosmehl und/oder Kokosraspeln.

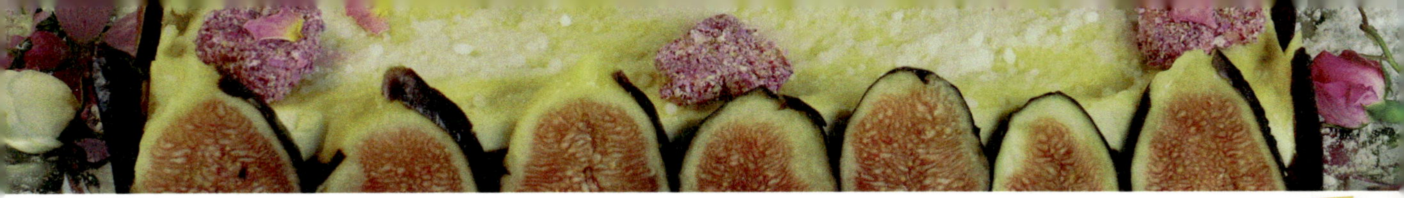

Marmorkuchen

- 100 g fein gemahlene Mandeln
- 100 g Erdmandelmehl
- 50 g Kokosmehl
- 50 g Flohsamenschalen
- 500 ml Nussmilch
- Saft 1 Orange
- 1 Prise Kristallsalz
- 1 EL Xylit

Verarbeiten Sie alle Zutaten zu einem feinen Teig. Durch Zugabe von Wasser oder Kokosmehl können Sie die Konsistenz noch beeinflussen. Teilen Sie den Teig in 2 Teile ein, und geben Sie jedem Teil eine andere Farbe.

Sie können den fertigen Marmorkuchen auch 3–4 Stunden in den Lebensmitteltrockner geben und anschließend mit einem Klecks Creme oder frischem Fruchtmus servieren.

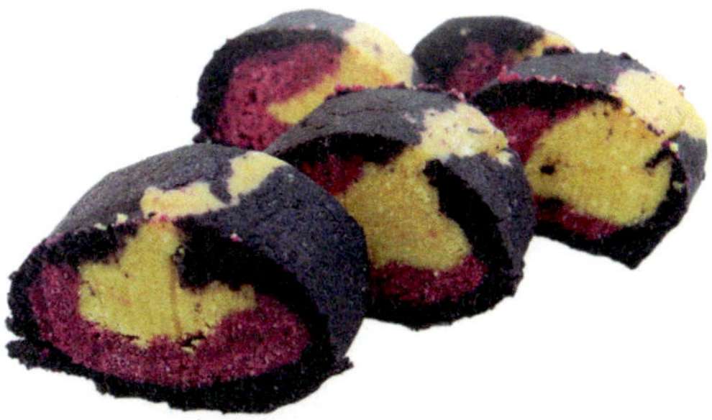

Varianten:

Vanille-Schoko: 1. Teil mit etwas Vanilleschote, 2. Teil mit 1–2 EL Rohkakao

Drachenfrucht-Zitrone: 1. Teil mit 2 EL rotem Drachenfruchtmus, 2. Teil mit 2 EL Zitrone

Mango-Erdbeer: 1. Teil mit 2 EL Erdbeermus, 2. Teil mit 2 EL Mangomus

Frischer Marmorkuchen: Geben Sie Frischhaltefolie in eine Backform, und verteilen Sie die gewünschten Teigsorten abwechselnd in der Form so lange, bis sie gefüllt ist. Drücken Sie den Teig fest. Stürzen Sie diesen anschließend auf eine Kuchenplatte, und bestreuen Sie ihn mit Puder-Xucker oder Carobpulver.

Winterlich gedeckter Apfelkuchen

Prüfungskreation von Renate Burkhardt

Für den Teig

- jeweils 4 Handvoll Mandeln und eingeweichte Walnüsse
- jeweils 5 getrocknete Aprikosen und Datteln
- 1 EL Kokosmehl
- 1 Prise Zimt

Mixen Sie alle Zutaten bis auf das Kokosmehl zu einem Teig. Teilen Sie ihn 1/3 zu 2/3 auf. Den größeren Teil mischen Sie mit dem Kokosmehl. Drücken Sie ihn in eine Springform, ziehen Sie den Rand des Teigs etwas hoch.

Der kleinere Teil des Teigs bildet den Kuchendeckel. Geben Sie ihn in eine Springform gleichen Durchmessers, und lassen Sie beides ca. 4 Stunden im Dehydrator trocknen.

Für die Füllung

5–6 Äpfel

1 Banane

2 EL grüne Rosinen (oder andere)

3 Datteln

1 TL Zimt

1/4 TL Muskatnuss

jeweils 1 Msp Macapulver und Mesquitepulver

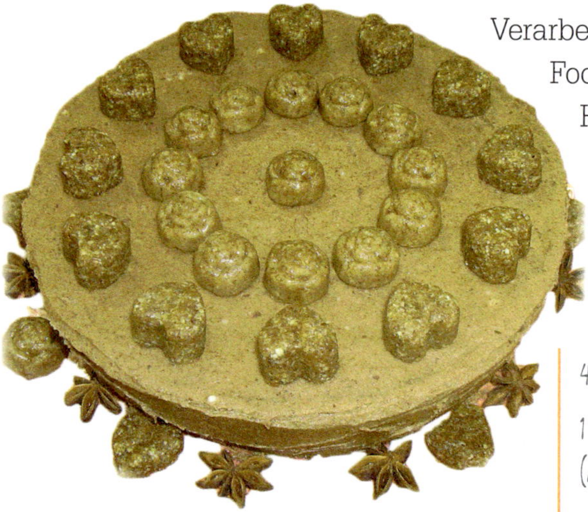

Mixen Sie ½ Apfel, die Banane, die Datteln, den Zimt, die Muskatnuss, das Macapulver und das Mesquitepulver. Schneiden Sie die restlichen Äpfel klein. Mischen Sie sie mit den grünen Rosinen und der Bananenmasse, und füllen Sie alles in die Springform. Legen Sie den Kuchendeckel auf die Füllung.

Für den Guss

jeweils 2 EL Kokosmus, Kokosöl und Dattelmus

2 TL Zimt

Mixen Sie alles zu einem glatten Guss, und streichen sie ihn auf den Kuchen.

Für die Garnitur

100 g Rosinen

jeweils 50 g Cashewkerne, Mandeln, Walnüsse, Haselnüsse, Paranüsse, getrocknete Aprikosen und getrocknete Apfelscheiben

Verarbeiten Sie alle Zutaten in einem Food-Prozessor oder im Mixer mit Hackmesser. Formen Sie Kugeln aus dem Teig, und drücken Sie diese in Herzförmchen. Auf diese Weise erhalten Sie Apfel-Frucht-Herzen.

4 EL Mandelmus

1 EL Dattelmus (Datteln ohne Wasser mixen!)

jeweils 6 getrocknete Aprikosen und getrocknete Apfelscheiben

1 Prise Vanille

Mixen Sie alle Zutaten zu einem feinen Marzipan. Formen Sie wieder Kugeln daraus, die Sie in Rosenförmchen drücken. So erhalten Sie Apfel-Marzipan-Röschen für die Garnitur des Apfelkuchens.

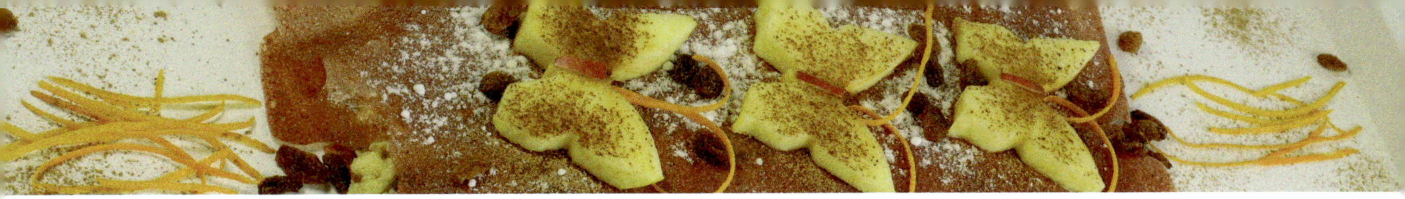

Strudel-Rezepte

Für die Hülle brauchen wir Fruchtleder (das Rezept finden Sie bei den Basics auf S. 234). Wünschen Sie eine dickere Variante, mixen Sie einfach 1 EL gemahlenen Buchweizen oder gemahlenen Flohsamen am Ende mit. Sie können jede Frucht, die Sie mögen, als Leder- bzw. Vlies-Grundlage verwenden. Nach dem Trocknen lässt sich das starke, lederähnliche Vlies gut zu einer Strudelhülle formen. Sie können das Vlies aber auch zu einem Crêpe, Wrap oder zu einer Eistüte verarbeiten, die sich wunderbar mit einer Creme aus frischen oder gefrorenen Früchten mit Vanille und frischen Früchten befüllen lassen. Solche Kreationen machen sich auch sehr gut bei Festlichkeiten!

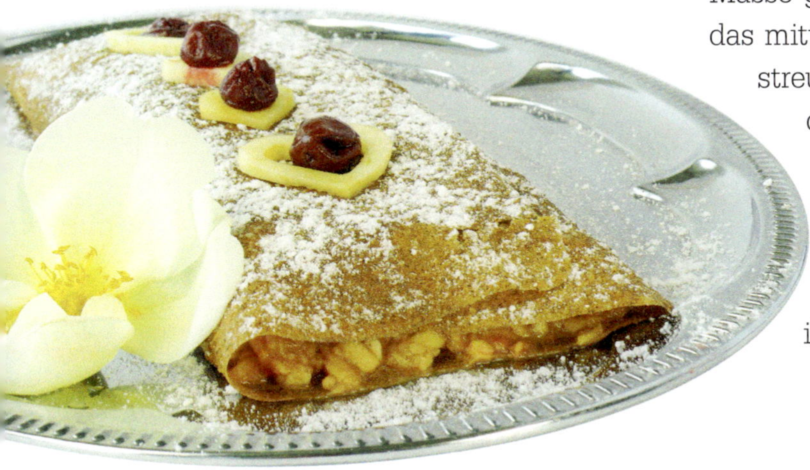

Apfelstrudel

1 Fruchtleder

500 g aromatische, geschälte und entkernte Äpfel

2 Bananen

2 EL Mandelmus

½ Tl Zimt

Stellen Sie eine Strudelhülle her. Breiten Sie den Strudelteig auf einer Kuchenplatte aus. Für die Füllung zerkleinern Sie 500 g entkernte, gewaschene Äpfel im Cutter zu kleinen Apfelstückchen. Zerdrücken Sie 1 Banane. Mixen Sie 2 EL Mandelmus mit 200 ml frisch gepresstem Orangensaft, und fügen Sie ½ TL Zimt hinzu. Geben Sie diese Masse in die zerkleinerten Äpfel hinein, und rühren Sie noch 1 EL Flohsamenschalen ein, damit die Flüssigkeit cremig wird und etwas andickt. Geben Sie die Masse gleichmäßig der Länge nach auf das mittlere Drittel des Fruchtleders, und streuen Sie eine Handvoll Rosinen darauf. Klappen sie die beiden überlappenden Teile des Fruchtleders darüber, bestreuen Sie den Strudel mit Puder-Xucker (siehe S. 237), und garnieren Sie ihn nach Belieben.

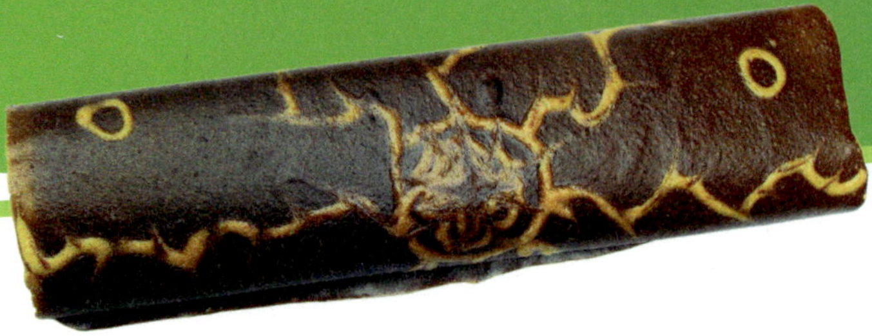

Varianten:

Kirschstrudel oder Himbeerstrudel
Stellen Sie ein Kirsch- oder Himbeerleder her. Mixen Sie 200 g der jeweiligen Frucht mit 1 Banane, und mischen Sie 300 g der jeweiligen Frucht ganz unter. Vermischen Sie die Fruchtmasse mit Cashew-Sahne, und befüllen Sie damit den Strudel.

Apfel-Kirsch-Strudel
Hierfür geben Sie einfach ein paar Sauerkirschen in den Apfelstrudel mit hinein.

Regionaler Fruchtsalat-Strudel
Vermischen Sie Cashew-Sahne mit klein geschnittenen Früchten, Beeren und Weintrauben, und befüllen Sie damit den Strudel.

Exotischer Früchte-Strudel
Verwenden Sie hierfür ein exotisches Fruchtleder oder Vlies. Schneiden Sie Ananas, Mango, Papaya, Kaki usw. klein, und geben Sie diese Stücke zusammen mit einer frischen Nuss-Sahne-Creme in den Strudel.

Pfirsich-Waldbeer-Strudel
Stellen Sie ein Pfirsich- oder Waldbeerleder her, und befüllen Sie den Strudel mit der Cashew-Sahne, mit Brombeer-, Heidelbeer- und Pfirsichstückchen.

Aprikosen-Heidelbeer Strudel
Stellen Sie ein Aprikosen-Bananen-Fruchtleder her. Anschließend mixen Sie 500 g frische Heidelbeeren, schneiden die Aprikosenstückchen hinein und befüllen den Strudel. Kühl stellen, damit die Füllung geliert.

Sahniger Vanille-Strudel mit Früchten der Saison
Vermischen Sie 200 g Bananen, mit dem Saft 1 Orange, 2 EL Mandelpüree und einer 1 Msp Vanille, und befüllen Sie damit den Strudel. Sie können das cremige Früchteleder pur hell lassen oder es mit einer andersfarbigen Frucht-Creme »designen«.

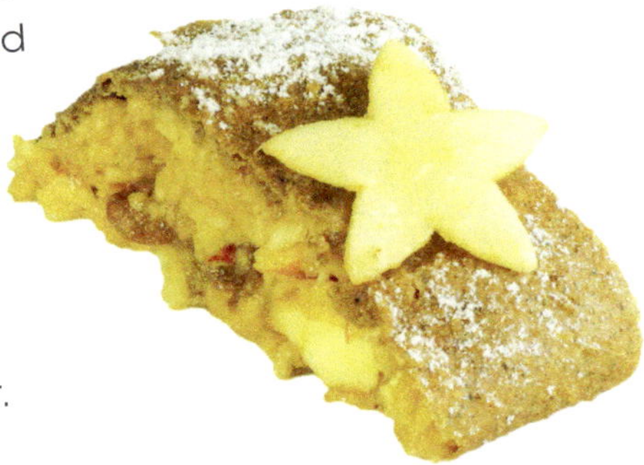

Plätzchenrezepte

Zur Herstellung von Plätzchen können Sie die Teige aus den Grundrezepten verwenden, aus denen sich ein Sammelsurium an herrlichsten Keksen und Plätzchen in allen möglichen Geschmacksrichtungen zubereiten lässt. Sie können den jeweiligen Teig mit jedem beliebigen Obst und sonstigen Zutaten wie Rohkakao, Carob, Zimt, Vanille, Superfoods usw. mischen, in Förmchen oder einfach mit einem Löffel in den Dehydrator geben und zu Plätzchen trocknen lassen. Hier überlasse ich Sie dem kreativen Fluss, der durch uns alle strömt!

Buchweizen-Apfel-Zimt-Plätzchen

250 g eingeweichter Buchweizen
2 Äpfel
½ Ta eingeweichte Mandeln (Haut vorher entfernen)
Saft 1 Orange
1 TL Zimt

Befreien Sie die Äpfel vom Kerngehäuse, und schneiden Sie die Äpfel klein. Verarbeiten Sie alle Zutaten zu einem feinen Teig. Portionieren Sie ihn mit einem Löffel zu Plätzchen, die Sie im Dehydrator bei 42° Celsius 6–7 Stunden trocknen lassen.

Erdmandel-Buchweizen-Aprikosen-Plätzchen

200 g gemahlene Erdmandeln
100 g eingeweichter Buchweizen
5 gemixte Aprikosen
jeweils Saft ½ Orange und Zitrone

Vermischen Sie alle Zutaten in einer Schüssel zu einem Teig. Formen Sie Plätzchen, und lassen Sie sie im Dehydrator trocknen.

Sie können beide Plätzchen mit jedem beliebigen Obst und sonstigen Zutaten wie Rohkakao, Carobpulver, Zimt, Vanille, Superfoods usw. mischen. Außerdem können Sie sie in Förmchen geben oder einfach mit dem Löffel portionieren und dann im Dehydrator zu Plätzchen trocknen.

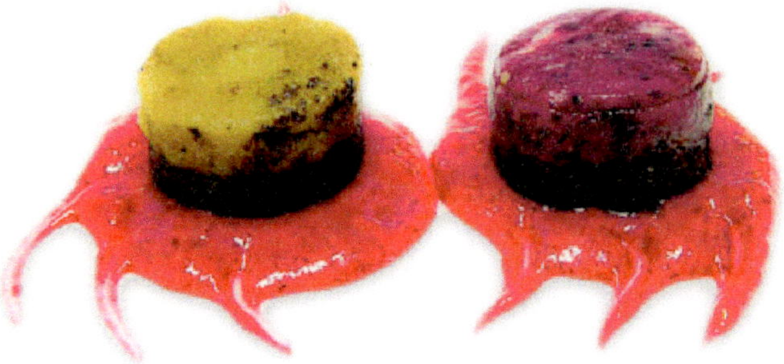

Nuss-Frucht-Crunchys

200 g eingeweichte und gehackte Nüsse nach Belieben

1 Ta Trockenfrüchte nach Wunsch

2 EL Zitronensaft

Mixen Sie die Trockenfrüchte und den Zitronensaft miteinander. Vermengen Sie den Nuss-Crunch mit dem Fruchtmus, geben Sie den Teig in kleinen Häufchen in den Dehydrator, und lassen Sie die Crunchys kross trocknen. Sie können auch Kakaobutter oder Kakaoliquor schmelzen und die Crunchys nach dem Trocknen kurz hineintauchen. Stellen Sie sie anschließend kühl, dann haben Sie Nuss-Frucht-Schoko-Crunchys in Weiß oder Schwarz.

Exotische Plätzchen mit Orangenglasur

300 g Mandeln, Pekannüsse und Cashewkerne

jeweils 50 g grüne Rosinen, Datteln, Physalis, getrocknete Ananasringe, Goji-Beeren und grob gemahlene Kakaobohnen bzw. -nibs

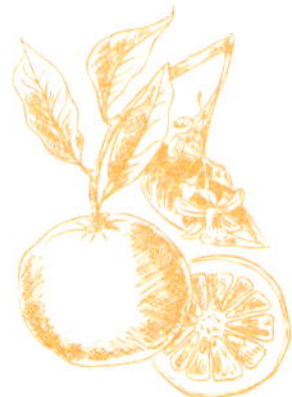

Verarbeiten Sie alle Zutaten in einer Küchenmaschine mit S-Messer zu einem Teig. Bringen Sie die Plätzchen in die gewünschte Form. Für die Glasur verrühren Sie 1 EL Xylit-Pulver mit 1 EL Orangensaft und bepinseln dann die Plätzchen damit. Oder Sie verrühren 1 EL Xylit-Pulver mit 1 EL flüssigem Kokosöl und dem Abrieb einer Orangenschale. Bestreichen Sie die Plätzchen damit, und stellen Sie sie kurz in den Kühlschrank.

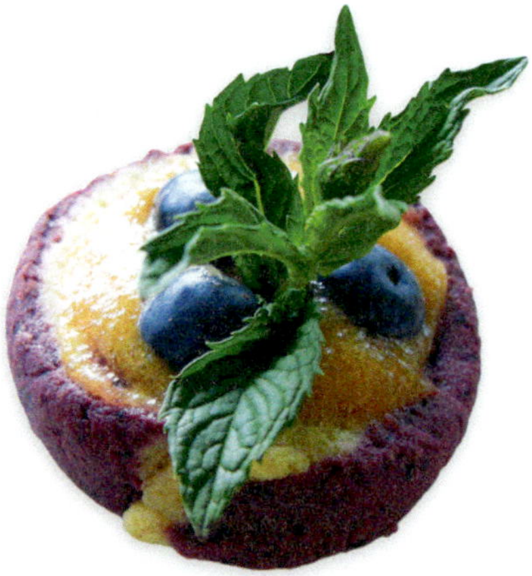

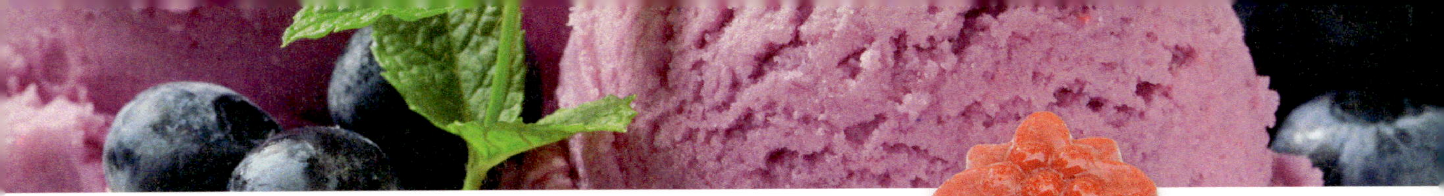

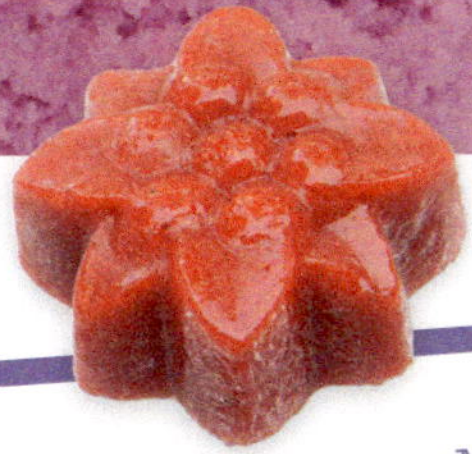

Eisige Vitalkost-Kreationen

Version mit gefrorenen Früchten

1 EL Mandelmus

200 g gefrorene Früchte, z. B. Mango, Papaya, Aprikose, Pfirsich, Ananas, Banane, Apfel, Birne, Himbeeren, Erdbeeren, Brombeeren oder Heidelbeeren

Geben Sie das Mandelmus und die gefrorenen Früchte in den Mixer, und vermischen Sie alles miteinander. Sie können sich Ihr Lieblingseis mit nur einer Fruchtsorte oder mit einer Mischung aus verschiedenen Früchten selbst kreieren.

Version mit Eiswürfeln

1 EL Mandelmus

200 g eingeweichte Trockenfrüchte, z. B. Mango, Papaya, Drachenfrucht oder Ananas und Datteln

Geben Sie das Einweichwasser der Trockenfrüchte in Eiswürfelformen. Diese Eiswürfel werden anschließend mit den weichen Trockenfrüchten im Mixer püriert. Sie können auch etwas Orangensaft oder weiteres Einweichwasser der Trockenfrüchte dazugeben.

Tipp: Wärmen Sie Ihr Eis im Mund immer etwas an, bevor Sie es herunterschlucken. Es ist viel kälter als das übliche Speiseeis – daher genießen Sie es langsam!

Variationen durch verschiedene Mischungen

- 3 in Stücke geschnittene, gefrorene Bananen mit 300 g frische Beeren
- 1 frische Banane mit 300 g gefrorenen Beeren
- nur gefrorene Früchte – pur, ohne Süße oder nur mit Xylitol oder Dattelmus gesüßt
- 500 ml Nussmilch mit 250 g der gewünschten Fruchtsorte, mit Datteln oder Xylit gesüßt

Sie können Ihr Sorbet nach Belieben verfeinern, z. B. indem Sie Zitrone und Zitronenschale, Orange und Orangenschale, Vanille, Carobpulver, rohes Kakaopulver, Espresso, Lucuma, Maca, Zimt oder was immer Sie mögen hinzugeben!

Variationen und Farbenspiele durch verschiedene Früchte

Folgende frisch gemixte Frucht-Mischungen oder Fruchtsäfte eignen sich sehr gut für die Sorbet- oder Eiszubereitung:

- Nussmilch-Zitrone
- Nussmilch-Orange-Zimt
- Nussmilch-Apfel-Zimt
- Nussmilch-beliebige Beeren-Vanille
- Erdbeer-Himbeer-Brombeermus oder -saft mit Dattelmus oder Xylit
- Tropenfrüchtemus oder -saft mit Bananen, Dattelmus oder Xylit

Schokoladenrezepte

Weil das Bedürfnis nach Süßem bzw. wie Süßes empfunden wird, individuell sehr unterschiedlich ist, verzichte ich auf genau einzuhaltende Mengenangaben in den nächsten Rezepten. Auch die Wahl des Süßungsmittels bleibt Ihnen überlassen. Bei den Basics habe ich Ihnen ein paar Rezepte zu Süßungsmitteln zusammengestellt. Achten sie einmal auf Folgendes: Es kann sein, dass Sie Ihre Schokolade an einem Tag weniger süß mögen als an einem anderen Tag. Achten Sie bei der Zubereitung also immer zuerst auf Ihre Bedürfnisse, und passen Sie die Rezepte an.
Übrigens können Sie all diese Rezepte anstatt Kakaopulver auch mit Carobpulver zubereiten!

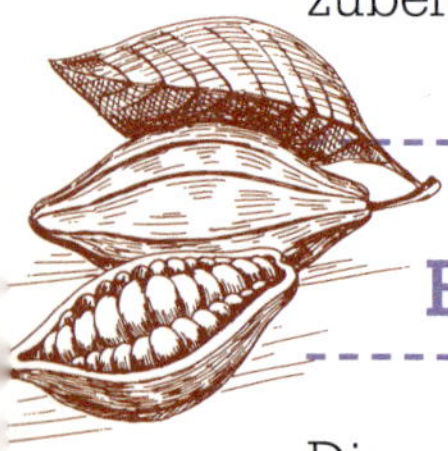

Selbst gemachte Bio-Rohkost-Schokolade

Die wichtigsten Grundlagen für selbst gemachte Schokolade sind Kakaobutter, rohes Kakaopulver und Kakaoliquor, die allesamt aus rohen Kakaobohnen gewonnen werden. Ich bevorzuge die Kakaosorte Cirollo, denn sie hat einen wesentlich geringeren Säuregehalt und weniger Bitterstoffe als die meisten anderen marktüblichen Sorten. Als Emulgatoren verwenden Sie Lezithine, wie z. B. Sonnenblumenlezithin. Durch Mixen oder Rühren verfeinern Sie die Konsistenz der Schokolade, Sie erhalten ein zart schmelzendes Gefühl im Mund.

Weiße Schokolade oder Kokolade

Weiße Schokolade wird aus Kakaobutter und Kokolade aus Kokosöl und Kokosmus hergestellt. Die folgenden Rezepte sind vorwiegend mit Kakaobutter angegeben, denn mit Kakaobutter wird die Schokolade fest und hat auch außerhalb des Kühlschranks mehrere Stunden eine gute Konsistenz. Sie können auch alle Rezepte mit Kokosöl bzw. mit einem zusätzlichen Anteil Kokosöl zubereiten. Dann ist es wichtig, die Kokolade zu kühlen, weil sie bei Zimmertemperatur schmelzen kann.
Zum Schmelzen eignet sich ein heißes Wasserbad oder die Wärme des Lebensmitteltrockners. Rohe Kakaobutter ist vielseitig einsetzbar und bringt einen wunderbaren Geschmack und eine herrlich zarte Konsistenz in Konfekt, Eiscreme, Schokoladenkreationen, Kuchen, Torten und vieles mehr.

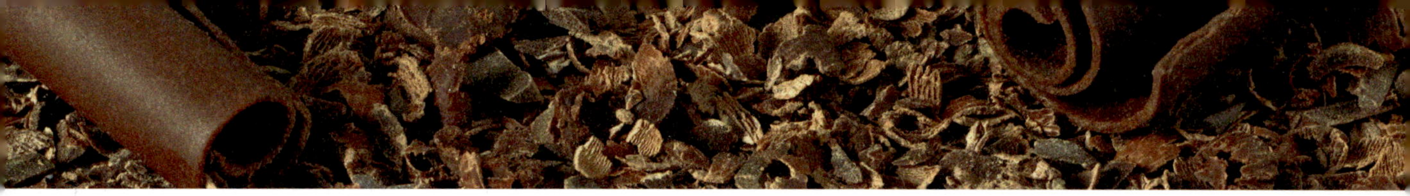

Weiße Vanille-Schokolade-Sterne

- 100 g rohe Kakaobutter
- 1 EL Mandelmus
- Xylitol oder Süße nach Belieben
- 1 Prise Vanille

Schmelzen Sie die Kakaobutter, und fügen Sie Mandelmus, Vanille und Süßungsmittel hinzu. Mixen Sie alles gut, und füllen Sie die Schokolade in Sternförmchen. Stellen Sie die Förmchen so lange kühl, bis die weiße Schokolade fest ist.

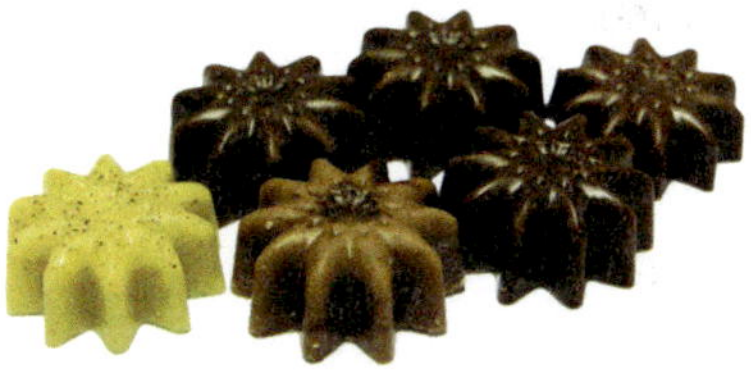

Weiße Cashewschokolade mit Einlage

- 100 g rohe Kakaobutter
- 100 g sehr fein gemahlene Cashewkerne
- Xylit oder Süße nach Wunsch
- 1 EL Nussbruch und/oder gehackte Trockenfrüchte
- 1 TL Lezithin (optional)

Schmelzen Sie die Kakaobutter, und mixen Sie alles außer dem Nussbruch oder den Trockenfrüchten. Sie können selbst entscheiden, ob Sie Lezithin hinzugeben möchten – es geht auch ohne, aber mit verbindet sich die Masse besser. Diese heben Sie nach dem Mixen unter. Füllen Sie die Schokolade in Schokoförmchen, und stellen Sie diese 2–3 Stunden kühl.

Einfache Schokolade

Roh-vegane braune Schokolade enthält zusätzlich zu den anderen Bestandteilen einen Anteil reines weißes Mandelmus. Dieses sorgt für eine weichere, zartere Konsistenz.

- 100 g geschmolzene rohe Kakaobutter
- 2 EL rohes Kakaopulver
- 1 TL Mandelmus
- 1 gestrichener EL Xylit oder Süße nach Wunsch
- 1 TL Lezithin nach Wunsch

Mixen Sie alles sehr fein, und gießen Sie die Schokomasse in Förmchen. Stellen Sie die Förmchen 2–3 Stunden kühl. Wenn es schnell gehen soll, stellen Sie sie 30 Minuten ins Gefrierfach.

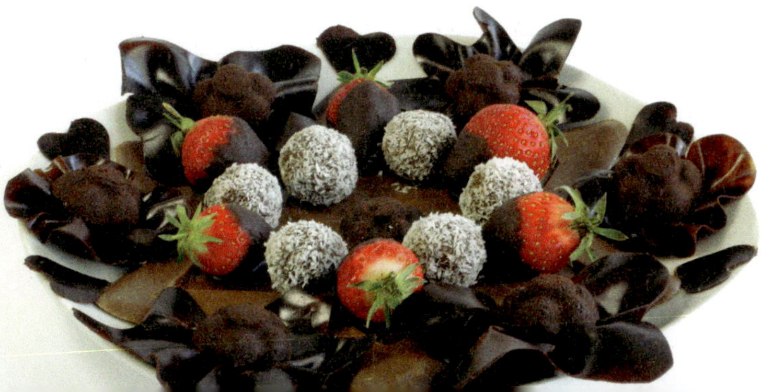

Desserts

Grundrezepte

Fruchtmus und Marmelade

500 g Früchte nach Wunsch

Süßungsmittel: Bananen, Datteln, sonstige eingeweichte Trockenfrüchte, Xylit

Konsistenzmittel: Flohsamenschalen, Chia-Gel, Irish-Moss-Gel

Geschmackszutaten: Rohkakao, Carob, Vanille, Zimt, Ingwer, Pflaumengewürz

Superfoods-Einlagen: Goji-Beeren, Kakaonibs, Lucuma, Baobab, Camu Camu, Mesquite, Maca, Guarana und was Sie sonst noch mögen.

Suchen Sie sich aus jeder der obenstehenden Kategorien ein Produkt aus. Mixen Sie die Früchte (z. B. 500 g Erdbeeren oder Himbeeren), das Konsistenz- (z. B. Irish-Moss, Flohsamen oder Chia-Gel) und das Süßungsmittel (z. B. Bananen, Datteln oder Xylit) Ihrer Wahl zu einem leckeren Fruchtmus, das für Desserts, Eiscremes, Kuchen, Toppings und Fruchtspiegel verwendet werden kann. Für eine besondere Geschmacksnote und Wirkung können Sie noch eine spezielle Geschmackszutat oder ein Superfood hinzugeben.

Süßer Cremeaufstrich

400 g Nüsse oder Samen, über Nacht eingeweicht, gespült und gemixt

20–50 g Süße nach Wunsch

Geschmackszutaten nach Wunsch

200 ml Wasser oder Fruchtsaft (Menge nach Konsistenzwunsch)

2 EL Irish-Moss-Gel oder Chia-Gel

Verarbeiten Sie alle Zutaten im Mixer zu einer streichfähigen Creme.

Einfaches Früchtedessert

500 g Beeren oder andere Früchte nach Wunsch, frisch oder gefroren und aufgetaut

1–2 Bananen, nach Belieben

2 EL Irish-Moss-Gel oder Chia-Gel

Geben Sie alle Zutaten in den Mixer, und stellen Sie eine glatte Dessertcreme her. Wer keine Bananen mag, kann mit eingeweichten Trockenfrüchten oder mit Xylit süßen.

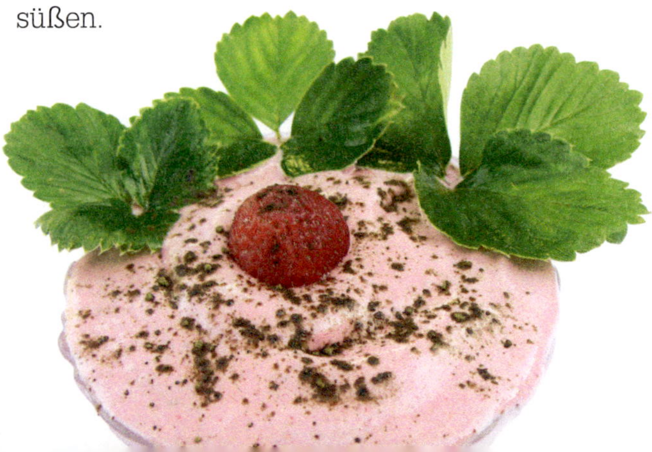

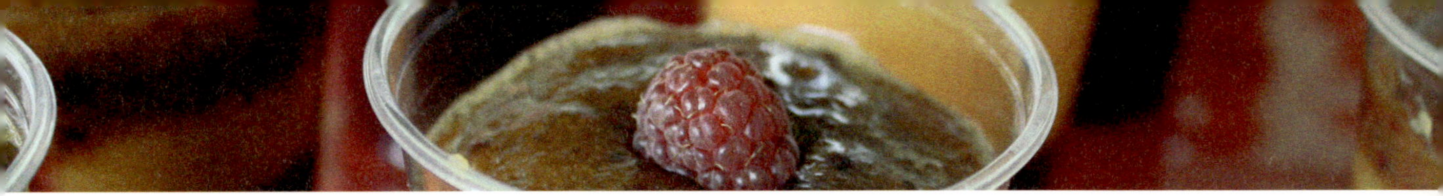

Avocado-Bananen-Erdbeer-Dessert

1 essreife Avocado

1 kleine Banane

100 g Erdbeeren

Zerdrücken Sie alle Zutaten mit einer Gabel, und servieren Sie das Dessert in einer Glasschale. Sie können auch 2 frische Erdbeerblätter dazugeben und alles mixen, dann erhalten Sie eine feine Creme. Richten Sie das Dessert mit frischen Erdbeerblättern auf einem Erdbeerspiegel an. Dazu mixen Sie 1 Handvoll Erdbeeren und süßen mit Xylit-Süße nach.

Grünes Mangomus

Prüfungskreation von Münir Kusanc

1 Handvoll Brennnesseln

1 Handvoll Spinat

2–3 Mangos

Pürieren Sie die Zutaten im VitaMix, füllen Sie das Mus anschließend in Schälchen und garnieren Sie es nach Belieben.

Leichte Cashewsahne

Diese leichte Sahne eignet sich für Toppings auf Desserts, Eiscreme und Getränken.

1 Ta eingeweichte Cashewkerne

1 EL Dattelmus oder 1 EL Xylit

100 ml Wasser

Mixen Sie alle Zutaten zu einer feinen Sahne oder einem Rahm. Probieren Sie die Sahne auch mit eingeweichten Mandeln, Paranüssen, Macadamianüssen, Haselnüssen, Walnüssen, Pekannüssen oder Kokosnüssen und in den Geschmacksrichtungen Rohschokolade, Carobpulver, Vanille, Zimt, Zitrone oder Orange.

Einfacher Avocado-Schokopudding

2 essreife Avocados

2 EL Dattelmus

1–2 EL rohes Kakaopulver

Mixen Sie alle Zutaten zu einem feinen Pudding. Füllen Sie den Pudding in Schälchen, und stellen Sie diese etwa 1 Stunde kühl. Servieren Sie den Pudding danach sofort, am besten mit frischen Früchten!

Chia-Pudding

Für Chia-Pudding verwendet man eine kleinere Menge Wasser, damit die Konsistenz dicker und puddingähnlich wird. Alternativ können Sie auch die doppelte Menge an Chia-Samen nutzen. Chia-Pudding lässt sich auf zwei Arten anrichten, mit aufgequollenen Samen oder cremig, wenn Sie den Pudding noch einmal glatt mixen.
Wenn Sie andere Geschmacksrichtungen erhalten wollen, mixen Sie einfach Früchte, Superfoods oder Gewürze unter, heben Sie sie unter oder geben Sie sie als Topping auf den Pudding. Bei der Zugabe von Früchten empfehle ich das Verhältnis von 70 % Chia-Pudding und 30 % Frucht.

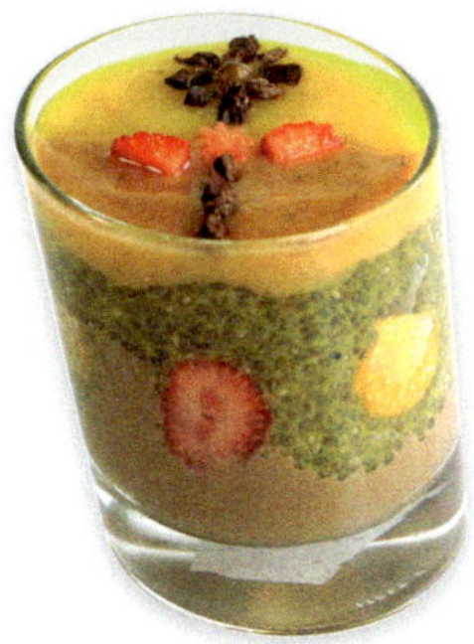

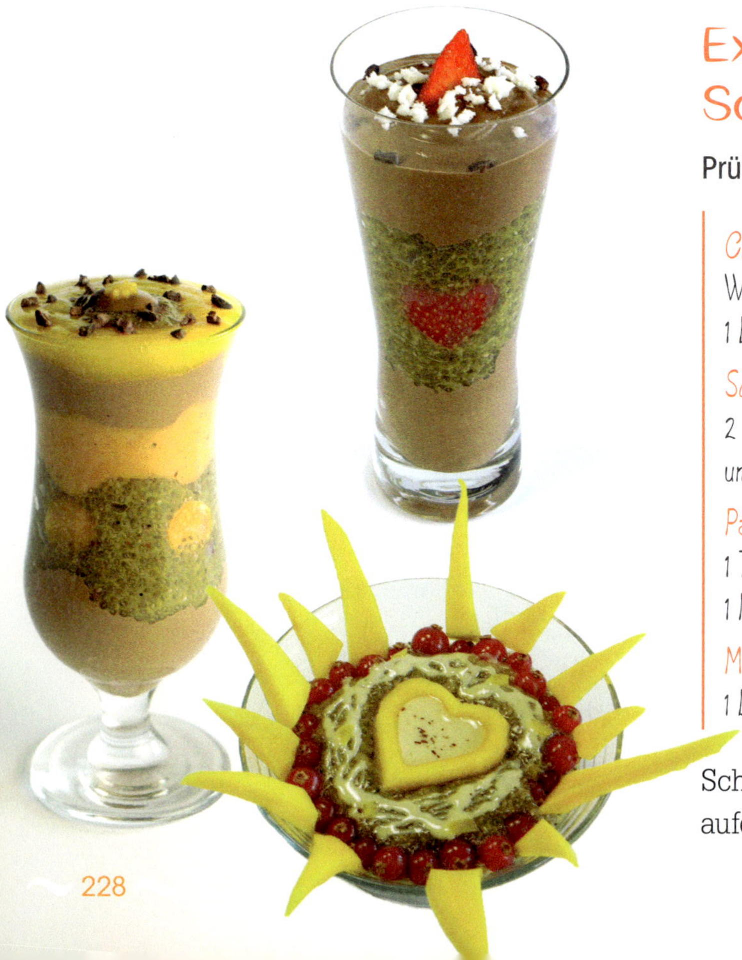

Exotisches Chia-Frucht-Schoko-Dessert

Prüfungskreation von Andrea Elisabeth Kusanc

Chia-Samenschicht: Lassen Sie ½ Ta Chia-Samen in 2 Ta Wasser etwa 1 Stunde einweichen, dann rühren Sie jeweils 1 EL Mangomus und Papayamus unter.

Schokoschicht: Mixen Sie 1 Handvoll Cashewkerne, 2 EL Kakaopulver, 1 EL Mandelmus, 1 Banane, 1 Prise Salz und Wasser nach Wunsch.

Papaya-Fruchtschicht: Mixen Sie 200 g Papaya, 1 TL Papayakerne, 1 Banane, 1 Prise Salz, 1 Msp Vanille.

Mango-Fruchtschicht: Mixen Sie 1 Mango und 1 Banane.

Schichten Sie alles in beliebiger Reihenfolge aufeinander, dann dekorieren Sie.

Süße und fruchtige Mandelpasten

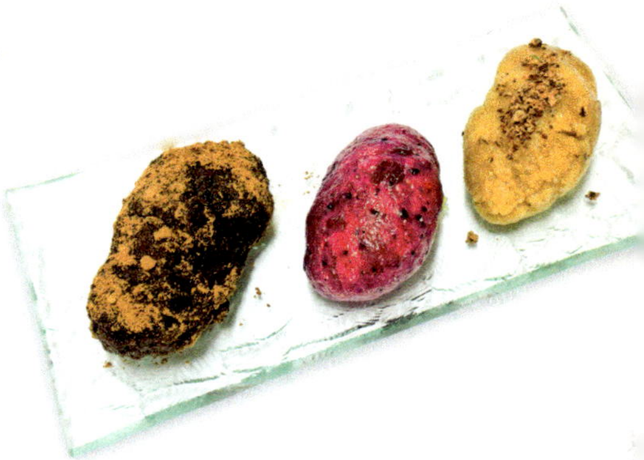

Verkneten Sie alle Zutaten zu einer glatten Masse. Sie können entweder eine cremige oder aber, indem Sie die Flüssigkeit reduzieren, eine knetbare marzipanähnliche Masse herstellen. Auf diese Weise stehen Ihnen beim Anrichten alle Möglichkeiten offen. Sie können die Pasten pur als Nascherei oder als Beilage zu Ihren Desserts servieren.

Drachenfrucht-Dattel-Papaya-Paste

100 g Mandelmus

40 g getrocknete rote Drachenfrucht

40 g getrocknete Mango

3 entkernte Datteln

1 EL Zitronensaft

Ananas-Nougat-Paste

100 g Mandelmus

5 getrocknete Ananasringe mit 2 eingeweichten Datteln mixen (ohne das Einweichwasser)

1–2 EL Carobpulver

1 TL Mesquitepulver

½ TL Ceylon-Zimt

Bananen-Zitronen-Paste

100 g Mandelmus

4 EL Dattelmus

Filet und Saft 1 Zitrone

1 TL Kokosmehl

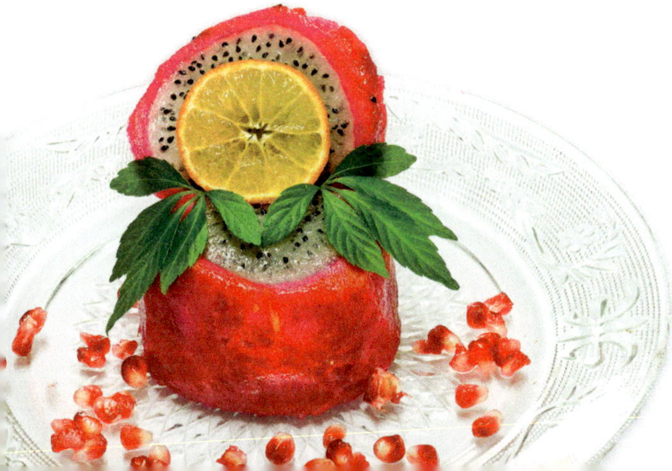

Tipp: Die getrockneten Früchte werden in nur wenig Wasser eingeweicht und dann ohne das Wasser mit den anderen Zutaten gemixt. Das Einweichwasser kann zur Zubereitung einer Fruchtmilch weiterverwendet werden.

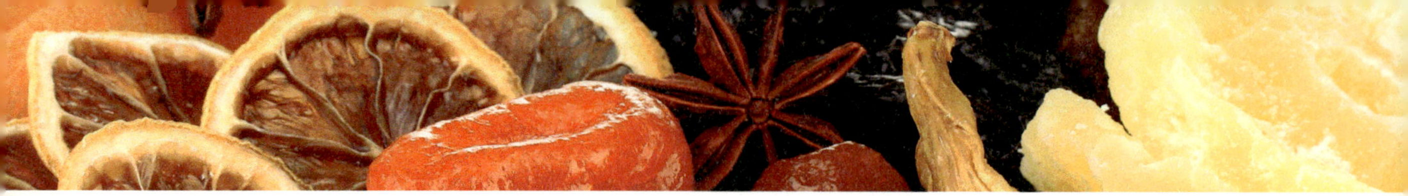

Mandelmarzipan

- 100 g Mandelmus
- 2 EL Dattelmus
- 1 TL–1 EL Orangensaft, je nach gewünschter Konsistenz

Mixen Sie das Dattelmus mit Orangensaft. Es sollte noch zäh, aber glatt sein. Verkneten Sie es anschließend mit dem Mandelmus, bis ein Marzipanteig entsteht. Diesen können Sie nun in jede beliebige Form bringen.

Einfaches Nougat

- 100 g Mandelmus
- 2 EL Dattelmus – selbst gemixt!
- 1–2 EL Rohkakao oder Carobpulver
- 1 Msp Vanille

Stellen Sie das Nougat in Handarbeit her: Kneten Sie die Zutaten so lange zusammen, bis sich eine glatte und formbare Masse ergibt. Anschließend können Sie Ihr Nougat sofort in die gewünschte Form bringen.

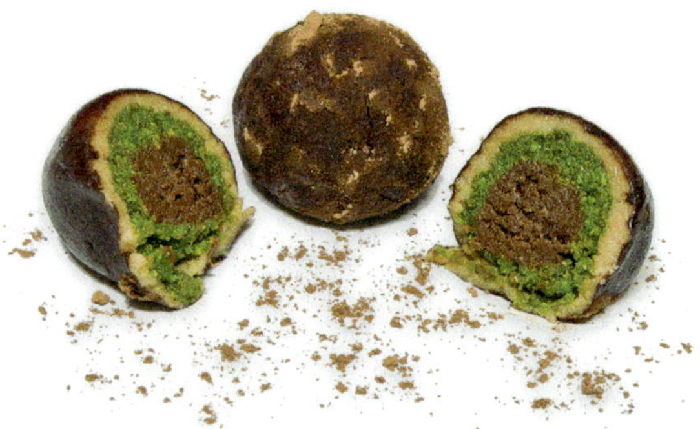

Vitalköstliche Mozartkugeln

Für die Nougatmasse

- 3 EL Mandelmus
- 2 EL Dattelmus
- 1 gehäufter EL Roh-Kakaopulver (alternativ Carobpulver)
- 1 TL Dattelmus
- abgeriebene Zitronenschale
- 1 TL Zitronensaft
- 1 TL Kokosmehl
- 1 TL Kokosöl

Für die grüne Pistazienmasse

- 2/3 Ta Pistazien
- 1/3 Ta Mandeln
- 1 TL Mandelmus

Für die Marzipanmasse

- 3 EL Mandelmus
- 2 EL Dattelmus
- 1 EL Lucumapulver

Alle Zutaten zu einem Teig verkneten. Für die Pistazienmasse mahlen Sie zunächst die Pistazien und Mandeln sehr fein, anschließend verkneten Sie diese mit den restlichen Zutaten der grünen Pistazienmasse. Die Konsistenz können Sie falls nötig mit Zitronensaft und Pistazienmehl optimieren. Die Marzipanmasse stellen Sie wie die Nougatmasse her. Formen Sie nun aus der Nougatmasse Kugeln und aus der Pistazienmasse flache Scheiben, die Sie um die Kugeln herumlegen. Dasselbe tun Sie mit der hellen Marzipanmasse. Danach glätten Sie die Kugeln, wälzen sie in Kakao- oder in Carobpulver, und stellen sie für 2–3 Stunden in den Kühlschrank.

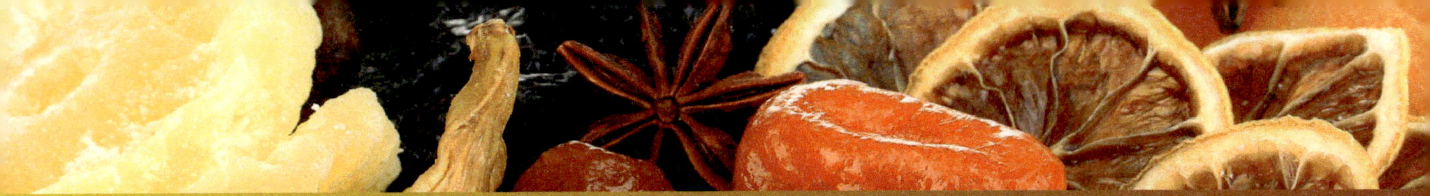

BASICS

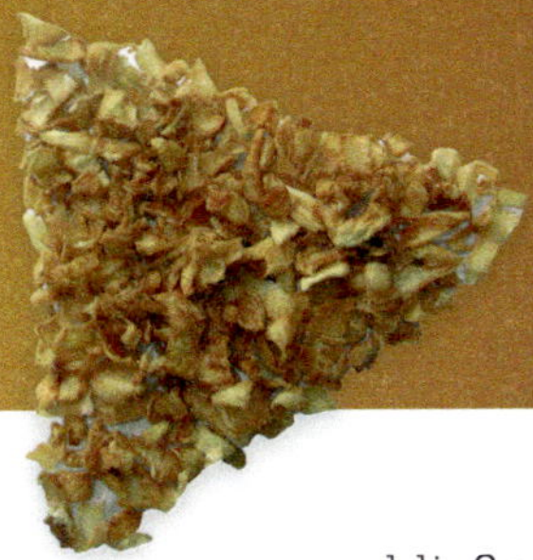

Zwiebeln und andere Alliumgewächse

Zwiebelgewächse haben aufgrund ihrer ätherischen Öle einen stark reizenden Charakter und somit auch einen therapeutischen Wert. Die Knollen entsprechen dem erdigen Element, dem Wurzelsystem und dem Stützapparat. Das Grün entspricht dem Element Wasser und dem Gefäßsystem. Die Blüten der Alliumgewächse entsprechen dem Element Luft und damit dem Atmungsapparat und dem Spirit! Wer künstlerisch und spirituell zu tun hat, sollte während seiner Schaffenszeiten komplett auf Knoblauch verzichten und von anderen Alliumgewächse vorwiegend die Blüten oder höchstens noch das Grün verwenden. Schnittlauchblüten z. B. sind super leicht und aromatisch. Eine zerzupfte Blüte über einen leckeren Salat verteilt reicht vollkommen aus.

Getrocknete Zwiebeln

Sie können die reizenden Stoffe neutralisieren, indem Sie Zwiebeln, Lauch, Schnittlauch usw. am besten im Dehydrator trocknen und anschließend als Zutat verwenden. Vor dem Trocknen in etwas Tamari mariniert ergeben sie leckere Zwiebelcroutons oder Zwiebelringe, die Sie zu vielerlei Speisen reichen können. Wenn Sie noch etwas Öl mit dazugeben, bleiben die getrockneten Zwiebeln etwas weicher und werden noch aromatischer.
Aber Vorsicht: Zerkleinern Sie Zwiebeln nicht zu stark im Cutter, und mixen Sie sie auch nicht. Dabei werden zu viele ätherische Öle freigesetzt, und die Zwiebeln werden bitter. Sind sie getrocknet, werden sie nicht mehr bitter und können sogar fein gemahlen werden.

Getrocknete Tomaten

Wenn Sie getrocknete Tomaten kaufen, sind diese oft auf irgendeine Weise behandelt oder viel zu stark gesalzen. Oft werden die Produkte bei der Weiterverarbeitung bitter im Geschmack. Am besten trocknen Sie für feine Gerichte Ihre Tomaten selbst. Schneiden Sie sehr reife Tomaten in Scheiben, und legen Sie diese nebeneinander auf einen Antihaftbogen in den Lebensmitteltrockner. Nach Wunsch

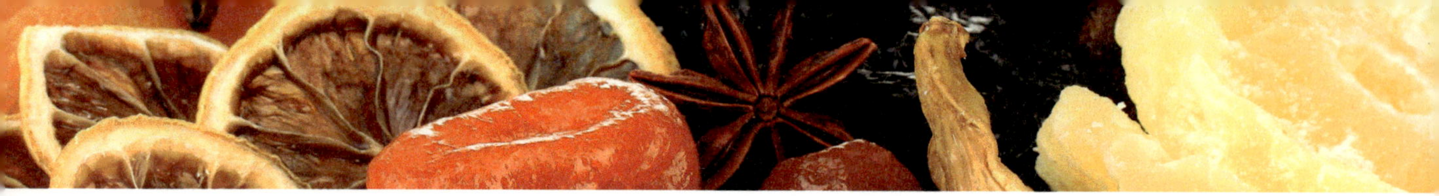

besprühen Sie die Tomaten leicht mit Sprühsalz, und trocknen Sie sie bei 38–40° Celsius durch. Die Trockenzeit hängt davon ab, welches Gerät Sie verwenden. Schauen Sie öfter nach dem Trockengut, und trocknen Sie es so lange, bis Ihnen die Konsistenz gefällt. Getrocknete Tomaten kann man als Würze, für Ketchup und zur Optimierung der Konsistenz vielen Soßen und Vitalkostgerichten beifügen. Sie schmecken viel intensiver als frische Tomaten.

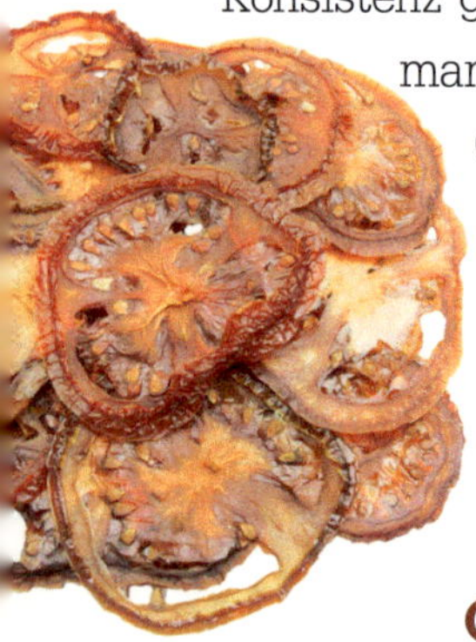

Vitalkost-Geschmacksverstärker

10 reife Tomaten
1 Stange Lauch
2 Möhren
jeweils 1 scharfe, rote und gelbe Paprika
1 Stück Knollensellerie
1 TL Himalaja-Kristallsalz

Schneiden Sie alle Zutaten sehr fein, geben Sie sie in den Lebensmitteltrockner, und lassen Sie alles komplett durchtrocknen. Mahlen Sie anschließend alles in einem Mixer mit Mahlwerk zu einem feinen Würzpulver. Diesen natürlichen Geschmacksverstärker können Sie für viele Suppen, Soßen und Rohkostgerichte verwenden.

Tomatenketchup

200 g frische Tomaten
100 g getrocknete Tomaten
1–2 EL Dattelmus
1 EL Zitronensaft (alternativ Apfelessig)
1 TL Paprikapulver
1 Prise Natursalz

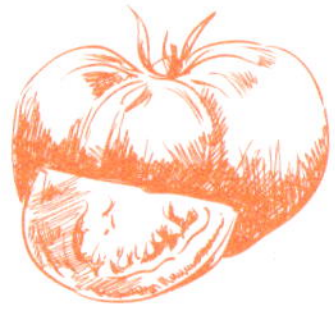

Mixen Sie alle Zutaten. Durch Mitverarbeiten von Currypulver, Cayennepfeffer, Chilipulver, frischem Basilikum, Pizzakräutern, Schabzigerklee oder rohem Kakaopulver erhalten Sie neue leckere Ketchupvarianten.

Tomatenpaste

Trocknen Sie 2 kg aufgeschnittene Tomaten, egal, ob sortenrein oder unterschiedliche Sorten. Nach dem Trocknen sollten die Tomaten noch flexibel sein, sodass sie beim Mixen weder Paste noch Pulver ergeben. Geben Sie etwa 2 Ta getrocknete Tomaten auf 1 Ta Olivenöl, und mixen Sie das Ganze zu einer glatten Paste oder Mus. Würzen Sie die Paste wenn nötig mit 1 Prise Natursalz. Sie können die Tomatenpaste Dips, Soßen und Pasteten beifügen oder als unterste Schicht auf einen Pizzateig geben.
Variieren Sie in Mengen und Zutaten, so können Sie Geschmack und Konsistenz beeinflussen. Probieren Sie auch Paste mit italienischen

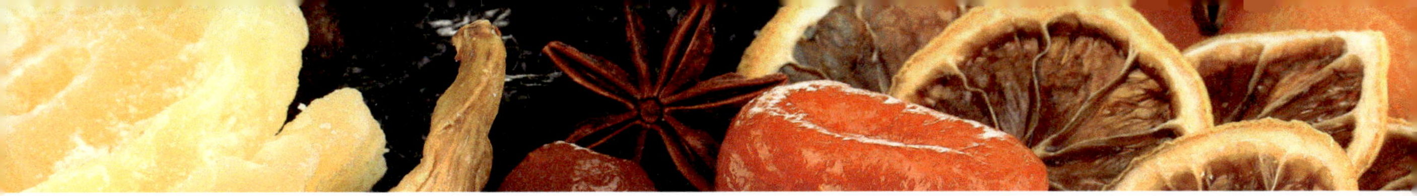

Kräutern, mit scharfem Paprikapulver oder Chili, Currypulver oder Basilikum, Knoblauch, Bärlauch und Wildkräutern.

Aktivierte Nüsse und Samen

Weichen Sie Nüsse oder Samen über Nacht in Wasser ein. Damit starten Sie den Keimvorgang, die Nüsse oder Samen werden aktiviert. Mandeln und andere festere Nüsse können Sie bis zu 24 Stunden einweichen. Anschließend lassen Sie sie im Lebensmitteltrockner trocknen. Aktivierte, von den Häutchen befreite Nüsse sind vitalstoffreicher und leichter verdaulich, und sie haben weniger Fressschutzstoffe in sich.

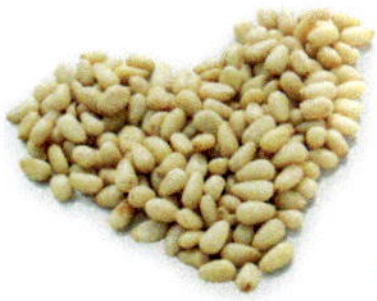

Knabbereien aus aktivierten Nüssen

Aus aktivierten Nüssen und Samen, z. B. Mandeln, Macadamianüssen, Haselnüssen, Walnüssen, Pekannüssen, Paranüssen, Sesam, Sonnenblumenkernen, Hanfsamen, Buchweizen, Quinoa, Pinienkernen oder Zedernkernen, lassen sich leicht leckere Knabbereien zaubern. Gehen Sie vor wie bei den aktivierten Nüssen, marinieren Sie die Nüsse nur vor dem Trocknen, und geben Sie sie mariniert 6–8 Stunden in den Dehydrator. Für herzhafte Knabbereien verwenden Sie Tamari und Öl nach Belieben; mit Tamari, Zitrone, Natursalz, Pfeffer, gemixten Tomaten; Kräuter mit Paprikapulver oder anderen Würzmischungen, die Sie mögen. Für süße Knabbereien greifen Sie für die Marinade zu 2 EL Dattelmus, Rosinenmus, Ananasmus, Mangomus oder einem anderen Fruchtmus. Würzen Sie dann mit Vanille, Zimt, Carobpulver, Rohkakaopulver oder Zitrone. Größere Nüsse können Sie zu Nussbruch zerschlagen. Auch als Krokant für Desserts, auf Eiscreme oder an Kuchen und Torten und für Kekse lassen sich diese Knabbereien verwenden. Die würzigen Crunchys passen wunderbar auf Quiches und Gemüsetorten, Pizzen, zu allen Salaten und Vitalkostgerichten.

Gemüsechips

Naturgesunde Gemüsechips sind supereinfach herzustellen. Alle Fruchtgemüse, besonders Tomaten, Zucchini, Kürbisse, Blattgemüse wie die festeren Blattsalate, Kohl, Wurzelgemüse wie Möhren, Pastinaken, Süßkartoffeln und auch so manches Wildkraut eignen sich besonders gut.

Es gibt zwei Varianten der Herstellung: Hobeln oder schneiden Sie Wurzelgemüse und Fruchtgemüse in dünne Scheiben. Zupfen Sie das Blattgemüse in mundgerechte Stücke. Bereiten Sie eine Marinade oder eine Soße zu, oder verwenden Sie einfach nur ein Tamari oder Sprühsalz und fein zermahlene Gewürze, und würzen Sie Ihr Trockengut damit. Anschließend legen Sie die Scheiben oder Blätter nebeneinander in den Dehydrator und trocknen sie so lange, bis sie kross sind.

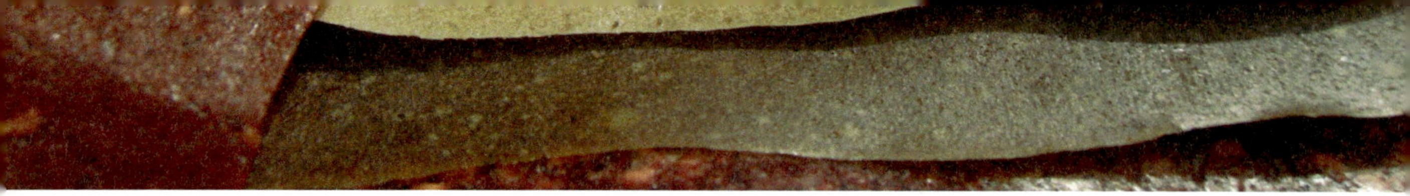

Oder Sie geben das gewünschte Wurzelgemüse, Fruchtgemüse oder Blattgemüse – jedes für sich oder in Mischungen – in den Mixer. Geben Sie auf 100 g Gemüse 2 EL Chia-Gel dazu oder eingeweichte gemixte Leinsamen. Würzen Sie nach Belieben, mixen Sie alles zu einem feinen Teig, und setzen Sie mit einem Löffel kleine Kleckse davon auf die Antihaftbögen des Lebensmitteltrockners. Lassen Sie die Chips komplett durchtrocknen.

Fruchtleder/Fruchtvliese

Für Fruchtleder brauchen Sie ca. 500 g Früchte einer oder mehrerer Sorten. Zerkleinern Sie die Früchte, und mixen Sie Fruchtmus daraus. Gießen Sie es in die Mitte des Antihaftbogens. Streichen Sie die Masse mithilfe eines großen, breiten Messers oder eines Kuchenschabers dünn aus. Wie dünn es sein soll, hängt davon ab, was Sie daraus zubereiten möchten. Sie können die Fruchtleder in jeder beliebigen Größe und Form trocknen. Experimentieren Sie und finden Sie heraus, wie viele Früchte Sie für Ihre Art der Zubereitung brauchen. Passen Sie die Rezepte auch Ihren vorhandenen Geräten an. Die Trocknungszeit beträgt etwa 8 Stunden und mehr, je nach Gerät. Fruchtleder müssen nicht umgedreht werden. Prüfen Sie das Ergebnis beim Trocknen aber immer wieder, indem Sie das Fruchtleder an der Ecke etwas hochziehen. Ist es an der Unterseite glatt wie Lack oder Folie und trocken und löst es sich komplett ab, dann ist es fertig. Bleibt es hängen (an manchen Stellen ist es vielleicht etwas dicker ausgestrichen), lassen Sie es so lange im Trockner, bis Sie es abziehen können, ohne dass es kaputt geht.

Je flüssiger das Mus ist, desto leichter kann das Leder nach dem Trocknen Risse aufweisen, weil die Flüssigkeit beim Trocknen komplett verschwindet. Durch das Zugeben bestimmter Zutaten können Sie die Fruchtleder etwas flexibler und stabiler werden lassen, z. B. wenn Sie Wraps, Eistüten oder einen Apfelstrudel daraus herstellen möchten. Geben Sie dann einfach 1 EL fein gemahlene Flohsamenschalen zum Fruchtmus dazu. Auch mit gemahlenen Leinsamen oder Chia-Samen erhalten Sie starke und doch flexible Konsistenzen. Für eine karamellige Geschmeidigkeit sorgen Sie durch die Zugabe von Mandelmus und/oder Kokosmus bzw. dem Fleisch einer frischen jungen Kokosnuss. Auch Bananen verhelfen zu einer stabilen Konsistenz und einer optimalen Flexibilität. Diese Fruchtleder werden wunderbar formbar, z. B. für Tortendekoration. Es gibt viele Möglichkeiten, unterschiedlichste Texturen herzustellen. In meinem kleinen Buch »Naturgesunde Fruchtleder und Wraps« finden Sie noch weiteres Wissenswertes zu diesem Thema und reichlich kreative Rezepte.

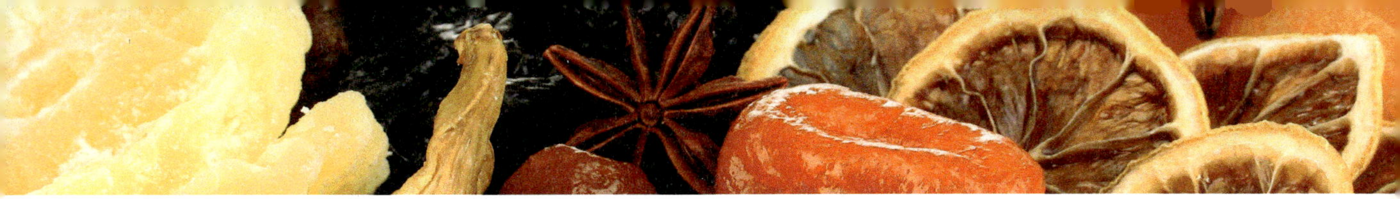

Naturjoghurt

250 g eingeweichte Cashewkerne
1 l Wasser
4 EL Irish-Moss-Gel
1 Beutel Ferment für Joghurt

Verarbeiten Sie die Cashewkerne (oder andere Nüsse und Samen) mit dem Wasser zu einer Nussmilch. Mixen Sie dann das Irish-Moss-Gel dazu, und rühren Sie das Joghurtferment ein. Geben Sie die Masse in einen Joghurt-Maker, und lassen Sie alles 14–18 Stunden ruhen. Ist der Joghurt fertig, mixen Sie ihn einfach nochmal durch und stellen ihn kühl. Sie können ihn dann pur genießen oder verfeinert mit Dattelmus, Xylit, Rohkakao, Vanille, Zimt oder frischen Früchten.

Cashewmayonnaise

150 g eingeweichte Cashewkerne
2 EL Rapsöl
jeweils 1 EL Zitronensaft, Limonensaft und Walnussöl
1 TL Schabzigerklee
1 Prise Natursalz

Mixen Sie alle Zutaten im Mixer zu einer feinen Mayonnaise, lassen Sie das Öl dabei langsam einfließen. Durch Zugabe von Wasser können Sie die Konsistenz beeinflussen und so sogar eine Soße erhalten, die Sie in vielen Vitalkostgerichten einsetzen können. Variieren Sie hier ebenfalls wieder durch die Zugabe von unterschiedlichen Samen oder Nüssen, anderem Öl oder Kräutern Ihrer Wahl.

Kräuterpestos

2 Ta fein gehackte Kräuter
1 Ta fein gehackte Nüsse oder Samen
200 ml Öl
Natursalz nach Wunsch

Verarbeiten Sie alle Zutaten im Blender bzw. Cutter zu Pesto. Nehmen Sie als Kräuter z. B. Schnittlauch, Bärlauch, Petersilie, Basilikum, gemischte Wildkräuter, gemischte Gartenkräuter oder italienische Kräuter, als Nüsse und Samen Mandeln, Cashewkerne, Pekannüsse, Walnüsse, Haselnüsse, Zedernkerne, Sonnenblumenkerne, Pinienkerne, Hanfsamen oder Pistazien und als Öle Rapsöl, Kürbiskernöl, Hanföl, Leinöl, Mandelöl, Avocadoöl, Olivenöl oder Aprikosenkernöl. Durch getrocknete Tomaten, Chiliflocken, Orangenschalen, Zitronenschalen, Ingwer, getrocknete Zwiebeln oder auch Knoblauch erhalten Sie zusätzliche Gemacksvarianten.

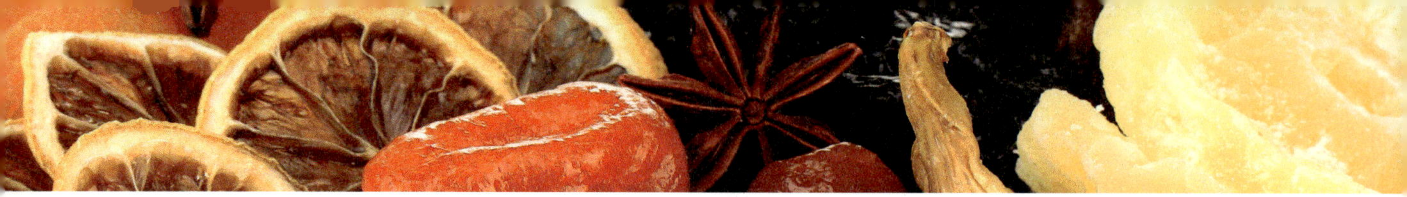

Gel von Chia-Samen

5 EL Chia-Samen
250 ml Wasser

Rühren Sie die Chia-Samen schnell in das Wasser, und lassen Sie sie mindestens 30 Min. aufquellen. Dabei nehmen die Samen eine fischlaichähnliche Konsistenz an. Sie können das Gel direkt weiterverarbeiten in Suppen, Soßen, Kuchen, Crackern und Desserts oder die Masse im Mixer zu einem noch feineren Gel mixen. Im Kühlschrank können Sie das Gel mindestens eine Woche lang aufbewahren.

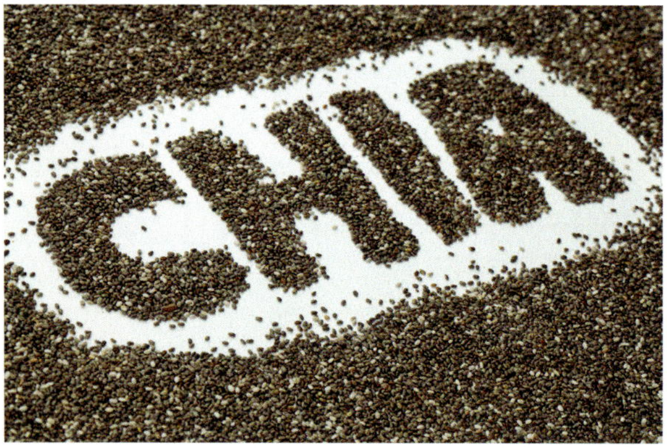

Gel von Irish-Moss

Auch Irish-Moss wird gern verwendet, um eine cremige Konsistenz und mehr Standfestigkeit der Speisen zu erreichen. Lassen Sie sich vom Geruch nicht abschrecken. Weichen Sie 50–70 g Irish-Moss in Wasser erst einmal über Nacht ein. Danach waschen Sie es gut durch und schütten das Einweichwasser weg. Weichen Sie es noch einmal ein, und waschen Sie es immer wieder, bis es komplett vom Salz und sonstigen Partikeln befreit ist und an Geruch verloren hat. Sobald es komplett weich und glibberig ist, nehmen Sie etwa 50–70 g davon und geben es mit 300–400 ml frischem Wasser in den Mixer. Mixen Sie es erst einmal ordentlich klein. Dann lassen Sie alles etwas ruhen, schalten den Mixer danach erneut ein, und zwar so lange, bis das Gel komplett glatt ist. Stellen Sie es für mindestens 5 Stunden in den Kühlschrank, bis Sie es zur Verwendung benötigen.

Flohsamenschalen

Wenn Sie ein Gericht, das sehr viel Wasser zieht, etwas eindicken oder wenn Sie eine leicht fluffige Konsistenz in BroHten, Pizzen oder Wraps erhalten wollen, nehmen Sie Flohsamenschalen. Geben Sie ein wenig fein zermahlene Flohsamenschalen in ein Fruchtmus, dann erhalten sie eine Marmelade von angenehmer Konsistenz oder eine feste Fruchtmasse für eine Torte. Flohsamenschalen haben einen hohen Gesundheitswert, besonders für die Verdauung. Mit solchen Produkten können Sie eine naturgesunde Darmpflege gleich in die Vitalkostgerichte einbauen.

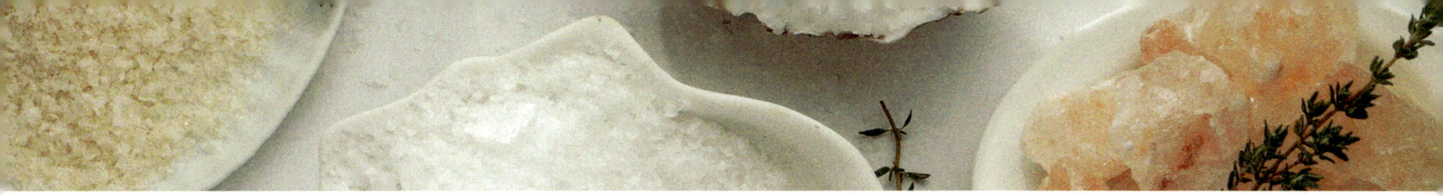

Spezielle Süßungsmittel

Dattelmus und andere Muse aus Trockenfrüchten

Lassen Sie 250 g entsteinte Datteln einweichen. Mixen Sie sie dann mit ca. 200 ml des Einweichwassers zu einem feinen Dattelmus. Durch die Zugabe von 1–2 EL Zitronensaft oder pulverisierter getrockneter Zitronenschale, 1 Msp Vanillepulver oder Zimt erhalten Sie geschmackliche Varianten. Sie können Mus auch aus Rosinen, grünen Rosinen, Feigen, Pflaumen, Aprikosen, Ananas, Mangos, Papaya, Drachenfrüchten, Apfelringen oder Bananenchips herstellen.

Puder-Xucker

Mahlen Sie 100 g Xylitol/Birkenzucker sehr fein.

Vanille-Xucker

Mixen bzw. mischen Sie 100 g Xylitol mit ½ TL Vanille.

Zimt-Xucker

Mischen Sie 100 g Xylitol mit ½ TL Zimt.

Blüten-Xucker

Mischen Sie 100 g Xylitol mit 1–2 EL gemahlenen getrockneten Malvenblüten. Sie können auch Blüten von Wildrosen, Rosen, Löwenzahn oder andere essbare Blüten verwenden.

Viererlei Salze

Für die folgenden Salzrezepturen können Sie jede Art von Natursalz verwenden, wie z. B. Himalaja-Kristallsalz, Hunza-Kristallsalz, Persiensalz, Karpatensalz, Alpensalz, Halitsalz, natürliches Meersalz, rotes Hawaiisalz, schwarzes Hawaiisalz, Bambussalz, Inka-Sonnensalz, Steinsalz, Algensalz, Meersalz, Fleur de Sel, Ozeansalz, Quellwassersalz usw.

Kräutersalz

Verwenden Sie selbst gesammelte und getrocknete Kräuter und Wildkräuter, oder kaufen Sie schon fertige Kräuter- und Gewürzmischungen im Bio-Fachhandel. Mischen Sie das fein gemahlene Natursalz und die fein gemahlenen, getrockneten Kräuter gut durch. So können Sie Fingerfood wie z. B. Tomatenhälften oder Gurkenscheibchen einfach mit Ihrem Lieblingskräutersalz bestreuen und genießen.

Blütensalz

Gehen Sie genauso vor wie beim Kräutersalz, nur verwenden Sie statt der Kräuter selbst gesammelte getrocknete essbare Blüten oder fertig gekaufte. Sie finden diese Blüten z. B. in Mischungen für Tees. Mahlen Sie die Blüten, und vermischen Sie sie mit dem Salz. Mischen Sie nach Ihrem Gusto. So erhalten Sie entweder herrlich bunte Blüten mit leich-

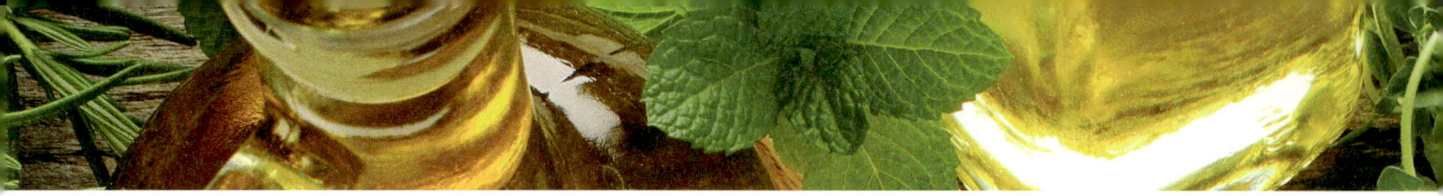

tem Salzgeschmack oder pures Salz mit einem leichten Blütenaroma.

Sprühsalz für die Vitalkostküche

Wenn Sie ein Salz oder mehrere Salze in Wasser auflösen, bis zu einer 26 %igen Sättigung, erhalten Sie eine Sole. Diese kann in Sprühflaschen gefüllt und als Sprühsalz verwendet werden! Würzen Sie Ihr Essen mit dem Sprühsalz direkt vor dem Servieren. Sie können die Sole aber auch für gesundheitspraktische Zwecke nutzen. Ist Ihnen die Sole zu stark, können Sie sie auch mit purem, gereinigtem Wasser etwas herunterverdünnen. Sprühsalz-Sole eignet sich hervorragend für jede Art der Zubereitung. Solch ein Sprühfläschchen passt in jede Jacken- oder Handtasche, für den Fall, dass man zum Essen eingeladen ist und sein Essen selbst würzen möchte. An heißen Tagen, bei hohem Flüssigkeitsverlust oder auch beim Sport bringt ein Glas Wasser mit einem Sprühstoß Sole die Elemente in unseren Körpersäften schnell wieder in Balance!

Aromatisierte Speiseöle

Aromatisierte Speiseöle sind gesund, superlecker und sehen noch dazu dekorativ aus. Für Gewürzöl, aromatisches Blütenöl oder Zitrusöl benötigen Sie ein pflanzliches Bio-Öl, das nicht zu viel Eigengeschmack besitzt. Andernfalls sollte sein Geschmack zum Aroma der zugesetzten Pflanzen und Gewürze passen. Ein nicht zu dominantes Olivenöl passt für herzhafte Zutaten, Rapsöl hingegen für feine Kräuter und Zutaten. Sie können aber auch zu anderen Ölen greifen, z. B. Walnussöl, Hanföl, Leinöl, Leindotteröl, Avocadoöl, Traubenkernöl, Kürbiskernöl, Sesamöl, Borretschöl, Mohnöl, Macadamiaöl oder Erdnussöl. Geben Sie frische Kräuter, Wildkräuter, Gewürze oder Zitrusschalen in ein Gefäß, und gießen Sie Öl auf. Lassen Sie das Öl 1–2 Monate an einem kühlen dunklen Plätzchen ruhen, damit sich die Aromen entfalten können. Manche Pflanzenteile sollten Sie allerdings besser nach einigen Tagen entnehmen., weil das Öl sonst zu intensiv wird. Alle Glasgefäße, Flaschen, Flakons oder Karaffen, die luftdicht verschlossen werden können (z. B. Korkverschluss), eignen sich zum Lagern des Öls. Das Behältnis muss gut gereinigt und kurz mit kochendem Wasser ausgespült werden. Vorsicht, dass der Temperaturwechsel nicht zu schnell erfolgt, damit das Glas nicht springt. Sie können

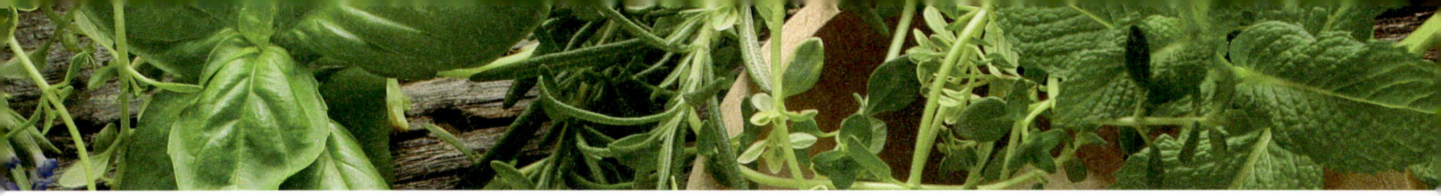

auch getrocknete Kräuter verwenden, das Öl sieht mit frischen Kräutern aber besser aus und hat auch ein viel intensiveres Aroma. Nehmen Sie frische Stängel mit Blättern und Blüten. Ich empfehle Ihnen folgenden Kräuter, die Sie samt Blatt und Blüte verwenden können: Bärlauch, Schnittlauch, Knoblauchrauke, Löwenzahn, Salbei, Kerbel, Estragon, Giersch, Brennnessel, Kapuzinerkresse, Zitronenthymian, Majoran, Basilikum, Petersilie, Rosmarin, Curryblatt, Liebstöckel, Rosen, Wildrosen, Hagebutten, Waldbeeren, Orangen, Zitronen, Grapefruit, Chili, Habanero, Jalapeño, Jiaogulan, Malven.

Italienisches Kräuteröl

jeweils 1 Zweig Basilikum mit oder ohne Blüten, Oregano mit Blüten und Thymian mit Blüten

Variante: mit einer Knoblauchzehe

Chili-Paprika-Tomaten-Öl

1 längs aufgeschnittene Chilischote und scharfe Paprika

5 Scheiben getrocknete Tomaten

1 Zweiglein Zitronenthymian

Salatkräuter-Öl

1 kleine längs aufgeschnittene Frühlingszwiebel mit Grün

jeweils 1 Zweig Estragon, Dill und Petersilie

½ geviertelte oder in Scheiben geschnittene Zitrone

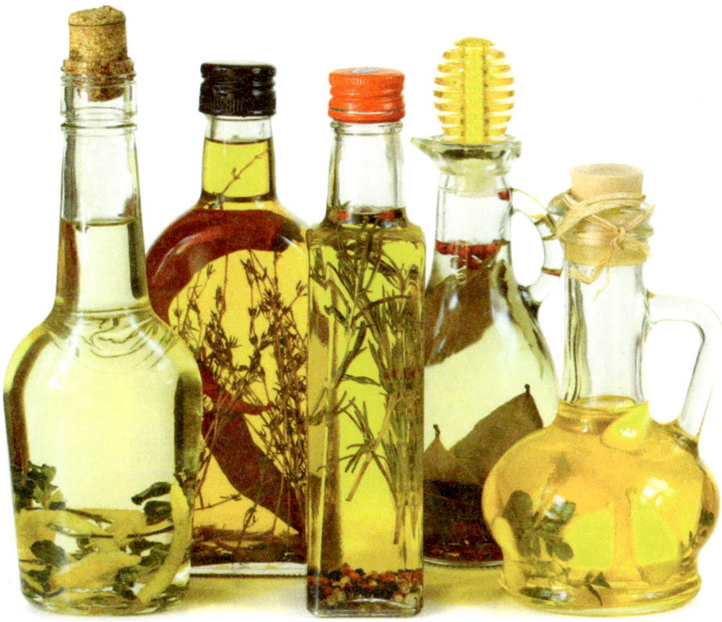

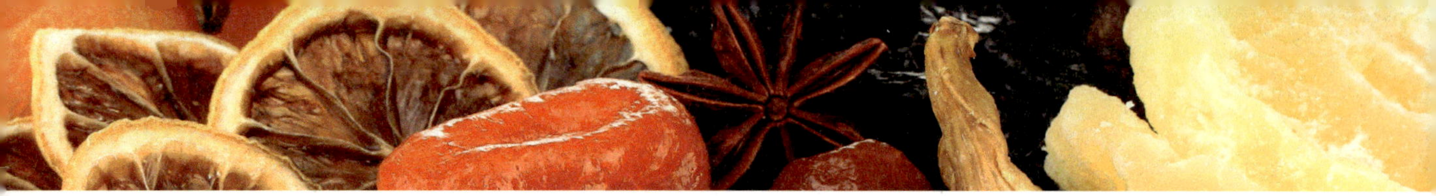

Keimlinge und Sprossen

Keimlinge und Sprossen sind hervorragende Vitamin- und Mineralstoffspender. Sie sind besonders reich an Aminosäuren, Mineralstoffen, Spurenelementen und Vitaminen, besonders A und C. Getreidekeimlinge und Samen von Gräsern verfügen außerdem noch über den größten Teil des B-Komplexes, aber auch über Folsäure und Zink.
In vielen Rezepten treffen Sie auf »eingeweichte bzw. aktivierte Nüsse, Sonnenblumenkerne, Leinsamen, Buchweizen usw.« Die Berührung mit dem Element Wasser ist für die Nüsse und Samen von großer Bedeutung, denn erst dadurch beginnt das Leben in ihnen zu erwachen. Sie verwandeln sich in kleine »Labore«, die ein riesiges Reservoir an Nährstoffen produzieren. Ihre Verwandlung (inklusive eingebautem Fressschutz) beginnt, und die Samen werden für uns Menschen verträglicher. Derart »aktiviert« können wir sie als Keimlinge verwenden (bei Sonnenblumenkernen, Sesam, Buchweizen, Cashewkernen, Pinienkerne, Pistazien und allen kleinen und weichen Sämereien reichen meist 8–12 Stunden, Mandeln und härtere Sämereien benötigen hingegen etwa 24 Stunden). Für die Sprossenzucht lassen Sie die Keimlinge einfach etwa 4–10 Tage weiterwachsen, je nach Wunsch. In vielen Fachbüchern und im Netz gibt es genaue Keimanleitungen und -zeiten für die verschiedenen Samenarten, ich halte es aber für wichtiger, eigene Erfahrungswerte zu entwickeln: Das Experimentieren und das kreative Schaffen sollten Teil der »selbstständigen und selbstverantwortlichen Essenszubereitung« sein, damit wir erkennen, was echte, lebendige Nahrung bedeutet und wie die Natur um uns herum und in uns drinnen arbeitet.

Lernen Sie daher die unterschiedlichen Nüsse und Samen kennen, besorgen Sie sich keimfähiges Material aus dem Biohandel, und experimentieren Sie ein bisschen damit. Hygiene beim Keimen wird großgeschrieben. Achten Sie auf besonders saubere, heiß ausgespülte Keimgeräte und Vorrichtungen, und spülen Sie die Keimlinge mindestens zweimal täglich.

Für die Zucht von Keimlingen und Sprossen gibt es unterschiedliche Keimvorrichtungen. Wenn Sie keinerlei Utensilien für die Zucht von Sprossen und Keimlingen zu Hause haben, können Sie auch ein größeres sauberes Schraubglas nehmen. Geben Sie das Saatgut hinein, und füllen Sie das Glas mit Wasser auf. Lassen Sie die Samen mehrere Stunden – je nach Sorte – einweichen. Gießen Sie dann das Einweichwasser ab,

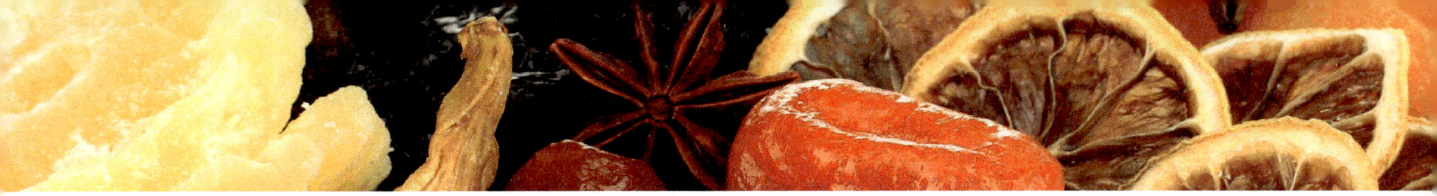

spülen Sie die Samen unter fließendem Wasser ab, und geben Sie sie zurück in das Glas. Befestigen Sie über der Öffnung ein Stück Mull, Vorhang oder Moskitonetz mit einem Gummi. So kommt Luft an die Keimlinge, und diese können atmen. Legen Sie das Glas hin. Spülen Sie die Sprossen mindestens zwei Mal. Sobald die Keimlinge die gewünschte Größe haben, spülen Sie sie noch einmal durch. Sie sind dann verzehrbereit. Bewahren Sie den Rest im Kühlschrank auf.

Im Bio- und Fachhandel können Sie verschiedene Sämereien finden, wie z. B. Alfalfa, Amaranth, Bockshornklee, Brokkoli, Buchweizen, Chinakohl, Endivie, Erbsen, Fenchel, Gerste, Hanfsamen, Kichererbsen, Kresse, Kürbiskerne, Linsen, Lupinen, Quinoa, Radieschen, Rettich, Roggen, Rotklee, Rucola, Rote Bete, Rotkohl, Senf, Sesam, Sonnenblumen, Steckrüben, Dinkel, Kamut, Weizen, Zichorie und viele andere mehr. Zudem gibt es verschiedene Keimsaatenmischungen.

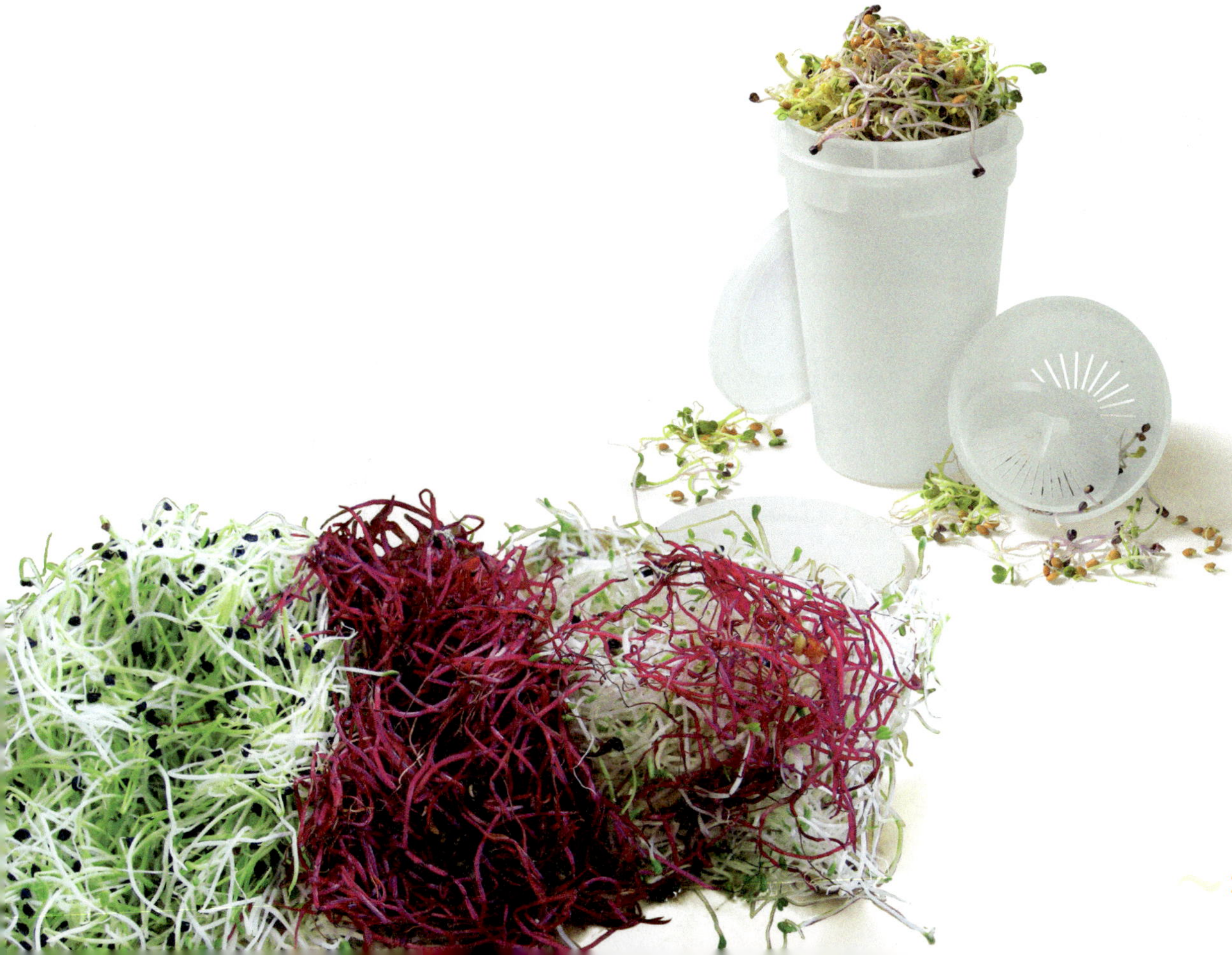

ABSOLVENTEN

DER RAINBOWWAY® AKADEMIE

Nun, liebe Leser, möchte ich Ihnen ein paar liebe Freunde vorstellen, die ihre Erfahrungen mit der veganen Vitalkost gemacht haben und sich inzwischen stark in diesem Bereich engagieren. Eine komplette Schüler- und Absolventenliste finden Sie auf meiner Homepage www.RainbowWay.de.

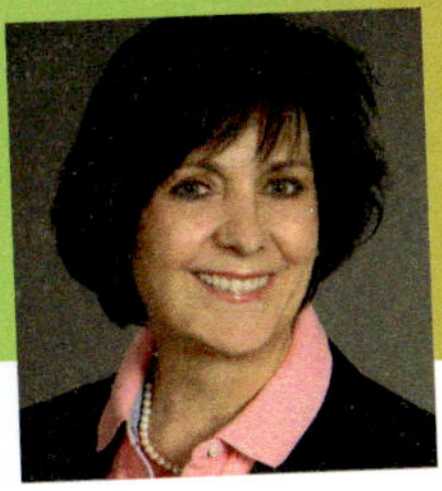

Petra Vera Brugger

aus Karlsruhe – Klasse 2007

Als ich Britta im Jahr 2006 kennenlernte, war für mich sofort klar, dass ich eine Ausbildung bei ihr machen wollte. Vegane Rohkost war zu diesem Zeitpunkt neu für mich. Die Ausbildung eröffnete mir neue Wege und Erkenntnisse. Ich fing an, zu entgiften und zu entschlacken, und bekam eine neue Sichtweise darauf, was Ernährung im Leben bedeutet. Britta lebte uns liebevoll und undogmatisch vor, was vegane Rohkost ist, und wir lebten es mit. Es ging mir so gut, dass ich unbedingt allen Menschen davon berichten wollte. Aber ich habe gemerkt, dass jeder Mensch diesen Schritt nur selbst gehen kann. Denn manchmal bringt uns erst eine Krankheit zum Umdenken. Heute arbeite ich mit meinem Mann Clemens in unserer Naturheilpraxis in Karlsruhe. Als Vital-Therapeutin und »Holistische Gesundheits-, Vitalkost- und Lebensberaterin« macht es mir in der täglichen Beratung sehr viel Freude, den Menschen den Einstieg in die lebendige, freudvolle und vegane Vitalkost zu vermitteln. Ich sehe täglich, dass immer mehr Menschen auf der Suche danach sind, ihre toten Nahrungsmittel durch lebendige Lebensmittel zu ersetzen. Ich danke Britta von ganzem Herzen, dass wir uns begegnet sind. Sie hat mein Leben positiv verändert, und ich kann durch das, was ich von ihr gelernt habe, anderen Menschen dabei helfen, ihre Lebensqualität zu verbessern.

www.naturheilpraxisbrugger.de

Anni Zwerger

aus Kirchberg/Tirol – Klasse 2010

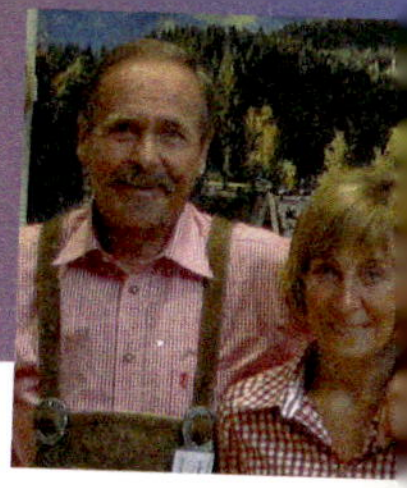

Die vegane Vitalkost hat mir ein völlig neues Lebensgefühl gebracht, Energie ohne Ende und einen klaren Kopf. Ich bin sensibler geworden, und ganz wichtig: Ich habe meine Gesundheit zurückgewonnen, nachdem ich unter beginnender Arthritis gelitten hatte. Seit meiner Umstellung vor mittlerweile 13 Jahren bin ich nie wieder krank gewesen. Britta, noch einmal danke für deine hervorragende Ausbildung. Dadurch war ich erst in der Lage, Vitalkost restauranttauglich zu »kochen«. Unsere Hausgäste waren begeistert und sind es noch immer. Des Weiteren habe ich sehr viel Hintergrundwissen von dir erhalten, das man unbedingt benötigt, wenn man Gäste betreut. Sehr gut war für mich auch, dass sich die Ausbildung über ein Jahr erstreckte, so konnte ich mich mitentwickeln. Mein Mann und ich bieten in unserer Pension im Sommer Vitalkosturlaube an und haben mittlerweile eine beträchtliche Anzahl von Gästen, die dieses Angebot zu schätzen wissen. Aus vielen Gästen sind inzwischen Freunde geworden, die jährlich bei uns Urlaub machen. Die Vitalkostkurse in unserem Restaurant sind innerhalb kürzester Zeit ausgebucht. Mein nächstes Ziel: mein eigenes rohköstliches Kochbuch.

www.daxer-krug.at

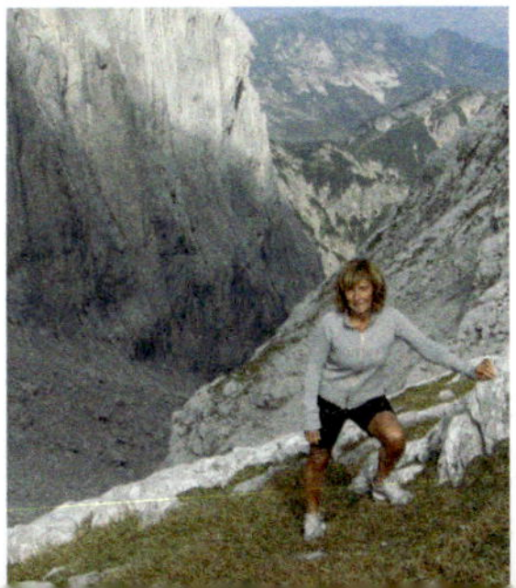

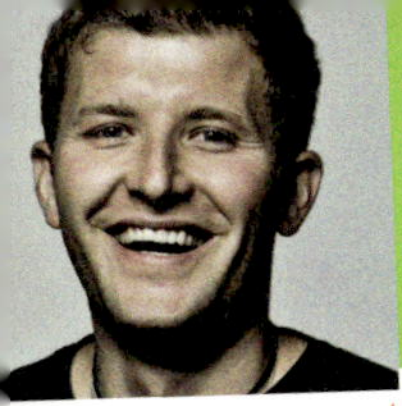

Florian Sauer

aus Haselbach/Thüringen – Klasse 2011

Mit vegetarischer Vitalkost, Entgiftung und Selbstheilung konnten meine Familie und ich uns völlige Gesundheit zurückerobern. Vitale Rohkost begeisterte uns so sehr, dass wir nach ganzheitlichen Ausbildungsmöglichkeiten suchten. Dies brachte uns zur »RainbowWay® Akademie« von Britta Diana Petri. Dort absolvierten wir die Ausbildung zum »Holistischen Gesundheits-, Vitalkost- und Lebensberater« und konnten unser bisheriges Wissen wunderbar mit dem neu erlernten verknüpfen. Mein eigenes Potenzial konnte sich entfalten, und der Wunsch, einmal selbst als Gesundheitslehrer zu arbeiten, wurde immer größer. Nach einem 2-Tages-Workshop mit Markus Rothkranz, wo ich Britta dabei assistierte, das Essen für die Gäste zuzubereiten, wusste ich genau: Das ist mein Ding und meine Berufung. Als Rohkostfamilie gründeten wir zwei mittlerweile sehr erfolgreiche Gesundheitshäuser in Thüringen. Wir helfen den Menschen bei inneren Reinigungen und dem Erlernen und Umsetzen der natürlichen Gesundheitslehre, leiten Seminare, Workshops, organisieren erfolgreiche Rohkostmessen und entwickeln völlig neue Gesundheitskuren, die wir im schönen Thüringer Wald, in Spanien und in Thailand anbieten. Die Vitalkost an sich hat meine Lebensqualität mit viel Freude erfüllt, mein ganzes Leben positiv gewandelt und alles einfach wunderbar entstehen lassen. Ich strotze nur so vor Ideen und Schaffenskraft. Es ist mir bis heute eine Freude, unser Wissen weiterzugeben und viele Menschen bei ihrer Wandlung zu unterstützen.

www.rawfoodlifecoach.de

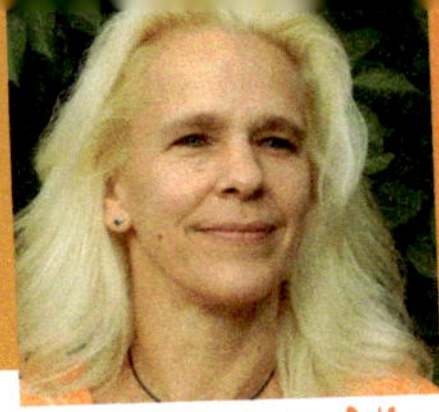

Ute Klar

aus Niederzier bei Köln – Klasse 2011

Im Rahmen einer 2-wöchigen Entsäuerungskur kam ich 2008 erstmals in Kontakt mit veganer Vitalkost. In der darauffolgenden Zeit begann ich, mich intensiver mit basischer Ernährung auseinanderzusetzen. Bei meiner Recherche entdeckte ich die »RainbowWay® Akademie« und lernte Britta kennen. 2010 begann ich bei ihr eine Ausbildung, die ich 2011 mit dem Diplom zur »Holistischen Gesundheits-, Vitalkost- und Lebensberaterin« abschloss. Die Ausbildung brachte mir viele neue Sichtweisen, und in einer tollen Klassengemeinschaft unter Brittas Obhut fühlte ich mich gut aufgehoben. Im letzten Jahr gehörte ich zu ihrem Event-Team und lernte eine Menge Neues, und wir hatten zudem viel Spaß auf den Messen. Die Essstörungen, unter denen ich seit meiner Kindheit gelitten hatte und deretwegen ich immer viel zu dünn gewesen war, gehören seit der Umstellung auf vegane Vitalkost der Vergangenheit an. Ich bin heute voller Energie und Kreativität. Inzwischen habe ich mich auf Superfoods spezialisiert, halte Vorträge, gebe Workshops und berate Menschen bei ihrer Umstellung auf vegane Vitalkost.

www.klar-roh-vital.de

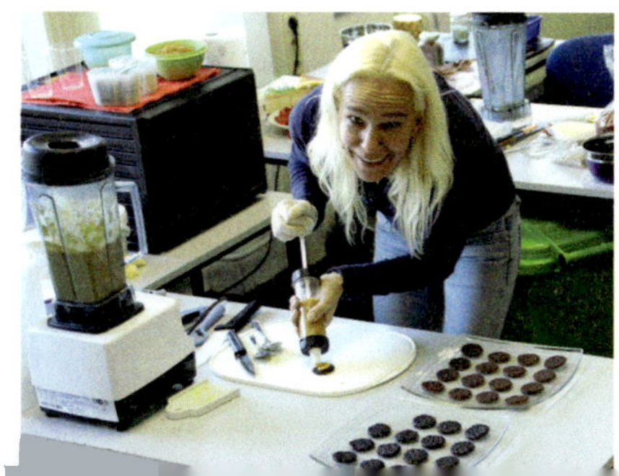

Daniela Hendrych

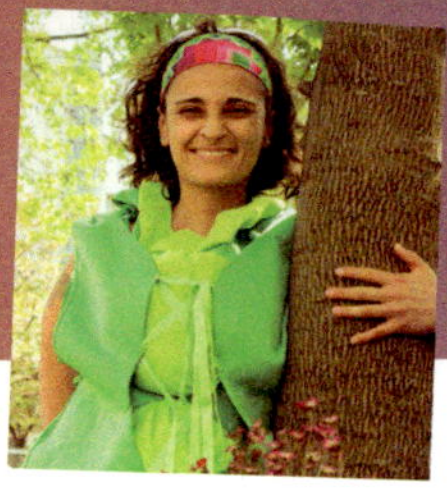

aus Rödermark – Klasse 2012

Rein pflanzliche Vitalkost bedeutet für mich Lebensenergie und Power pur! Durch meine Ausbildung bei Britta Diana Petri habe ich gelernt, mein Potenzial voll zu entfalten und in meine Kraft zu gehen. Nie hatte ich so viel Energie und Klarheit wie heute. Daraus entstand mein Unternehmen »RAWDIES« mit angeschlossener Vitalkostmanufaktur. In Workshops und Exkursionen gebe ich nun mein Wissen weiter. Vielen Menschen, die heute zu mir kommen, geht es ähnlich wie mir damals. Ich litt unter Laktoseintoleranz, hatte permanente Gewichtsschwankungen, war oft krank und müde und habe mich einfach unwohl in meiner Haut gefühlt. Aber mit der richtigen Art der Ernährung und einem ganzheitlichen Konzept kann jeder sein Leben in Einklang bringen, sich gut, verjüngt und leistungsstark fühlen. Ich kann nur jedem die ganzheitliche Ausbildung bei Britta ans Herz legen.

www.rawdies.de

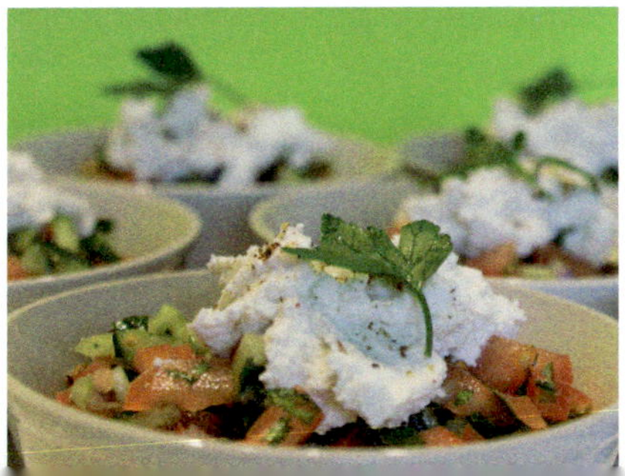

Renate Burkhardt

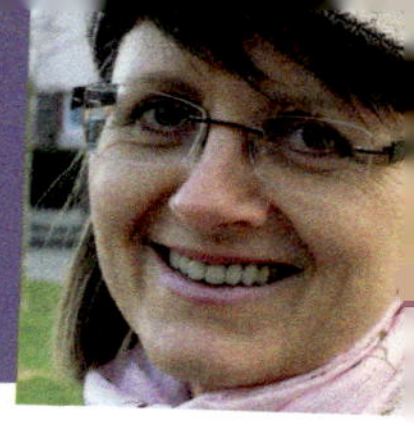

aus Wiesbaden – Klasse 2012

Mit veganer Vitalkost habe ich meine ganzen Zipperlein und Beschwerden, wie z. B. ständige Müdigkeit, Verdauungsprobleme, schlechtes Hautbild, ja, sogar Heuschnupfen, in den Griff bekommen. Und die in meinem Alter üblichen Wechseljahresbeschwerden sind bei mir erst gar nicht aufgetaucht. Als ich vor fünf Jahren zur Rohkost kam, wollte ich bald mehr erfahren über die gesundheitlichen Hintergründe und auch über die Zubereitungsmöglichkeiten. So bin ich zu Britta gekommen und habe viele interessante Aspekte der Vitalkost in Theorie und Praxis kennengelernt, sodass ich die kreative Art der Zubereitung mit meinem neuen gesundheitlichen Wissen verbinden konnte. Nach meiner Prüfung zur »Holistischen Gesundheits-, Vitalkost- und Lebensberaterin« und zur Zubereiterin habe ich mich deshalb mit meiner Firma »Vitalfroh« selbstständig gemacht. An meiner Begeisterung möchte ich andere Menschen teilhaben lassen und allen Interessierten zeigen, dass vegane Vitalkost keinen Verzicht bedeutet, sondern Bereicherung und Genuss. In meiner Manufaktur gebe ich deshalb monatlich Zubereitungsworkshops, bereite vitale Feinkost, also Vitalkosttorten und andere Vitalköstlichkeiten, für vegetarische Cafés und Privatkunden zu und halte Vorträge zu vital-gesunder Lebensführung.
Die Ausbildung bei Britta war das Beste, was mir passieren konnte!

www.vitalfroh.de

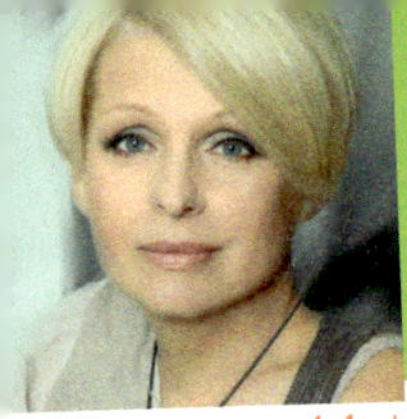

Tatjana Eberl

aus Ljubljana/Trzin, Slowenien – Klasse 2012

Ich fand durch Zufall (!) die »RainbowWay® Akademie« von Britta Diana Petri und entschloss mich, bei ihr zuerst einmal nur ein Zubereitungswochenende mitzumachen, denn Hassloch ist fast 850 km von Ljubljana entfernt. Als ich in der Akademie ankam, war ich jedoch mehr als begeistert. Britta erzählte uns so viele tolle Sachen, und meine innere Stimme sagte: »Nutze die Gelegenheit, die komplette Ausbildung mitzumachen. Das ist genau das, worauf du dich dein Leben lang vorbereitet hast.« Und ich blieb dabei. Es war wirklich eine der besten Erfahrungen in meinem Leben, ein tolles Jahr, in dem ich mich mit der Natur und Lebensmitteln aus der Natur auf eine ganz besondere Weise verbunden habe. Inzwischen beschäftige ich mich nur noch mit Rohkostzubereitung, und mein Berufsalltag ist sehr beweglich und lebhaft. Mit einer Partnerin habe ich ein Bistro eröffnet, in dem wir für unsere Kunden Rohkost frisch zubereiten, aber auch Produkte aus unser eigenen Manufaktur verkaufen. In unserem Bistro bieten wir vegane Rohkost-Kreationen und andere vegane Gerichte an.

www.zeleni-izvir.si

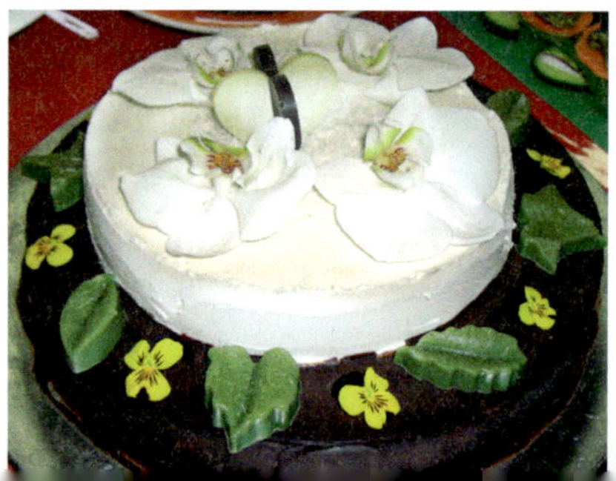

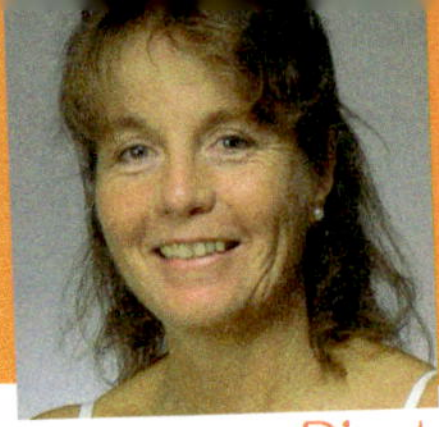

Barbara Kiefer

aus Bischweier – Klasse 2013

Im März 2012 wurde mir die Diagnose Brustkrebs gestellt. Mir war sofort klar, dass eine Chemotherapie für mich nicht der Weg ist. Auf der Suche nach einem alternativen Heilungsweg bin ich im Internet auf Berichte anderer Betroffenen gestoßen, die sich von veganer Vitalkost ernähren. Autodidaktisch stellte ich meine Ernährung nach und nach um. Ich wollte meine Kenntnisse über die mir so neue und fremde Art der Ernährung unbedingt vertiefen und absolvierte daher eine Ausbildung zum »Holistischen Gesundheits-, Vitalkost- und Lebensberater« an der »RainbowWay® Akademie«. Während dieser Ausbildung habe ich mir wertvolles Wissen angeeignet, bereichernde Kontakte geknüpft und mein Leben in sehr vielen Bereichen vervollständigt.

Durch meine Ernährungsumstellung auf vegane Vitalkost habe ich insgesamt 20 kg abgenommen und somit mein Wohlfühlgewicht erreicht. Ich habe mich noch nie so gut, kraftvoll und leistungsfähig gefühlt wie heute. Meine drei diagnostizierten Bandscheibenvorfälle verursachen mir heute keine Rückenschmerzen mehr, und nichts konnte mich davon abhalten, sieben Monate nach meiner Krebsdiagnose meinen ersten Marathon zu laufen. Seit Kurzem bin ich als Beraterin in eigener Gesundheitspraxis tätig. Mein Herzenswunsch ist es, so vielen Menschen wie nur möglich die Vorzüge der veganen Vitalkost näherzubringen. Aus diesem Grund halte ich auch Vorträge und veranstalte Zubereitungskurse.

www.erlebe-barbara.de

Christina Wetzka-Sommavilla

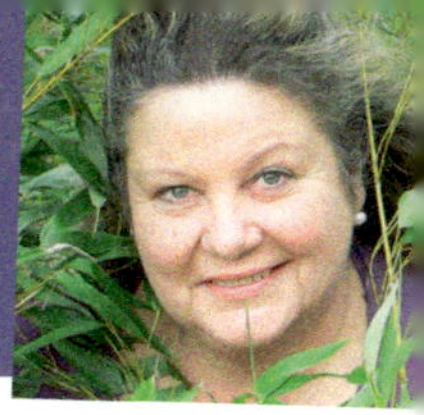

aus Lingenfeld – Klasse 2013

Schon in meiner Kindheit wurde ich übergewichtig. Ich wuchs in einer Großfamilie auf, in der das Essen einen hohen Stellenwert einnahm. Viel gute Hausmannskost mit Fleisch, Wurst, frischem Brot und Butter. Mit Gemüse konnte ich mich nicht anfreunden außer mit Erbsen und Karotten aus der Dose. Und ich liebte Süßigkeiten. So litt ich als junges Mädchen furchtbar unter meinen vielen Kilos und startete meine vier Jahrzehnte andauernde – mehr oder weniger erfolgreiche – Diätkarriere, wobei doch jeder Versuch ein »dickes Ende« nahm. 2012 hörte ich zum ersten Mal von roh-veganer Ernährung, las Bücher und traf bei Recherchen im Internet auf Britta Diana Petri und ihre »RainbowWay® Akademie«. Auf einer Messe lernte ich Britta dann persönlich kennen, probierte ihre leckeren Kreationen und wusste sofort: Das will ich lernen. Im Januar 2013 startete meine Ausbildung, die ich im November abschloss. Der Unterricht hat mir viel Spaß gemacht, und ich hörte Dinge und verstand Zusammenhänge über den menschlichen Körper, die mir vorher nie bewusst gewesen waren. Ich durfte lernen, wie wichtig es für eine gute Gesundheit ist, sich zu reinigen, von Schlacken zu befreien und mit guten Lebensmitteln ein neues Körpergefühl aufzubauen. Dieses Jahr veränderte mein Leben. Ich habe begriffen, dass gesund sein mehr bedeutet als schlank sein. Heute esse ich vorwiegend pflanzliche, biologisch angebaute Kost, und aus meinem bunten und vielfältigen Obst und Gemüse zaubere ich schmackhafte Vitalkost-Kreationen. Meine Gelenk- und Bewegungsschmerzen sind verschwunden, ich brauche keine Blutdrucktabletten mehr, und mein Blutzuckerspiegel ist wieder im Normbereich. Gibt es eine schönere Bestätigung dafür, dass diese Ernährungsweise funktioniert? Sie möchten wissen, ob ich auch abgenommen habe? Das habe ich! Mittlerweile bin ich um 3 Kleidergrößen geschrumpft! Ich bin noch nicht am Ziel meiner figürlichen Wünsche angelangt, aber der Weg ist das Ziel. Seit März 2014 bin ich in eigener Praxis als »Holistische Gesundheits-, Vitalkost- und Lebensberaterin« tätig. Ich helfe Menschen, denen es genauso geht wie mir damals. Deren Gedanken sich um Essen, Abnehmen und Schlanksein drehen ... und einige von ihnen vergessen darüber sogar zu leben! In Kooperation mit meiner Schwester Barbara gebe ich Zubereitungskurse für vegane Vitalkost, und meine Firma bietet ebenfalls einen Catering-Service mit roh-veganen, glutenfreien Köstlichkeiten an. Ich durfte erleben, dass sich mit der körperlichen Veränderung auch die Gedanken und Gefühle verändern ... zum Besseren und zum Positiven. Heute genieße ich mein neues Leben!

www.iss-mit-chris.de.

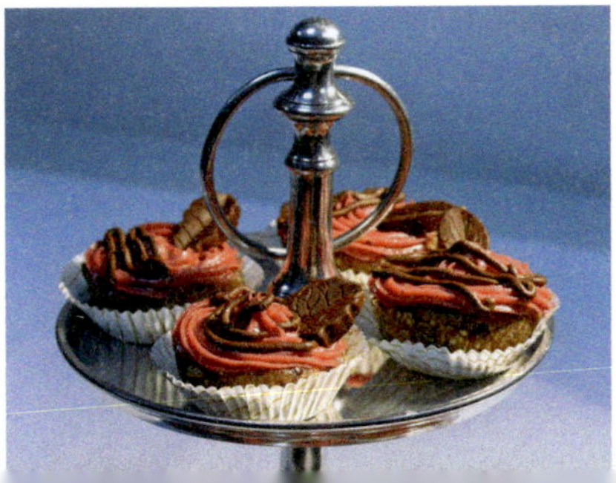

Laura Schneider

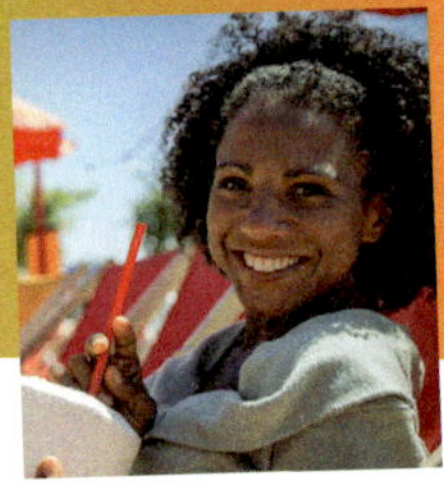

aus München – Klasse 2013

2013 habe ich die Ausbildung in der »Rainbow-Way® Akademie« von Britta Diana Petri zur »Holistischen Gesundheits-, Vitalkost- und Lebensberaterin« mit Praxis in Zubereitung roh-veganer Kreationen absolviert und für meine bestandene Prüfung und Abschlussarbeit ein Diplom erhalten. Vegetarisch lebe ich, seit ich weiß, dass jedes Fleisch mal Augen hatte. Dieser Gedanke hielt mich schon als Kindergartenkind davon ab, Tiere zu essen. Vegan, im Sinne der rein pflanzlichen Ernährung, ist für mich keine Steigerung zum Vegetarier, sondern eine bewusste Erweiterung der erwachten Erkenntnis, dem Körper, dem Geist und der Seele ein möglichst gesundes Zuhause zu geben. Dabei ist es genauso entscheidend, nicht einfach Milchprodukte und tierische Erzeugnisse wegzulassen, sondern auf die vitalstoffreichen Lebensmittel und lebendige Nahrung zurückzugreifen. Raw Food heißt es in den englischsprachigen Ländern, Rohkost bei uns. Vegane Vitalkost nennt es Britta Diana Petri, denn Vitalkost ist nicht einfach nur grün, sondern sexy und bunt, in allen Farben des Regenbogens. Sie beinhaltet alle Informationen und Nährstoffe, Vitamine, Enzyme und Mineralien, die uns Vitalität, Kraft, Energie, Konzentration und gute Laune schenken. Natürliche Gesundheit also!

Seit meinem 19. Lebensjahr bewege ich mich in der Öffentlichkeit. Ich habe als Schauspielerin, Moderatorin, später als Agentin für Nachwuchstalente im Filmbusiness gearbeitet und mit einer meiner selbst geschriebenen Solosingles unter anderem die Goldene Schallplatte in Deutschland erhalten. Heute, mit über 30 Jahren, bin ich Yogalehrerin, »Health Coach« und »Free Life Guide«, weil ich weiß, wie wichtig es geworden ist, in unserer Welt Licht zu leuchten, Bewusstsein zu schaffen, zu inspirieren, zu ermutigen und Menschen dabei zu begleiten, neue Wege zu gehen. Sie einzuladen in die Leichtigkeit des Seins, sich aus eigenen oder äußeren Zwängen zu befreien! Endlich ganz, gesund und glücklich zu sein! Die pflanzliche Vitalkost ist eine Türe, die jedem offen steht und dazu einlädt, sich mit der Natur zu verbinden, um bei sich selbst anzukommen!

www.freelifeguide.de

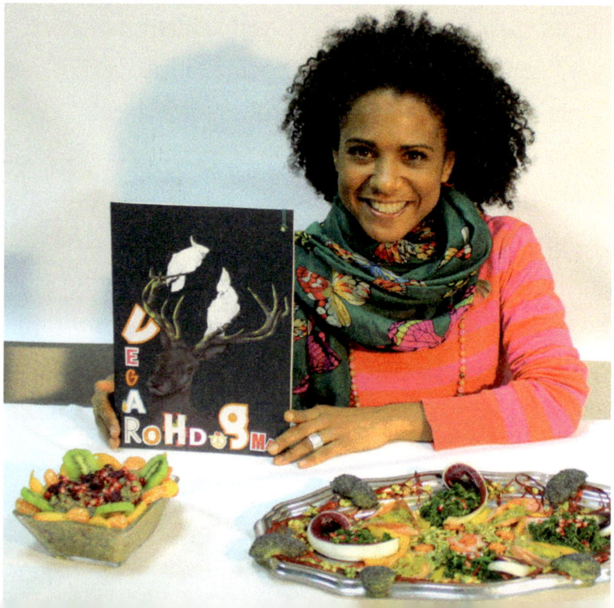

Jann Glasmachers

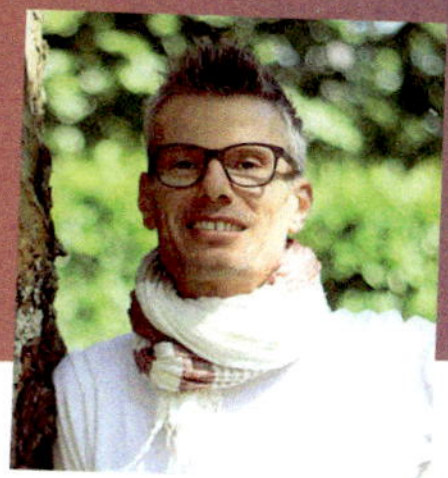

aus Wiesbaden – Klasse 2013

Im Jahre 2012 erhielt ich die Diagnose Multiple Sklerose und fing an, mich im Internet nach Erfolgsgeschichten umzuschauen. Ich stieß auf sehr viele Berichte, in denen es um »Heilung mit Rohkost« ging. Je mehr ich mich mit dem Thema auseinandersetzte, desto mehr zog es mich in den Bann. Der Wunsch nach tiefer gehendem Wissen wurde immer größer, sodass ich mich schließlich nach einer Ausbildungsmöglichkeit umsah. In der Ausbildung bei Britta geht es um ganzheitliches Gesundheitswissen auf Basis der natürlichen Gesundheit. Vegane Vitalkost ist zu einem wesentlichen Baustein auf dem Weg meiner Genesung geworden. Schon während meiner Ausbildung fing ich an, meine Erkenntnisse auf einer eigenen kleinen Website niederzuschreiben. Mittlerweile ist die anfangs »kleine« Website zu einem eigenständigen Projekt mit einer großen Community von mehreren tausend Lesern täglich angewachsen. Ich berate Klienten auf der Suche nach einer besseren Lebensqualität, schreibe Bücher und trage die Botschaft der natürlichen Gesundheit in die Welt hinaus. Ohne die Ausbildung bei Britta hätte ich diesen Schritt vermutlich nie getan. Dafür danke ich Britta von ganzem Herzen.

www.gesundheitsfundament.de

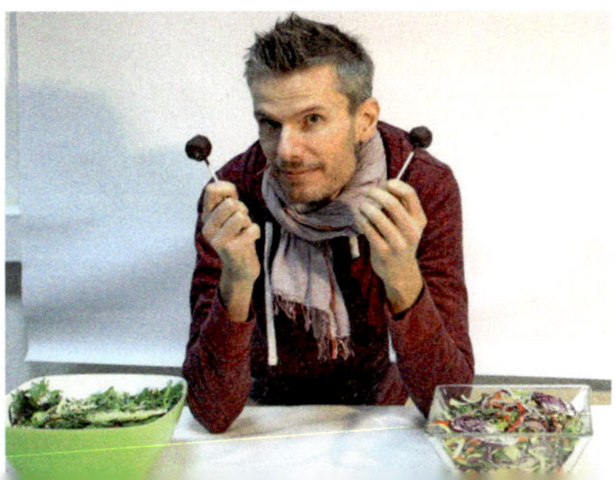

Benjamin Rüger

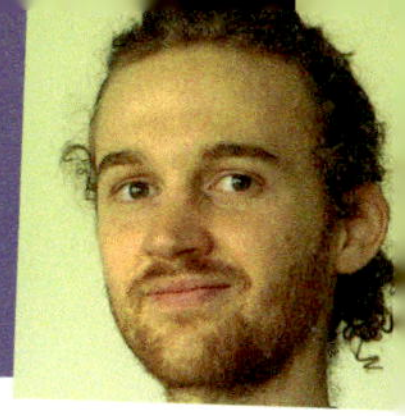

aus Much bei Köln – Klasse 2013

Vegane Vitalkost bedeutet für mich, die Welt ein Stückchen zu verbessern und mich von unnötigem Leid zu befreien. Die Umstellung auf vegane Vitalkost hat bei mir bewirkt, dass ich gesund geworden bin und es auch bleibe. Außerdem sind meine Gedanken klarer geworden. Durch die Ausbildung in der »RainbowWay® Akademie« habe ich vor allem einen undogmatischen Umgang mit dem Thema Ernährung und eine ganzheitliche Sicht auf alle Themen des Lebens bekommen. In meinem Alltag, in dem ich als Musiker, Sozialarbeiter und Vitalkostzubereiter »funktionieren« muss, bleibt mir nur wenig Zeit, um mich wieder aufzuladen. Durch die Vitalkost und die ganzheitliche Betrachtungsweise des Lebens bin ich viel belastbarer und gelassener geworden. Das hilft mir sehr, meinen Alltag zu meistern. Ich bin sehr dankbar für alles, was ich in der Ausbildung gelernt habe.

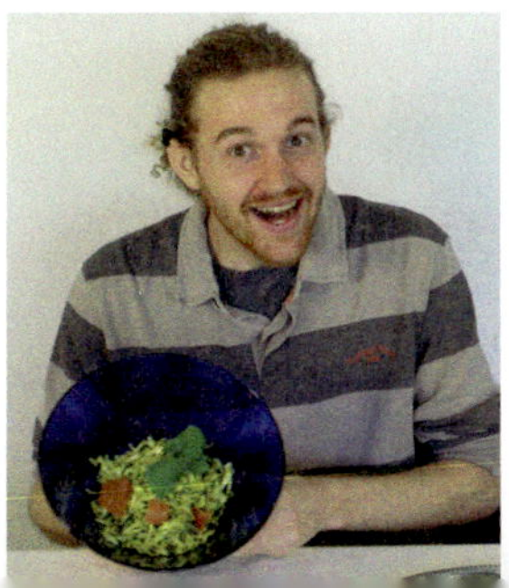

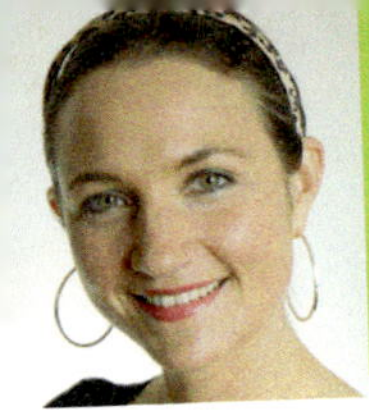

Andrea Elisabeth Kusanc

aus München – Klasse 2014

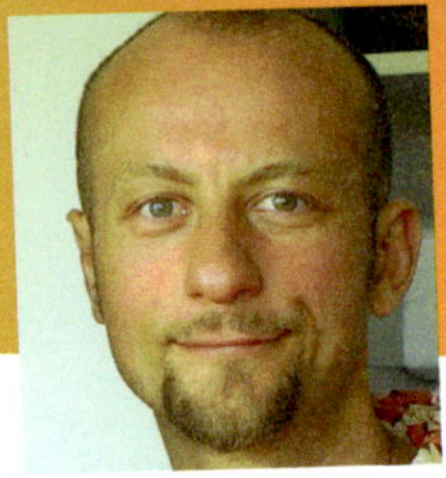

Münir Kusanc

aus München – Klasse 2014

Seit einigen Jahren lebe ich roh-vegan. Diese Ernährungsform überzeugt mich einfach – ich empfinde sie als die gesündeste, natürlichste und nachhaltigste. Außerdem liebe ich Tiere! Durch die Ausbildung bei Britta haben sich für mich noch einmal WELTEN eröffnet! Ich habe eine weit größere Bandbreite an leckeren und nahrhaften Rezepten gelernt und bin inspiriert, selbst neue Rezepte zu kreieren. Nun kann ich die Reaktionen meines Körpers besser deuten und schnell sowie auf ganzheitliche Weise mit einer maßgeschneiderten Änderung der Rezepte die Balance für Körper und auch Seele wiederherstellen – denn nun sind mir die Zusammenhänge klar! Es ist mir eine Freude und ein großes Anliegen, diese Ernährungsweise weiterzugeben und anderen zugänglich und schmackhaft zu machen – durch leckere roh-vegane Verkostung auf Seminaren und Festen und in Workshops.

www.vitalkostbar.de

Ich besaß zwischen 1997 und 2003 ein sehr gut gehendes türkisches Restaurant und einen Döner-Imbiss in Landsberg am Lech. 2003 eröffnete ich einen weiteren Döner-Imbiss in Augsburg, den ich bis 2010 führte. In dieser Zeit wurde ich jedoch aus verschiedenen Gründen zum Vegetarier. Weil ich kein Fleisch mehr verkaufen wollte und deswegen mit mir selbst in Konflikt geriet, entschloss ich mich dazu, das Geschäft nicht mehr weiterzuführen. Ich verkaufte es trotz seines Erfolgs und des großen Widerstands meiner Familie, meiner Freunde und meiner Gäste. Je mehr ich mich mit dem Thema vegetarische Ernährung befasste, desto klarer wurde mir, dass vegetarisch zu leben nicht konsequent genug war. Ich wurde Veganer, zog nach München und arbeitete im veganen Restaurant »Gratitude Eatery« in München, wo ich meine jetzige Frau und große Liebe Andrea Elisabeth kennenlernte. Seitdem ich größtenteils roh-vegan lebe, spüre ich, dass ich mich mit jedem Schritt und jeder Veränderung in der Ernährung viel kraftvoller und kreativer fühle und auch immer feiner in der Wahrnehmung werde. Inzwischen habe ich die Ausbildung zum »Holistischen Vegan-Vitalkost-Zubereiter« abgeschlossen und bin auch in der Jahresklasse zum »Holistischen Gesundheits-, Vitalkost- und Lebensberater«. Andrea Elisabeth absolviert übrigens mit mir gemeinsam die Ausbildungen an der »RainbowWay® Akademie«. Zurzeit arbeite ich im bekanntesten Vegan-Restaurant in München, im »Max Pett«. Ich halte die vegane Vitalkost für die natürlichste und liebevollste Ernährungsform und bin froh, diesen Schritt gegangen zu sein.

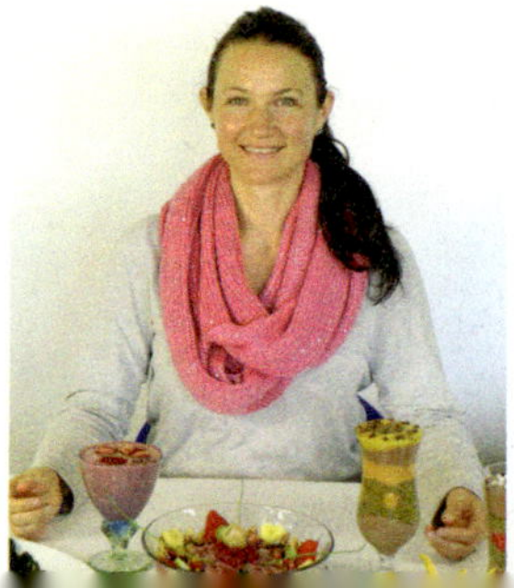

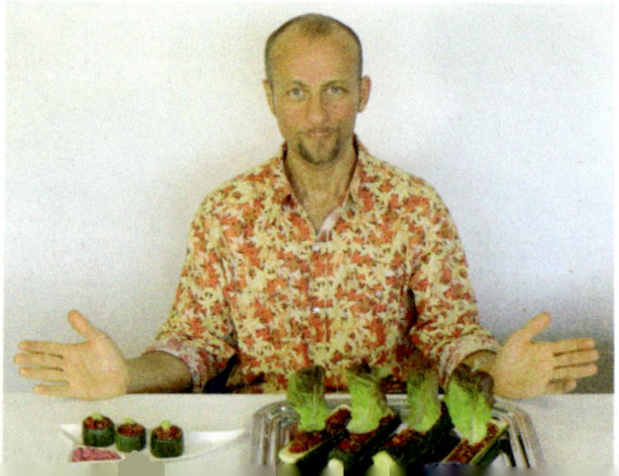

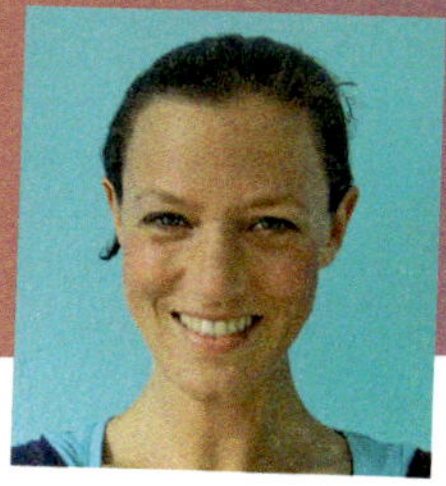

Betty Braun

aus Köln – Klasse 2014

Die vegane Vitalkost liefert mir die nötige Energie bei meinem sportlich-aktiven Lebensstil, ohne mich zu belasten. Sie fördert die Kreativität und bringt mir einen wachen Geist, was mich in meinem Beruf als Grafik-, Interaktiondesigerin, Illustratorin und auch Yogalehrerin sowie in der Malerei erheblich unterstützt. Insgesamt bin ich damit wesentlich leistungsfähiger, belastbarer und weniger anfällig für Krankheiten geworden. Hautprobleme, Allergien und Migräne, unter denen ich früher zu leiden hatte, sind nahezu verschwunden. Britta und ich kennen uns von vielen Messen, und 2014 habe ich es endlich geschafft, die Ausbildung bei ihr zu beginnen, die mir ein ganzheitliches Wissen über Ernährung, Gesundheit und Spiritualität vermittelt. Sie inspiriert mich nicht nur bei der Zubereitung von Speisen und der Weiterentwicklung meiner Pralinen-Reihe, sondern auch bei meiner Lebensgestaltung. Sie hilft mir, Zusammenhänge zu erkennen und mehr Toleranz zu entwickeln. Außerdem bietet sich in der Akademie eine wundervolle Plattform für den Austausch unter Gleichgesinnten. In Zukunft möchte ich Menschen zu einem gesünderen Lebensstil und zur Entfaltung ihres Potenzials durch Yoga- und Zubereitungsworkshops sowie Coachings inspirieren.

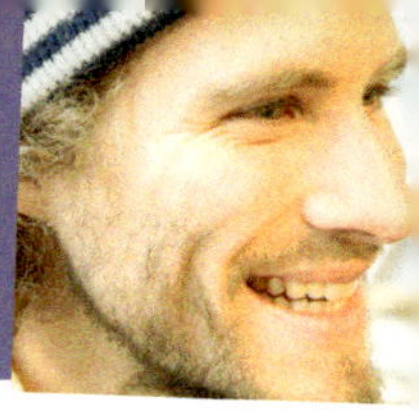

Boris Häbich

aus Tübingen – Klasse 2014

Mit Ende zwanzig beschloss ich, mich noch einmal intensiv mit Lebensmitteln zu befassen, und lernte in einer Backstube, in der man viel Wert auf gutes Handwerk und natürliche Zutaten legt. Nach einem Jahr Backen hat sich meine Sicht geändert: Ich sehe meine Grundnahrungsmittel nicht mehr im guten, alten Brot, sondern in reifem Obst, erfrischendem Gemüse und lebendigem Grün. Dieser Wandel vollzieht sich noch immer in sehr aufregender Art und Weise, weil es mich nun in unsere Wälder und Wiesen hinauszieht, wo ich essbare Kräuter finde. Ich verbringe so viel mehr Zeit in der Natur und bei unseren Kulturpflanzen und sehe, dass dort auch meine Nahrung zu finden ist. Seit den Erfahrungen in Brittas Akademie mache ich die Pflanzenkost auch anderen Menschen schmackhaft und versuche dabei, auf den Gesundheitsaspekt von Lebensmitteln zu achten: die richtige Kost für den richtigen Menschen im rechten Moment. Ich gebe demnächst erste Kurse an der Volkshochschule und möchte in Zukunft Menschen etwas aus meiner Küche und von meiner Lebensart zeigen.

www.derboris.net

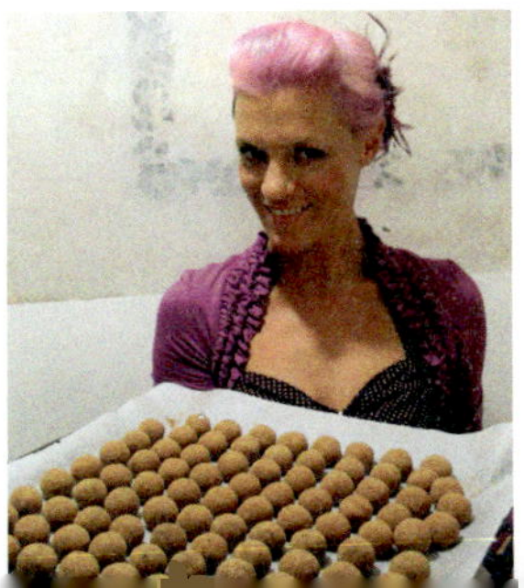

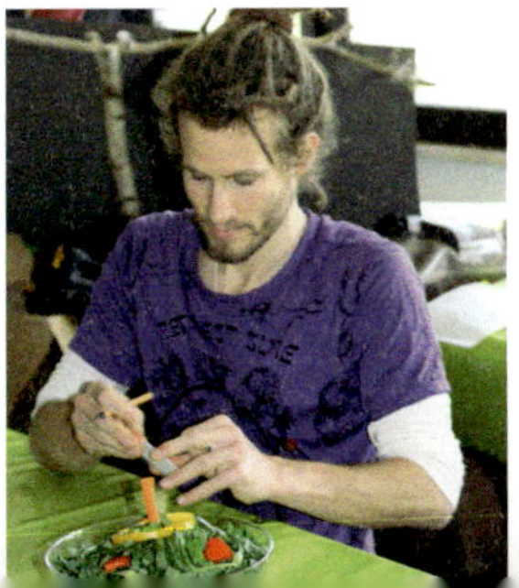

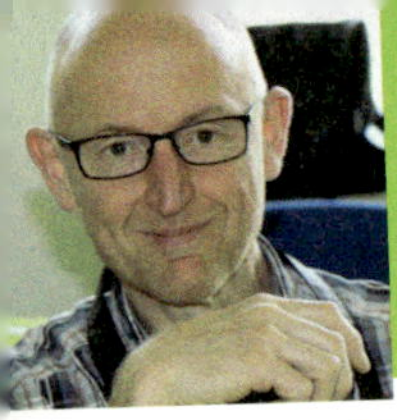

Stefan Rüger

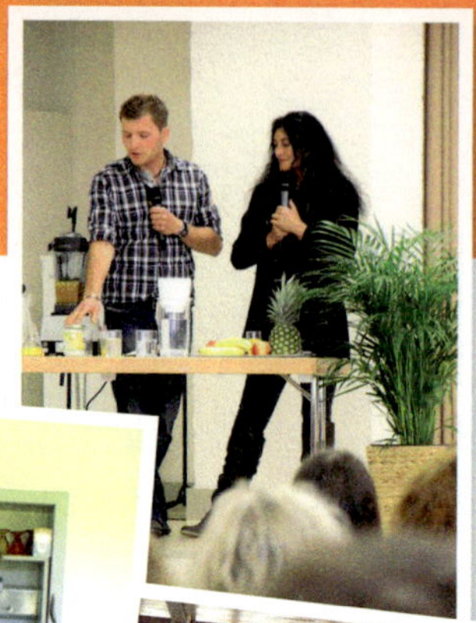

aus Much bei Köln – Klasse 2014

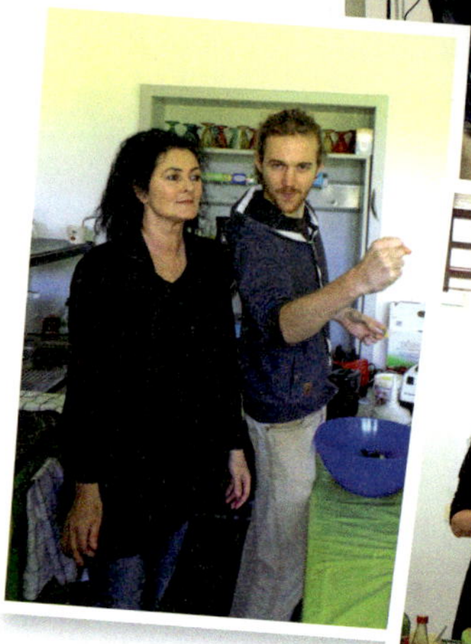

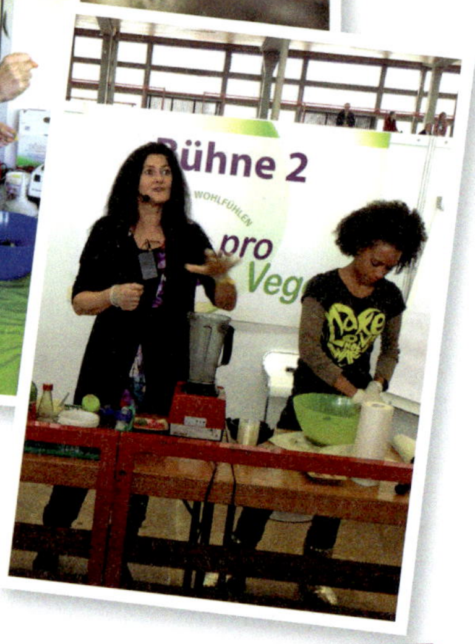

Vegane Vitalkost bewirkte bei mir physisch und psychisch sehr positive Änderungen, wie z. B. mehr Mobilität durch Gewichtsabnahme, Hautreizungen verschwanden, meine ständig verstopfte Nase wurde frei, und die Atmung vertiefte sich. Ich bin heute viel motivierter, Sport zu treiben, und habe auch beim Klettern viel mehr Energie und Ausdauer. Meine Lebensenergie hat sich so sehr gesteigert, dass ich auch nach der täglichen schweren Arbeit in meinem handwerklichen Beruf abends noch fit bin und kreativ werde. Mir fallen ständig neue Dinge ein. Mein Umfeld und meine Freunde sind überrascht über diesen neuen Stefan. Weil mein Sohn Benjamin an der »RainbowWay® Akademie« zum »Holistischen Gesundheits-, Vitalkost- und Lebensberater« ausgebildet wurde und nach jedem Unterricht so viel Positives berichtete und so leckere Speisen für uns zubereitete, wurde ich sehr neugierig. Er überredete mich, zu einem der Kurse mitzukommen, und ich erlebte den kreativen Flow der Zubereitung, den liebevollen und verständnisvollen Umgang der Schüler untereinander, Brittas Unterricht und viele spannende Geschichten und Inhalte. So entschloss ich mich kurzerhand, auch die Ausbildung zu machen und mich persönlich und beruflich zu erweitern. Mir eröffnete sich eine neue Welt, inspirierend, anstrengend und gleichzeitig erfüllend, während ich mich aus alten Gewohnheiten befreite.

Britta Diana Petri ist Gründerin und Leiterin der »RainbowWay® Akademie«. Im Zentrum ihrer Tätigkeit stehen Methoden, mit denen Menschen Voraussetzungen für Gesundheit schaffen und damit ihre Lebenskraft entwickeln, stärken und erhalten können. Jedes Jahr schließen neue Absolventen die Ausbildungen zum »Holistischen Gesundheits-, Vitalkost- und Lebensberater«, zum »Vegan-Vitalkost-Zubereiter« oder zum »Vegan-Vitalkost-Kreativ-Chef« an der Akademie der Autorin ab.
Weitere Informationen zu den Büchern, Seminaren und Angeboten der Autorin finden Sie unter **www.RainbowWay.de**

SCHLUSSWORT

Bevor man eine Ernährungs- und Lebensweise für gut befinden kann, muss man diese zuerst einmal ausprobieren und Erfahrungen mit ihr sammeln. Am besten funktioniert das schrittweise!

Begrüßen Sie die Welt gleich nach dem Aufstehen mit einem »Guten Morgen, Welt in mir und Welt da draußen! Ich freue mich auf unseren gemeinsamen Tag! Möge alles zu unserem Besten geschehen!« Versuchen Sie es mit einem Lächeln – und vielleicht können Sie dieses im Laufe des Tages öfter herausholen. Dies macht frische Augen, bringt Jugendlichkeit und schöne Gesichtszüge. Wer viel lächelt, sieht im Alter besser aus! Wenn Sie nichts zum Lächeln bringt, dann bemühen Sie sich, nicht alles, was um Sie herum geschieht, persönlich zu nehmen. Ein bisschen Selbstironie und Humor helfen dabei, stets die Ruhe zu bewahren und auch in schwierigen Situationen in der Freude zu bleiben – denn auch diese werden wieder vorbeigehen. Alles kann besser werden, wir müssen nur die Voraussetzungen dafür schaffen!

Beginnen Sie Ihren Tag mit einem basischen Getränk. Ob fertige Basenmischung mit Wasser oder selbst gepresstes Grün mit Wasser – das können Sie jeden Tag für sich neu entscheiden. Wenn Sie nicht ohne Koffein können, dann entscheiden Sie sich für ein wenig schwarzen Espresso ohne Zutaten. Verwenden Sie nur so viele Sucht- und Anregungsmittel, wie unbedingt nötig und wie Sie gut zu kompensieren vermögen. Lassen Sie nichts zur Gewohnheit werden, und vermeiden Sie Exzesse in allen Bereichen. Die Balance ist entscheidend. Mit der Zeit brauchen Sie immer weniger Suchtstoffe und Anregungsmittel. Dies ist ein natürlicher Prozess bei einer veganen Vitalkost-Ernährung und bei der Entwicklung einer ganzheitlichen Weltsicht.

Zwischen 10.00 und 11.00 Uhr – oder wann immer Ihnen danach ist – trinken Sie Ihren ersten Smoothie, in grün oder in einer anderen Farbe und Geschmacksrichtung. Wenn Sie einmal alle Rezepte durchprobiert haben,

wissen Sie, was Ihnen schmeckt und guttut und können selbst weitere Rezepte kreieren.
Trinken Sie eine halbe Stunde vor jedem Essen ein Glas Wasser, und beginnen Sie Ihre Mahlzeit mit einem leckeren Salat und grünen Blättern. Sie finden eine Menge Anregungen dazu in den Rezepten.

Ansonsten essen Sie, was sie mögen, und versuchen Sie, dabei immer bessere Produkte in immer besserer Qualität zu bekommen. Sparen Sie tote Industrienahrungsmittel langsam aus, um keine lebensfeindlichen Stoffe und Informationen mehr in Ihr System zu lassen. Wenn es sich mal nicht umgehen lässt, unvorteilhafte Kost zu essen, dann neutralisieren Sie sie danach mit einem Heilerde-Drink, und gehen Sie bei der nächsten Gelegenheit wieder vital und ganzheitlich vor. Essen Sie etwas Leichtes zu Abend und vor allem nicht zu spät, und trinken Sie einen Basen-Drink vor dem Schlafengehen.

Wenn Sie anfangs das Gefühl haben, von Vitalkost nicht ausreichend satt zu werden, essen Sie einfach öfter oder mehr davon. Mit der Zeit gewöhnt sich der Körper an die hochwertige Nahrung, und die leeren Speicher werden sich füllen. Danach kommen Sie mit viel kleineren Nahrungsmengen aus, ohne dabei zu dünn zu werden.

Haben Sie Verdauungsprobleme, versuchen Sie es mit einer Darmkur bzw. mit einer Darmsanierung. Dafür gibt es unterschiedlichste Möglichkeiten, die ich in diesem Rahmen jedoch nicht aufführen kann.

Bezüglich der Essenszeiten möchte ich keine starren Vorgaben machen. Es gibt zwar Zeiten, die man als vorteilhaft empfiehlt, aber da wir Menschen so verschieden sind, in verschiedenen Regionen leben und auch unterschiedliche Arbeitszeiten haben, kann man dies unmöglich über einen Kamm scheren. Und schließlich soll derjenige, der sich aufgrund seiner Lebensumstände nicht an diese Zeiten halten kann, nicht mit Angst und schlechtem Gewissen leben. So etwas brauchen wir nicht! Je länger Sie natürliche Voraussetzungen für Ihre Gesundheit schaffen, desto mehr pendeln sich optimale Essens- und Schlafenszeiten bei Ihnen ein, und zwar genau so, wie Ihre jeweils physische und psychische Situation das verlangt. Selbst wenn Sie es etwas übertreiben oder sich verausgaben, erhalten Sie auf irgendeine Weise eine direkte Resonanz, die Sie dazu bringt, das nötige Gleichgewicht wiederherzustellen.

Niemand kann Ihnen erzählen, was Sie tun sollen. Das Leben, Ihr Körper und die Geschehnisse im Hier und Jetzt werden Sie ganz von selbst dahin leiten, wo es für Sie hingehen soll. Sie können beeinflussen, wie es Ihnen dabei ergeht und wie gut oder schlecht Sie vorankommen – denn die Energie folgt stets der Aufmerksamkeit. Wenn Sie Ihre Aufmerksamkeit auf die guten und schönen Dinge des Lebens richten, auf alles, was Sie lieben, auf Ihre Ziele und Wünsche und wenn Sie stets zum eigenen Wohl wie auch zum Wohl des Ganzen entscheiden, dann kann alles nur wunderbar, harmonisch und gut werden! Das, worauf Ihre Aufmerksamkeit liegt, verstärkt sich, wächst und gedeiht! Das funktioniert natürlich auch in die andere Richtung, aber damit müssen wir uns gar nicht erst befassen.

Je mehr wir ganzheitlich Voraussetzungen für eine natürliche Gesundheit und ein erfülltes Leben schaffen, desto mehr Gesundheit und Fülle werden wir in unser Leben ziehen. Wir müssen einfach nur verstehen, wie wichtig eine lichtvolle Denk-, Ernährungs- und Lebensweise ist, und diese jeden Tag aufs Neue praktizieren, denn

»die Menge des Lichts in uns bestimmt die Klarheit unserer Sicht und die Qualität dessen, was wir betrachten, denken, fühlen, sind, sagen, tun und erschaffen!«

Ich wünsche Ihnen, liebe Leser, von Herzen alles Gute, viel Freude bei der Zubereitung, ein lichtvolles Leben und vor allem gute Gesundheit!

Ihre Britta Diana Petri

Literatur

Boutenko, Victoria: »Green for Life«, Raw Family Publishing, Ashland, OR, 2002.

Campbell, T. Colin; und Campbell, Thomas M: »China Study: Die wissenschaftliche Begründung für eine vegane Ernährungsweise«, Systemische Medizin, Bad Kötzting 2011.

Dahlke, Dr. Ruediger: »Peace Food: Wie der Verzicht auf Fleisch und Milch Körper und Seele heilt«, GU, München 2011.

Ehret, Prof. Arnold: »Die schleimfreie Heilkost«, Waldthausen, Ritterhude 1990.

Hoffmann, Manfred: Staller, Bernhard; Wolf, Günter: »Lebensmittelqualität und Gesundheit: Bio-Testmethoden und Produkte auf dem Prüfstand«, Baerens & Fuss, Schwerin 2007.

Jentschura, Peter; Lohkämper, Josef: »Gesundheit durch Entschlackung«, Jentschura, Münster 1998.

»Linder Biologie SII«, Schroedel, Braunschweig 2011.

Mindell, Earl: »Die Vitamin-Bibel«, Heyne, München 1985.

Robbins, John: »Ernährung für ein neues Jahrtausend«, Nietsch, Freiburg 1995.

Shelton, Herbert M.: »Fasten kann ihr Leben retten«, Waldthausen, Ritterhude 1996.

Tilden, John: »Mit Toxämie fangen alle Krankheiten an«, Waldthausen, Ritterhude 2001.

Walker, Dr. Norman: »Auch Sie können wieder jünger werden«, Goldmann, München 2002.

Wandmaker, Helmut: »Willst Du gesund sein? Vergiß den Kochtopf!«, Goldmann, München 1992.

Whang, Sang: »Der Weg zurück in die Jugend. Kein Wunschtraum, sondern wissenschaftliche Erkenntnis«, BoD 2013.

Young, Robert O; Young, Shelley Redford: »Die pH-Formel für das Säure-Basen-Gleichgewicht«, Goldmann, München 2007.

Bildnachweis

Bilder von der Bilddatenbank www.shutterstock.com:

Auf dem Umschlag verwendet: #110637527©Diana Taliun, #109681094©EtiAmmos, #142598632©Elena Kalistratova

Über das Buch verteilte Dekoelemente: #142598632©Elena Kalistratova, #142598701©Elena Kalistratova, #172235048©bioraven, #172676147©La puma, #175430948©geraria, #190592915©Nikiteev_Konstantin

S. 2, 81,83 #112558895©SOMMAI, S. 3 #187247009©Elena Kalistratova, S. 3, 118 #96286364©picturepartners, S. 7 #75725137 ©MC_PP, S. 12 #169122596©lazyllama, S. 13, 14, 15 #100355660©Krivosheev Vitaly, S. 13, 16 #90962591©Swapan Photography, S. 16, 17 #177369440©Neirfy, S. 21, 23, 27 #92230609©Sergio77, S. 22, 45, 249, 253, 254, 255 #133922183©somchai rakin, S. 25, 87 #27730321©Pakhnyushcha, S. 28 #100262075©Bernd Leitner Fotodesign, S. 28 #163203002©Elena Kalistratova, S. 28 #26429011©Elenamiv, S. 31 #72446443©FuzzBones, S. 32 #142987942©daffodilred, S. 33 #177119198©YuryZap, S. 37 #141560251©svry, S. 38, 242 #84518752©Foodpictures, S. 38, 52, 92,102, 120, 242 #175142660©Elena Kalistratova, S. 40, 155, 185 #149136737©JKB Stock, S. 42 #114402886©KayaMe, S. 43 #187888211©chuckstock, S. 46 #148361618©Tim UR, S. 48 #134629130©panbazil, S. 51 #141212893©Boule, S. 52 #107394848©Thanamat Somwan, S. 56 #123420727©Simon Booth, S. 58 #55412974©sarsmis, S. 60 #92961100©angelakatharina, S. 63 #149378075©Subbotina Anna, S. 65 #93253612©sursad, S. 66, 95 #28402039©Sergey Peterman, S. 72, 73, 79 #41935948©Elena Schweitzer, S. 73, 74, 75, 76 81, 127 #82887481©Elena Schweitzer, S. 75 #87615295©D7INAMI7S, S. 77 #31182418©mashe, S. 78 #134290826©Albert Michael Cutri, S. 79 #101527402©Valery121283, S. 80 #182320979©Lisa S., S. 85 #152782679©Africa Studio, S. 89 #155696501©Ondrej83, S. 91 #95152933©Apoint, S. 92 #98655284 ©Thanamat Somwan, S. 94 #112994554©vovan, S. 94 #159940037©Lightspring, S. 96 #131090309©jonson, S. 96 #133575554©Surkov Vladimir, S. 99 #180332780©romrf, S. 101 #126414737©Konstanttin, S. 102 #179883713©Claudio Divizia, S. 114 #133635923©al1962, S. 116 #112544984©Gts, S. 116, S. 164 #142886560©mama_mia, S. 117 #178160579©Valery121283, S. 120 #165007346©MorganStudio, S. 124 #122854012©Claudio Beiza, S. 128 #102862478©Anna Hoychuk, S. 129 #164188358©verca, S. 133 #149209127©MongPro, S. 133 #156728231©grafvision, S. 133 #186141260©Elena Schweitzer, S. 135 #116972908©Africa Studio, S. 136 #142514650©LiliGraphie, S. 140 #172403420©Gts, S. 142 #153424664©Elena Kalistratova, S. 142 #58249162©Studio Barcelona, S. 143 #151492790©pashyksvsv, S. 145 #132467471©panbazil, S. 145 #155635040©Dejan Dundjerski, S. 146 #140471119©Boule, S. 147 #135853652©Dionisvera, S. 147 #193734830©Geo-grafika, S. 148 #186193397©AlinaMD, S. 146, 236 #99902624©marekuliasz, S. 150 #95034565©Pabkov, S. 152 #154404653©Triff, S. 155 #130105835©SOMMAI, S. 156 #103791602©Madlen, S. 157 #131325812©Viktar Malyshchyts, S. 172 #114277456©Volosina, S. 182 #153710747©sonsam, S. 119, 237 #155551703©grocap, S. 122, 123 #180132884©Africa Studio, S. 138, 140, 142, 146 #179479469©victoriaKh, S. 223 #119788756©Viktor1, S. 225 #141449101©M. Unal Ozmen, S. 228 #126511796©Galyna Andrushko, S. 230, 231, 232, 233, 234, 235, 236, 239, 240, 241 #121081108©Africa Studio, S. 238 #194552315©Sofiaworld, S. 239 #54288151 ©Shawn Hempel, S. 239 #78024481©Lidante, S. 248, 254 #141051238©suns07butterfly, S. 248, 255 #141304393©suns07butterfly,

Bilder der verwendeten Geräte:
Keimling Naturkost GmbH: S. 106, 107, 108, 137, 144, 145, 178, 241
Sanuslife International GmbH: S. 125

Rezeptfotos und restliche Bilder:
Britta Diana Petri und **Stefan Rüger**

Bezugsquellen

Eine kleine Auswahl an Bezugsquellen:

www.pureraw.de, www.puravita.de, www.keimling.de, www.virgin-coconut-oil.com, www.naturefood.de, www.die-wurzel.de, www.vitaverde.de, www.eschenfelder.de

Weitere Bezugsquellen finden Sie auf **www.RainbowWay.de**